LA
MÉDECINE TRADITIONNELLE

ET

L'HOMŒOPATHIE,

PROCÈS INTENTÉ

AU JOURNAL L'UNION MÉDICALE

PAR DOUZE HOMŒOPATHES,

PRÉCÉDÉ DES MÉMOIRES ET DES NOTES DIVERSES
PUBLIÉS PAR LES PARTIES AU COURS DES DÉBATS,

ET RECUEILLIS

PAR J. SABBATIER,

Ancien Sténographe des Chambres pour le MONITEUR UNIVERSEL,
Directeur de la TRIBUNE JUDICIAIRE.

PARIS,

AUX BUREAUX DE L'UNION MÉDICALE, | AUX BUREAUX DE LA TRIBUNE JUDICIAIRE,
RUE DU FAUBOURG-MONTMARTRE, 56. | RUE DES SAINTS-PÈRES, 9.

Décembre 1858

LA

MÉDECINE TRADITIONNELLE

ET

L'HOMŒOPATHIE.

LA
MÉDECINE TRADITIONNELLE

ET

L'HOMŒOPATHIE.

INTRODUCTION.

Voici, tels qu'ils résultent des débats, les faits qui ont donné lieu à ce procès.

Dans le courant de 1857, un jeune médecin, M. Magnan, publie un livre intitulé : *De l'homœopathie, et particulièrement de l'action des doses infinitésimales*. Il en dépose, suivant l'usage, deux exemplaires au bureau de l'*Union médicale*, et prie le rédacteur en chef de ce journal, M. le docteur Amédée Latour, de vouloir bien en faire rendre compte. M. A. Latour objecte que sa conviction est depuis longtemps faite sur l'homœopathie, que la lecture du livre de M. Magnan ne la modifiera probablement pas, que dès lors le compte rendu sera nécessairement sévère, et que, dans de telles circonstances, il lui paraît plus convenable de s'abstenir. M. Magnan insiste, préférant une critique sévère au silence de l'*Union médicale*, et ne demandant ni indulgence pour l'auteur ni complaisance pour la doctrine. Dans ces termes, M. A. Latour confie l'examen du livre de M. Magnan à un jeune écrivain de talent, M. le docteur Gallard, qui avait déjà donné à l'*Union médicale* plusieurs articles justement remarqués. Des médecins homœopathes croient voir dans le compte rendu de M. Gallard une atteinte portée à leur honorabilité. M. le docteur Pétroz et M. le docteur Léon Simon père, l'un comme président, l'autre comme secrétaire de la commission centrale homœopathique, et agissant au nom de cette commission, adressent une réponse à l'*Union médicale*, portant rétractation publique des expressions dont s'était servi M. Gallard à l'égard des médecins qui pratiquent l'homœopathie et auxquelles l'*Union médicale* a prêté sa publicité. M. le docteur Richelot, l'un des fondateurs et gérant dudit journal, refuse d'insérer cette rétractation publique.

Sur son refus, MM. les docteurs Pétroz et Léon Simon, auxquels se joignent MM. Gastier, Chargé, L. Molin, Escallier, Leboucher, Love, Gueyrard, Audouit et Desterne, assignent MM. les docteurs Amédée Latour, rédacteur en chef, Richelot, gérant de l'*Union médicale*, et Gallard, auteur de l'article, devant le Tribunal de première instance de la Seine. Leurs conclusions tendent : 1° à ce que ces Messieurs soient condamnés à 50 000 francs de dommages-intérêts ; 2° à « l'insertion du jugement à intervenir dans le journal l'*Union médicale*, ainsi que dans quatre journaux de Paris, au choix des requérants et aux frais de MM. Latour, Richelot et Gallard. »

C'est en cet état que s'engage le procès.

Mᵉ Émile Ollivier, assisté de Mᵉ Lesage, avoué, se présente pour les demandeurs ; Mᵉ Andral, assisté de Mᵉ Adam, avoué, se présente pour M. Gallard ; Mᵉ Victor Lefranc, pour M. Amédée Latour ; Mᵉ Bethmont, pour M. Richelot. M. Sallantin occupe le siége du ministère public.

Au cours des débats les demandeurs se désistent de leur action contre M. Amédée Latour.

Les plaidoiries sont précédées de part et d'autre de la publication des mémoires scientifiques et des documents divers qui suivent.

ARTICLE INCRIMINÉ.

FEUILLETON DE L'UNION MÉDICALE.
(Numéro du 24 octobre 1857.)

De l'homœopathie, et particulièrement de l'action des doses infinitésimales,

Par le docteur A. MAGNAN. — Paris, J.-B. Baillière et fils et Dentu.

Lettres sur l'homœopathie, ou réfutation complète de cette méthode curative,

Par P.-A. MANEC jeune. — Paris, Victor Masson.

Tout ce qu'il y avait à dire au sujet de l'homœopathie a depuis longtemps déjà été dit et parfaitement dit par des voix plus autorisées que la nôtre. Il n'entre pas dans notre intention de ranimer le débat sur cette question, que nous regardons comme bien et dûment jugée ; car si nous comprenons que la doctrine de Hahnemann ait pu être, comme elle l'a été, discutée et même expérimentée au moment de son apparition, il nous semble difficile d'admettre qu'elle puisse encore aujourd'hui être adoptée et mise de bonne foi en pratique par des médecins sérieux et instruits. Telle est la seule et véritable raison qui nous empêche de nous occuper des élucubrations de MM. les homœopathes. Si nous nous décidons à nous départir de cette réserve habituelle en faveur du livre de M. Magnan, c'est que, par exception, nous croyons avoir trouvé dans l'auteur un homme sérieusement convaincu, et susceptible par conséquent de reconnaître qu'il a pu s'égarer, si on lui démontre son erreur. Je ne pense pas que M. Magnan soit notre ancien collègue d'internat, et j'ignore s'il y a ou non communauté de doctrine entre les deux homonymes ; mais je dois dire que cette similitude de nom est la principale, sinon la seule cause qui, après avoir d'abord attiré mon attention sur cette brochure, m'ait ensuite décidé à en parler ici. Je ne veux pourtant pas consacrer à cette critique plus d'importance que le sujet ne le mérite, et loin d'essayer de reprendre à nouveau la discussion sur les doctrines homœopathiques, je me bornerai à bien préciser pourquoi cette discussion ne peut plus être ravivée.

M. Magnan se trompe lorsque, dans sa préface, il entrevoit le « commencement d'un débat calme, sérieux et digne de la science ». Ce débat a eu lieu ; il est clos, et il n'appartient à personne, pas même à des hommes jeunes, honnêtes et ardemment convaincus, comme il paraît l'être, de le ranimer jamais. On ne peut, en effet, opposer que le silence et le dédain à ceux qui, battus sur les hauteurs où s'agitent les discussions scientifiques, essayent maintenant d'engager une misérable lutte sur le terrain fangeux de la pratique industrielle et de l'exploitation.

L'homœopathie n'est plus une doctrine, encore bien moins une science : c'est un commerce exercé par quelques-uns au détriment de la science et de l'humanité ; et, s'il est une époque où l'on a pu « appliquer la méthode de Hahnemann sans être un ignorant abject, un pauvre illuminé ou un misérable charlatan », ce n'est certainement pas à l'époque actuelle. Il faut bien le dire à M. Magnan, puisqu'il l'ignore, les plus ardents promoteurs de la doctrine ont le bon esprit de l'abandonner dans la pratique. Chaque fois qu'ils se trouvent en présence d'une maladie grave, ils saignent, ils purgent, ils donnent des doses *massives*, absolument comme si Hahnemann n'eût jamais existé ; mais ils crient pardessus les toits qu'ils font de l'homœopathie. On a vu dernièrement un des plus en renom appelé près d'une dame du grand monde, qui, vers la fin d'une maladie incurable, était affectée d'anasarque et d'ascite, lui administrer journellement *cinquante centigrammes de calomel*, et déterminer ainsi une diarrhée colliquative, grâce à laquelle l'hydropisie diminua momentanément, mais l'issue fatale fut très certainement hâtée ; ce qui n'empêcha pas l'entourage de la patiente d'être trompé par cette supercherie, et de proclamer dans tous les salons de Paris *les heureux effets du traitement homœopathique*. Je cite ce fait entre mille, et parce qu'il a eu un certain retentissement. D'autres fois, si l'homœopathe exerce dans un service hospitalier, on le voit (comme je l'ai vu moi-même dans mes voyages) se ménager de petites statistiques favorables en n'admettant pas dans ses salles les sujets atteints de maladies graves, en n'y laissant pas séjourner les tuberculeux et les cancéreux, et en les mettant à la porte non pas seulement la veille de leur mort, mais quelquefois le jour même. On comprendra que je ne veuille nommer personne ni préciser davantage, mais ces faits sont de notoriété publique parmi les médecins ou élèves fréquentant les hôpitaux de la ville d'Europe dans laquelle ils se passent. Qui donc maintenant voudrait prendre au sérieux les travaux publiés par des hommes capables de tels actes, et se donner la peine, je ne dirai pas même de les discuter, mais seulement de les lire ? — Ces travaux, du reste, ne sont pas d'habitude écrits pour les médecins : ils sont rédigés avec l'intention de capter la bonne foi des gens du monde ; ils mentent comme tous les prospectus.

Cette habitude de s'adresser aux gens du monde plutôt qu'aux médecins est, du reste, tellement inhérente à la doctrine, que nous voyons tous les livres homœopathiques être écrits dans ce but, sans en excepter même celui que nous analysons, car il se vend au Palais-Royal, chez Dentu, éditeur de nouveautés. Nous n'aimons pas cette manière de faire, et nous devions la signaler, quoique rien de ce qui précède ne s'applique personnellement à M. Magnan, dont nous n'avons aucune raison de suspecter la loyauté. Bien au contraire, nous trouvons dans sa brochure des passages qui trahissent chez lui une louable préoccupation de ce qu'il croit être utile à la science et à l'humanité. Ainsi il n'admet pas ces compromis monstrueux que nous venons de signaler, et il reconnaît que « la doctrine nouvelle prétendant être complète, n'admet rien en partage et veut être victorieuse ou terrassée ». Seulement il la regarde comme victorieuse, tandis qu'il nous serait facile de démontrer qu'elle est non pas terrassée, le mot serait trop prétentieux, mais avortée. Cette démonstration, on la trouvera tout entière dans les *Lettres* de M. Manec, qui constituent un excellent volume dont nous aurons occasion de parler lorsque nous aurons exposé brièvement les idées de M. Magnan. Nous ne nous occuperons pas des considérations inutiles ou complétement étrangères au sujet, qui abondent dans cette petite brochure de 150 pages environ, sur laquelle nous nous arrêtons d'abord, et nous aurons soin d'en dégager ce qui a rapport exclusivement aux deux bases de l'homœopathie : 1° le précepte *Similia similibus curantur ;* 2° l'action des doses infinitésimales.

Le petit chant de triomphe que M. Magnan a, en commençant, entonné au profit de l'homœopathie devait être suivi du récit des luttes et des combats qu'elle a dû soutenir, et personne ne s'étonnera d'apprendre que Galilée, Newton, Harvey, Jenner, Christophe Colomb, ne sont rien auprès de Hahnemann et de ses adeptes. Il en est de même pour tous les novateurs, et nous avons vu, il y a quelques années, un assez grand nombre de réformateurs se comparer ni plus ni moins qu'à Jésus-Christ. Mais si nous ne nous étonnons pas de cette apothéose, nous sommes

assez surpris d'apprendre que tous les jours, la médecine, LA VRAIE MÉ-
DECINE, celle que M. Magnan appelle l'*Allopathie*, emprunte ses formules
à l'Homœopathie ; c'est absolument comme si l'on accusait le Christ
d'avoir copié Mahomet, parce que les mêmes préceptes se rencontrent
quelquefois dans l'Évangile et dans le Coran. Que M. Magnan veuille
donc réfléchir un peu, et qu'il relise l'introduction au *Traité de thérapeutique* de MM. Trousseau et Pidoux. Lui qui se plaint de n'avoir
trouvé nulle part « une appréciation sévère, mais juste, » des doctrines
homœopathiques, il pourra la rencontrer dans cette histoire philosophique de toute la médecine, où chacun des systèmes qui se sont produits depuis Hippocrate est apprécié en très bons termes et de la façon
la plus impartiale. Il y verra, à propos de l'homœopathie, que : « Tout
» a sa raison d'être, même les plus incroyables rêveries. De celle-ci se
» dégage une vérité thérapeutique déjà connue des galénistes, rajeunie
» par Paracelse, exaltée par Van-Helmont ; c'est que, pour être spéci-
» fique ou direct, un médicament doit agir là où agit la maladie. Mais
» de quelque manière qu'il le fasse, soit qu'il y détermine des symptômes
» d'apparence semblable ou dissemblable, dans l'un et l'autre cas il agit
» selon le principe *contraria contrariis*, c'est-à-dire que ses effets étant
» incompatibles avec ceux de la maladie, ils s'excluent et se neutralisent,
» de même qu'on voit deux affections, deux diathèses s'exclure générale-
» ment, et être, comme on dit, antagonistes. *L'homœopathie a donc fait ici
» deux choses : elle a d'abord rappelé une vérité ancienne ; mais voulant y
» mettre du sien, elle n'a su innover qu'une erreur.* » (Trousseau et Pidoux,
4ᵉ édit., p. LXXVI.)

Cette erreur, c'est la dose infinitésimale, car elle découle naturellement,
forcément, du précepte *Similia similibus*. Et c'est, quoi qu'en veuille dire
M. Magnan, dans l'emploi des médicaments à de semblables doses que
gît maintenant toute l'homœopathie. On ne saurait, en effet, prendre
plus longtemps au sérieux la recherche des spécifiques telle qu'elle a été
entreprise par Hahnemann, d'après le fait mal observé et surtout mal
interprété de l'action du quinquina sur l'homme sain. L'excitation fébrile
que détermine ce médicament ne diffère en rien de celle occasionnée par
tous les toniques, par tous les stimulants surtout, tels que le thé, le café,
les vins généreux, qui pourtant ne guérissent pas la fièvre intermittente. Pourquoi donc le quinquina et les autres rares médicaments spécifiques auraient-ils la propriété de guérir certaines maladies bien déterminées ? Pourquoi ?... Vous croyez le savoir, vous, homœopathes ; nous,
médecins, nous l'ignorons, et nous avouons humblement notre ignorance ; nous nous bornons à constater ces propriétés quand le hasard
nous les révèle, quand l'expérimentation nous les démontre ; et nous
n'allons pas plus loin. Quant aux homœopathes, s'ils prétendent avoir
contre chaque maladie un spécifique à l'aide duquel ils la guérissent
sûrement, il faut que, nouveaux Prométhées, ils aient su dérober le feu
du ciel. Soyons donc plus modestes, et rappelons-nous que la seule prétention du médecin doit être de « guérir quelquefois, soulager souvent,
» consoler toujours ». C'est surtout en face de ces maladies terribles,

comme le choléra, le croup, la fièvre typhoïde, etc., que nous sentons combien est grande notre impuissance à lutter contre cette loi de la douleur et de la mort imposée par la Divinité à tout ce qui vit dans la nature. Non, mille fois non, nous ne prétendons pas guérir toujours ; mais nous demandons plus que des affirmations à ceux qui osent se dire plus heureux ou plus habiles. Il nous faut des preuves nombreuses, palpables, convaincantes, irrécusables, et nous sommes surpris de voir M. Magnan renouveler de si singulières affirmations, surtout à propos du choléra, quand une épreuve publique et solennelle, tentée à Marseille, a prouvé jusqu'à l'évidence combien sont vaines les prétentions de ses cosectaires.

C'est, du reste, parce qu'ils ont compris combien est pernicieux le précepte *Similia similibus curantur*, et après en avoir éprouvé les funestes effets, que les homœopathes ont eu recours aux doses infiniment petites. Cette vérité se trouve, en effet, parfaitement exposée par M. Magnan lui-même, et je ne puis mieux faire que de lui laisser la parole :

« Les aggravations dont il (Hahnemann) fut souvent témoin l'obli-
» gèrent à descendre à de petites doses telles qu'une goutte, une demi-
» goutte, et même un quart de goutte de teinture... Mais, dans certains
» cas, ces doses déjà minimes ayant semblé encore trop fortes, il fallut
» atténuer davantage. » (P. 87.) — On voit qu'il en vint ainsi jusqu'à ne plus rien administrer du tout et à s'en rapporter à la nature médicatrice du soin de sauver ses malades. C'est encore ce que nous avoue M. Magnan:
« Dans certains cas, les maladies guérissent spontanément, c'est-à-dire
» sans l'intervention de l'art et *par les seules ressources de la nature*. J'ai
» peine à comprendre comment, placé à ce point de vue, Hahnemann a
» pu concevoir que la guérison artificielle (par les secours de l'art) se
» faisait par une autre voie que la guérison naturelle, et qu'il ait pu
» imaginer, pour expliquer le phénomène, qu'il y avait substitution
» d'une maladie artificielle plus forte à une maladie naturelle plus fai-
» ble... (P. 71.). Bien que les médicaments homœopathiques possèdent
» *virtuellement* la propriété de produire des phénomènes analogues à
» ceux qu'on veut guérir, *la dose* que l'on emploie, quoique agissant
» sur des organes malades, c'est-à-dire sur des fibres vivantes, dont
» la sensibilité est considérablement accrue, *est certainement trop*
» *minime pour produire de toutes pièces un véritable état morbide artificiel.* »
(P. 72.)

Croirait-on, après cela, que M. Magnan consacre plusieurs chapitres et un grand nombre de pages à nous démontrer *la possibilité* de l'efficacité des doses homœopathiques ou infinitésimales ? Il est vrai que pour cela, il prend plusieurs points de départ, sinon faux au moins parfaitement contestables : d'abord la divisibilité de la matière à l'infini ; puis comme exemples de cette divisibilité et de l'action des substances les plus ténues, les principes odorants, la lumière, l'électricité, enfin les ferments et les virus, voire même les émotions morales. Il n'espère pas que nous le suivions dans ses divagations extra-scientifiques, et nous nous contenterons de répondre à cet argument, en apparence spécieux, qui consiste à dire : Un corps dissous dans un liquide y est divisé en particules excessivement ténues, et ce corps ainsi dissous agit bien plus efficacement sur l'économie que s'il était administré à l'état solide : *Corpora non agunt nisi soluta.* Accordons qu'un corps dissous soit divisé dans le liquide, comment me prouverez-vous qu'il se trouve réduit à l'état de particules plus petites dans une solution étendue que dans une solution concentrée ? Puis si ce corps a besoin d'être dissous pour être absorbé, où avez-vous vu qu'une dose de solution étendue me produira plus d'effet que la même dose de solution concentrée dans laquelle j'aurai fait entrer dix, quinze, cent fois plus de la substance en question ? Et ce ne sont pas des doses semblables que vous administrez dans vos formules homœopathiques, dont vous affirmez fort souvent l'efficacité, tandis que vous ne la démontrez nulle part. — Ne savons-nous pas qu'il ne reste plus rien dans le véhicule bien avant que l'on soit arrivé à la 30ᵉ dilution; et, si comme le dit M. Magnan, 125 grammes (4 onces) d'alcool suffisent pour faire cette 30ᵉ dilution, ignore-t-il qu'elle renferme alors non pas une goutte de teinture mère, mais une fraction de cette goutte, dont le dénominateur serait le 30ᵉ terme d'une progression géométrique commençant à 1 et ayant pour raison 100 ; c'est-à-dire un nombre composé de 59 chiffres. Tandis que, s'il voulait faire l'opération complète pour la goutte entière, il devrait employer une quantité d'alcool qui, pour être représentée non pas seulement en litres, mais en mètres cubes, exigerait un nombre composé de cinquante-deux chiffres. Cette masse d'alcool formerait une sphère liquide des millions de fois plus considérable que la sphère terrestre dont le volume est exprimé en mètres cubes par vingt et un chiffres seulement. Qu'ont donc de si étrange de semblables calculs ? Ne sont-ils pas établis d'après les formules (1) à l'aide desquelles se détermine la valeur soit d'un terme quelconque, soit de la somme des termes d'une progression géométrique ? On sait avec quelle rapidité croît chacun de ces termes, et l'on a souvent cité pour exemple la fameuse demande de l'inventeur de l'échiquier, dont la récompense devait consister en un certain nombre de grains de blé, calculé de la manière suivante : 1 grain serait placé sur la première case, 2 sur la suivante, et ainsi de suite, en doublant à chaque case. On arrivait ainsi à un total de grains de blés représenté par un nombre composé de 20 chiffres. Mais la progression n'avait pour raison que 2, tandis que dans les préparations homœopathiques cette raison est 100. Chaque terme qui, dans un cas est seulement le double du précédent, en est dans l'autre le centuple.

Hahnemann, de son côté, savait bien qu'il ne devait plus rester un atome de la substance active quand elle avait été ainsi plusieurs fois diluée; aussi, comme le dit M. Magnan, à la place du mot *dilution*, employait-il souvent celui de *dynamisation*, qui avait pour lui une

---

(1) Ces formules sont $l = ar^{n-1}$ et $S = \dfrac{rl-a}{r-1}$; a représentant le premier terme de la progression, l le dernier, r la raison, n le nombre des termes, S leur somme.

signification toute particulière. Mais beaucoup d'homœopathes, et même des plus fervents, ne savent probablement pas jusqu'où doit les conduire cette manière de considérer la propriété médicamenteuse comme une force indépendante de la matière, qui en serait seulement le substratum, et il peut être bon de le leur indiquer. Entraîné par une logique rigoureuse après être parti d'un principe erroné, leur grand prêtre en était venu au point d'isoler tellement la vertu médicatrice de la substance médicamenteuse elle-même, qu'il entrevoyait la possibilité de supprimer tous les médicaments, même les plus infinitésimaux des pharmacopées homœopathiques, et d'y « substituer *l'action mesmé-* » *rique de la volonté ferme* d'un homme bien portant de déterminer chez » son prochain des symptômes semblables à ceux de la maladie. » (*Organon.*) On le voit, l'homœopathie mène directement au magnétisme, et c'est justice, car les deux se valent.

Nous n'irons pas plus loin sur ce sujet, et nous renverrons, pour tous les points non discutés ici, à l'article déjà cité de MM. Trousseau et Pidoux, et aux *Lettres* de M. Manec, dans lesquelles M. Magnan aurait pu également trouver, s'il l'eût voulu, cette « appréciation sévère mais juste » qu'il n'a su rencontrer nulle part. Nous conseillerons la lecture de ce dernier ouvrage, surtout aux adeptes d'Hahneman, car ils y trouveront un résumé de leur doctrine plus lucide et plus complet que celui auquel leurs propres auteurs les ont habitués. Chacun des points de départ de l'homœopathie y est exposé et apprécié avec clarté et impartialité ; puis l'auteur passe en revue les conséquences déduites de chacun des faits-principes parfois exacts, le plus souvent spécieux, et il a toujours soin d'indiquer avec une sûreté de vues remarquable le point précis vers lequel le raisonnement dévie pour passer au sophisme. Ces *Lettres* ont été publiées d'abord dans un journal étranger à la médecine, et à la suite de cette fameuse..... comment dirai-je ? comédie ou mystification qui s'est appelée le Congrès homœopathique de Bordeaux. Et, chose remarquable, aucun des fameux paladins qui s'étaient escrimés dans l'enceinte sacrée contre des ennemis absents n'a osé prendre sa lance pour venir se mesurer sur un terrain neutre avec ce fameux jouteur. Est-ce que le prédicateur qui, apostrophant Voltaire du haut de sa chaire, le réduisait si facilement au silence, se serait fait homœopathe ?

Un dernier mot à M. Magnan. Il trouve tout naturel que les professeurs des Écoles, « ceux qui dirigent la science, qui en sont les princes, » ne veuillent pas reconnaître et convenir que la science ait pu marcher » sans eux. » Et il explique ainsi leur opposition systématique à l'homœopathie. Mais nous, mais toute la jeune génération médicale contemporaine, nous n'avons pas la même raison de lui être opposés. Nous respectons l'autorité des maîtres, mais Dieu sait si ce respect va jusqu'à l'abnégation de nos opinions personnelles. Bien des fois il nous est arrivé, aux uns comme aux autres, soit de combattre des idées anciennes, soit d'émettre des idées nouvelles, et toujours nous avons trouvé nos maîtres disposés, soit à accepter ces mêmes idées, soit à les rejeter, mais en les discutant avec une sorte de déférence dont nous leur avons su gré. Pourquoi n'en serait-il pas de même de l'homœopathie? Nous direz-vous que nous ne la connaissons pas? Mais nous avons lu plus de vos livres que beaucoup d'homœopathes; mais nous avons préparé nous-mêmes des globules et nous en avons pris, si nous n'en avons pas administré à nos malades. Est-ce donc notre faute si nous n'en avons pas éprouvé le moindre effet? Vous prétendez que les dilutions conservent et même multiplient en quelque sorte les propriétés de vos médicaments; parmi ces propriétés, il en est une dont il est bien facile de constater la persistance, c'est la sapidité. Si donc vous pouvez nous faire percevoir la saveur soit du sucre, soit du sel, soit de la coloquinte ou de toute autre substance, après la dixième dilution, à plus forte raison à la trentième, nous reconnaîtrons que vous faites autre chose que de l'expectation, que vous donnez autre chose que de l'eau pure ou du sucre de lait à vos malades; enfin, que vous pouvez avoir raison. Et nous serons tout à fait convertis si, après avoir préparé, de concert avec nous, des médicaments homœopathiques, vous parvenez à reconnaître, d'après leurs effets, ceux que nous administrerons nous-mêmes, soit à vous, soit à une personne en santé, soit à un malade à votre choix.

T. GALLARD.

SOMMATION.

A messieurs RICHELOT, *gérant du journal l'*Union *médicale, et* GALLARD, *rédacteur du même journal.*

Paris, le 29 octobre 1857.

Messieurs,

Nous lisons dans le numéro du 24 octobre courant de l'*Union médicale* un feuilleton de M. Gallard où se trouve le passage suivant :

« L'homœopathie n'est plus une doctrine, encore bien moins une science : *c'est un commerce exercé par quelques-uns au détriment de la science et de l'humanité*; et, s'il est une époque où l'on a pu appliquer la méthode de Hahnemann sans être un *ignorant abject*, un *pauvre illuminé* ou un *misérable charlatan*, ce n'est certainement pas à l'époque actuelle. »

De telles expressions constituent une atteinte grave portée à l'honneur et à la considération de ceux qui défendent et appliquent la doctrine homœopathique. Il vous serait impossible de citer un seul fait qui pût motiver une pareille appréciation et en des termes aussi agressifs.

Il y a plus, M. Gallard n'a pas même pour excuse la précipitation avec laquelle un journal est rédigé. Ses attaques ont été préparées de longue main. C'est, en effet, dans une étude bibliographique écrite à loisir, ayant préalablement exigé un examen attentif, une critique approfondie, c'est dans un article rédigé à l'avance, disons-nous, que, de sang-froid, M. Gallard porte devant le public et contre une portion notable du corps médical les accusations les plus graves et les plus positives, sous une forme que ne justifieraient ni les emportements de la colère ni les entraînements du fanatisme.

Or, dans une discussion scientifique, une telle passion, allant jusqu'à contester et même à nier la probité de ses adversaires et la sincérité de leurs convictions, n'est pas moins sévèrement réprouvée par la raison que condamnée par la morale et par la loi.

Nous venons donc vous demander, Messieurs, comme c'est notre droit et notre devoir, de rétracter publiquement les expressions dont l'un de vous s'est servi à l'égard des médecins qui pratiquent l'homœopathie, et auxquelles l'*Union médicale* a prêté sa publicité. Par l'aveu d'une erreur et d'une faute commise, l'honnête homme s'honore lui-même et ne fait qu'ajouter à sa propre considération.

A cette rétractation, vous devrez ajouter la rectification de deux faits avancés par M. Gallard :

1° M. Gallard se trompe en affirmant que le livre de M. Manec n'a reçu aucune réfutation de la part des médecins homœopathes.

2° Il se trompe aussi lorsqu'il insinue que, ayant été plusieurs fois provoqués à une discussion sérieuse, nous avons fui le combat au lieu de l'accepter.

Nous avons entre les mains la preuve matérielle du refus fait par l'*Union médicale* de donner accès dans ses colonnes aux réponses qui lui ont été adressées par plusieurs de nos confrères.

Les collections du *Journal de la Société homœopathique de Paris* et de l'*Art médical* sont là pour réfuter les erreurs de M. Gallard, et pour montrer avec quel soin les journaux allopathiques, et notamment l'*Union médicale*, évitent toute discussion doctrinale avec nous.

Nous espérons de votre équité, Messieurs, que cette lettre n'aura pas le sort des réclamations qui l'ont précédée. Nous vous demandons, et au besoin nous vous requérons de l'insérer en entier dans le plus prochain numéro de votre journal, à titre de *protestation de notre part au nom de tous les médecins homœopathes de France*, et de déclarer formellement que, dans le passage cité, les expressions de M. Gallard ont dépassé, malgré lui, nous voulons bien le croire, les limites de toute polémique honnête et avouable.

Agréez, Messieurs, nos salutations.

Au nom de la Commission centrale homœopathique,

Dr Pétroz, président.
Dr Léon Simon père, secrétaire général.

ASSIGNATION.

« L'an mil huit cent cinquante-sept, le 2 décembre, à la requête de, etc..... (1).

» Tous les sus-nommés agissant et procédant dans le même intérêt, et faisant élection de domicile à Paris, rue Drouot, n° 14, en l'étude de Mᵉ Lesage, avoué près le tribunal civil de première instance de la Seine, lequel est constitué et occupera sur la présente assignation et ses suites.

» J'ai, Edme-Jean-Baptiste Bourgeois, huissier près le tribunal civil de la Seine, séant à Paris, y demeurant, rue de la Verrerie, n° 61,

» Soussigné, donné assignation à M. le docteur Amédée Latour, rédacteur en chef du journal l'*Union médicale*, demeurant au siége dudit journal, à Paris, rue du Faubourg-Montmartre, n° 56, où étant et parlant à la concierge de la maison ainsi déclarée,

» Et par copie séparée à MM. Gallard et Richelot,

» A comparaître à la huitaine franche, délai de la loi, à l'audience et par-devant Messieurs les présidents et juges composant la première chambre du tribunal civil de première instance de la Seine, séant au palais de justice à Paris, dix heures du matin, pour :

» Attendu que le journal l'*Union médicale* a publié dans son numéro du samedi 24 octobre 1857 un article consacré à l'examen de deux ouvrages relatifs à la médecine homœopathique, dans lequel on lit le passage suivant : « L'homœopathie n'est plus une doctrine, encore bien » moins une science : c'est un commerce exercé par quelques-uns au » détriment de la science et de l'humanité ; et, s'il est une époque où l'on » a pu appliquer la méthode de Hahnemann sans être un ignorant abject, » un pauvre illuminé, ou un misérable charlatan, ce n'est certainement » pas à l'époque actuelle. »

» Attendu que le même article contient d'autres passages dans lesquels sont énoncés des faits attribués à certains médecins homœopathes, ou dont la responsabilité rejaillit sur tous les médecins qui emploient cette méthode, faits qui sont de nature à porter l'atteinte la plus grave à l'honneur et à la considération desdits médecins, aussi bien qu'à nuire essentiellement à l'exercice de leur profession ;

» Attendu qu'une lettre a été adressée au nom d'un certain nombre des requérants au journal l'*Union médicale*, à la date du vingt-neuf octobre 1857, dans le but d'obtenir la rétractation publique des expressions injurieuses contenues dans ledit article et la rectification des faits y énoncés ;

» Attendu que cette lettre n'ayant pas été insérée dans l'*Union médicale*, il a été fait sommation à MM. Richelot et Gallard, par exploit du

(1) MM. Pétroz, Gastier, Léon Simon, Chargé, L. Molin, Cretin, Escallier, Leboucher, Love, Gueyrard, Audouit et Desterne, membre de la Commission centrale homœopathique pour Paris.

ministère de Roisin, huissier à Paris, en date du quatre novembre dernier, enregistré, d'avoir à insérer ladite lettre dans le plus prochain numéro du journal ;

» Attendu que cette sommation est restée sans effet ;

» Attendu que les attaques dont la médecine homœopathique et les médecins qui l'exercent ont été l'objet dans l'article sus-mentionné et qui vont jusqu'à nier la probité desdits médecins et la sincérité de leurs convictions, causent évidemment aux requérants un dommage considérable ;

» Attendu que le préjudice s'aggrave encore par le refus du gérant de l'*Union médicale* d'insérer dans ce journal la lettre sus-mentionnée, puisque ce refus condamne les médecins homœopathes à garder vis-à-vis des lecteurs de l'*Union médicale* un silence dont se prévaut contre eux l'auteur de l'article ;

» Attendu qu'aux termes de l'article 1382 du Code Napoléon, tout fait quelconque de l'homme qui cause un préjudice à autrui oblige celui par le fait duquel il est arrivé à le réparer ;

» Attendu que les requérants n'ont d'autre moyen d'obtenir la réparation qui leur est due que de s'adresser à la justice ;

» Par ces motifs et tous autres à suppléer de droit et d'équité :

» S'entendre, MM. Latour et Richelot, rédacteur en chef et gérant du journal l'*Union médicale*, et Gallard, signataire dudit article, condamner solidairement, par toutes les voies de droit et même par corps, à payer aux requérants la somme de *cinquante mille francs* à titre de dommages-intérêts pour le préjudice causé ;

» Voir ordonner l'insertion du jugement à intervenir dans le journal l'*Union médicale* ainsi que dans quatre autres journaux de Paris, au choix des requérants et aux frais de MM. Latour, Richelot et Gallard ;

» S'entendre condamner aux dépens, sous les réserves les plus étendues de fait et de droit. »

ADHÉSIONS DES SOCIÉTÉS SAVANTES.

SOCIÉTÉ MÉDICALE DU PREMIER ARRONDISSEMENT.

*A monsieur le Président de l'*Association de prévoyance des médecins de la Seine.

Paris, le 8 janvier 1858.

« Monsieur le Président,

» La Société médicale du premier arrondissement m'a chargé de vous faire part de la décision suivante, qu'elle a prise à l'UNANIMITÉ dans sa séance du jeudi 6 courant.

» La Société médicale du premier arrondissement de Paris :

» Considérant que l'article publié dans le journal *l'Union médicale* du 24 octobre 1857, contient l'expression des sentiments naturels à tout médecin honnête homme, sur la variété de charlatanisme médical qui se décore du nom de doctrine ou médecine homœopathique ;

» Émet le vœu : que l'Association de prévoyance des médecins de la Seine soit priée d'intervenir, autant qu'il lui sera possible, dans le procès soulevé à propos de cet article, afin de soutenir de son appui et de son action même au besoin, la dignité de la profession médicale intéressée dans cette attaque.

» Daignez agréer, etc.;

» Au nom de tous les membres du bureau,

» Le secrétaire général ,

» Signé : Dʳ Mouzard. »

Les Sociétés savantes de Paris qui ont pris une délibération analogue sont :

La Société médicale du   1ᵉʳ arrondissement,
— — 2ᵉ arrondissement,
— — 3ᵉ arrondissement,
— — 5ᵉ arrondissement,
— — 7ᵉ arrondissement,
. . . .   (1)
— — 11ᵉ arrondissement,
La Société anatomique,
La Société médicale d'observation,
La Société médico-pratique,
La Société médico-chirurgicale,
La Société médicale d'émulation ,
La Société des médecins des bureaux de bienfaisance.

L'Association a envoyé la circulaire suivante à ces diverses Sociétés, qui s'étaient spontanément adressées à elle :

ASSOCIATION DES MÉDECINS DU DÉPARTEMENT DE LA SEINE.

(Fondée par Orfila le 19 juillet 1833, reconnue par décret du 16 mars 1851.)

Paris, le 20 février 1858.

« Monsieur et très honoré confrère,

» J'ai soumis au bureau de l'Association et à la Commission générale la résolution que vous m'avez fait l'honneur de me transmettre et par

(1) Plusieurs membres de la Société médicale du 8ᵉ arrondissement nous ont affirmé que cette Société avait pris une décision dans le même sens ; mais il faut que cette délibération n'ait pas été expédiée, car on n'en retrouve aucune trace.

laquelle la Société. . . . . émet le vœu que l'Association de prévoyance des Médecins de la Seine donne un appui moral et, au besoin, un appui matériel à M. le docteur Gallard dans l'action judiciaire qui lui est intentée par les médecins homœopathes.

» Vous ne pouvez douter, Monsieur le Président, des sentiments de sympathie qui nous animent tous pour notre honorable confrère, M. le docteur Gallard, lequel, dans cette circonstance, s'est fait tout à la fois le défenseur des saines doctrines et des intérêts de la dignité professionnelle. Mais, quel que puisse être le désir du Bureau et de la Commission de témoigner à M. le docteur Gallard ces sentiments de sympathie, ils ne peuvent s'engager par une intervention que n'autorisent pas les statuts de notre Association.

» D'après les termes de la demande dirigée contre M. le docteur Gallard, ce n'est ni la question scientifique ni un droit se rattachant directement à la profession médicale qui se débat devant le tribunal, il s'agit uniquement d'apprécier si l'article incriminé a dépassé les droits qui autorisent la liberté de la critique.

» Le Bureau, auquel a été adjointe une commission spéciale, a pensé que la question était réduite à ces termes, l'association devant s'abstenir de transformer ce débat par une intervention que n'autorisent pas les statuts.

» Le Bureau regrette donc de ne pouvoir donner suite à la résolution que vous avez bien voulu lui transmettre, et de n'avoir qu'un vœu bien sincère à exprimer pour le succès de la cause de M. le docteur Gallard.

» Agréez, etc.

» *Signé :* Baron PAUL DUBOIS. »

A cette circulaire, il a été répondu :

SOCIÉTÉ MÉDICALE DU PREMIER ARRONDISSEMENT.

Paris, le 25 mars 1858.

*A Monsieur le Président de l'*Association des Médecins de la Seine.

« Monsieur le Président,

» La Société médicale du premier arrondissement a chargé son bureau de vous accuser réception de la lettre que vous avez bien voulu lui écrire concernant le procès que va subir un de nos confrères, de la part de médecins dits homœopathes.

» La Société craint de n'avoir pas été comprise par l'Association. Elle ne demandait pas l'appui matériel de cette dernière, et elle trouve bien tiède, bien restreinte la sympathie qu'exprime la lettre dont le bureau de la Société du premier arrondissement a l'honneur de vous accuser réception.

» Ce que notre compagnie avait désiré était une manifestation morale à laquelle elle croyait la dignité de la profession intéressée.

» Elle regrette de voir l'Association restreindre volontairement son rôle à celui d'une association de charité, quand on ne sollicitait d'elle quoi que ce soit de semblable.

» Elle pense qu'on pouvait faire mieux, et elle a été affligée de voir déserter les saines traditions, quand une bonne occasion était offerte de les soutenir.

» Veuillez agréer, Monsieur le Président, etc.

> » *Le Président,*   » *Le Secrétaire général,*
>
> » *Signé :* Béhier.   » *Signé .* Dr Mouzard. »

NOTE SCIENTIFIQUE

SUR LA DOCTRINE DITE HOMOEOPATHIQUE

A L'OCCASION DU PROCÈS INTENTÉ AU JOURNAL

L'UNION MÉDICALE,

Dans la personne de MM. G. Richelot, gérant ;
A. Latour, rédacteur en chef ;
T. Gallard, auteur de l'article incriminé.

EXPOSÉ DE L'AFFAIRE.

Douze personnes se disant membres d'une prétendue commission centrale homœopathique, nous demandent 50,000 francs de dommages-intérêts pour avoir, dans un article publié le 24 octobre 1857 par le journal *l'Union médicale,* porté atteinte à leur honneur et à leur considération, ainsi que pour avoir nui à l'exercice de leur profession.

Me Andral, qui a bien voulu se charger de défendre l'auteur ; Me Bethmont, qui a consenti à prêter au journal son puissant concours, et Me Victor Lefranc, qui veut bien se présenter pour le rédacteur en chef, assistés de Me Émile Adam, avoué, démontreront, nous en sommes convaincus, non-seulement le mal fondé de la demande, mais encore que les demandeurs doivent être considérés comme non-recevables.

Pleins de confiance dans nos honorables avocats, nous leur laissons le soin de discuter la question au point de vue juridique. Mais, pour justifier la forme et le fond de notre article, nous demandons au tribunal la permission de lui exposer la doctrine homœopathique, son origine, ses conséquences pratiques et les dangers qui peuvent résulter de son application, en ayant soin de citer, à l'appui de notre opinion, la relation des expériences tentées par les maîtres les plus illustres et les jugements qu'ils ont portés sur l'homœopathie.

Si le tribunal veut bien prendre connaissance des faits et des documents que nous avons recueillis, et que nous avons l'honneur de mettre sous ses yeux, il comprendra et il approuvera, nous osons l'espérer, la sévérité des appréciations contenues dans l'article incriminé.

RICHELOT, A. LATOUR, T. GALLARD.

—

> « L'homœopathie est vraie ou mensongère.
>
> » L'homœopathie est une mystification ou une doctrine » sérieuse. Dans le premier cas, *on ne saurait trop se hâter* » *d'en délivrer le monde en ouvrant les yeux aux* CRÉ- » DULES *et en démasquant les* FOURBES. »
>
> (CHARGÉ. — L'Homœopathie et ses détracteurs.)

Vers la fin du siècle dernier, en 1790, un rêveur allemand, Hahnemann, essaya de résoudre la question que Molière avait si malicieusement posée aux médecins de son temps : « Pourquoi les médicaments guérissent-ils ? *Pourquoi l'opium fait-il dormir* (1) ? »

Rien n'est si aride, si obscur que la recherche des causes premières, car il reste toujours quelque chose à éclaircir au delà du point que l'on est une fois parvenu à élucider, et la solution du problème se trouve toujours reculée sans pouvoir être jamais donnée d'une façon définitive (2). Chacun sait à quelles erreurs ou à quelles illusions peut conduire cette recherche, et, de nos jours, on ne voit plus que les exaltés ou les esprits creux s'égarer dans une semblable voie. Hahnemann s'y engage pourtant sans sourciller, et peu satisfait de la naïve et modeste réponse mise par le grand satirique dans la bouche de son héros, il imagina d'en faire une, non-seulement différente, mais diamétralement opposée, en disant : « Non, les médicaments ne guérissent pas parce qu'ils ont une vertu curative ; non *l'opium n'endort pas parce qu'il a une vertu dormitive ;* bien au contraire, si les médicaments guérissent, c'est qu'il y a en eux un principe morbifique capable de donner justement la maladie qu'ils sont destinés à guérir ! *Si l'opium fait dormir, c'est qu'il y a en lui une vertu excitatrice capable de chasser le sommeil !...* »

Et l'homœopathie fut inventée !...

(1) Sait-on comment l'opium a produit la stupeur? pas mieux qu'on ne sait comment le mercure a éteint la syphilis. — Dans les deux cas on est parti d'un fait expérimental, et c'est le caractère de toutes les sciences d'observation — seules les mathématiques et la métaphysique sont affranchies de cette nécessité (Trousseau et Pidoux, *Introduction au Traité de thérapeutique et de matière médicale,* p. 61).

(2) On demandait un jour à Newton *pourquoi* il marchait quand il en avait envie? et *comment* son bras et sa main se remuaient à sa volonté. *Il répondit qu'il n'en savait rien.* — Mais du moins, lui dit-on, vous qui connaissez si bien la gravitation des planètes, vous me direz *par quelle raison* elles tournent dans un sens plutôt que dans l'autre; *et il avoua encore qu'il n'en savait rien.*

Quelqu'un a-t-il jamais su dire précisément *comment* une bûche se change dans son foyer en charbon ardent, et par quelle raison la chaux s'enflamme avec de l'eau fraîche.

Le premier principe du mouvement du cœur dans les animaux est-il bien connu?

I.

PRINCIPE FONDAMENTAL DE L'HOMOEOPATHIE.

Similia similibus curantur.

Un semblant d'expérience paraissait pouvoir en quelque sorte autoriser une si étrange conclusion. Mais cette simple et unique expérience, qui fait à elle seule tout le fond de la doctrine, ne supporte pas le plus léger examen et n'autorise pas le moins du monde les conséquences qui en ont été déduites.

C'est à propos de l'action curative du quinquina, guérissant si merveilleusement les fièvres intermittentes, que Hahnemann s'évertua à rechercher pourquoi ce médicament jouit d'une semblable propriété. Il pensa qu'en expérimentant son action sur des personnes en santé, il parviendrait à élucider le mystère de sa vertu fébrifuge. Le quinquina, ainsi essayé, développa chez les individus soumis à l'expérience, un peu de chaleur et une légère accélération de la circulation se traduisant à l'extérieur par un peu de rougeur ou de coloration de la peau, plus particulièrement de celle du visage, et par une petite élévation du pouls. Hahnemann crut, dans la réunion de ces symptômes essentiellement légers et fugaces, voir un véritable accès fébrile, et il s'empressa de dire : Le quinquina, qui guérit la fièvre intermittente, a pour propriété de communiquer cette même fièvre aux personnes bien portantes auxquelles on l'administre ; DONC, *pour guérir une maladie quelconque, il faut choisir un médicament capable de produire cette même maladie chez une personne en santé.*

Sait-on bien nettement *comment* la génération s'opère? A-t-on deviné ce qui nous donne les sensations, les idées, la mémoire ?

> Pour découvrir un peu ce qui se passe en moi,
> Je m'en vais consulter le médecin du roi.
> Sans doute il en sait plus que ses doctes confrères ;
> Je veux savoir de lui par quels secrets mystères
> Ce pain, cet aliment, dans mon corps digéré,
> Se transforme en un lait doucement préparé ?
> Comment toujours filtré dans ses routes certaines
> En longs ruisseaux de pourpre il court enfler mes veines,
> A mon corps languissant rend un pouvoir nouveau,
> Fait palpiter mon cœur et penser mon cerveau ?
> Il lève au ciel les yeux, il s'incline, il s'écrie :
> *Demandez-le à ce Dieu qui nous donna la vie.*
> . . . .
> Je n'imiterai point ce malheureux savant
> Qui des feux de l'Etna scrutateur imprudent,
> Marchant sur des monceaux de bitume et de cendre
> Fut consumé du feu qu'il cherchait à comprendre.

(VOLTAIRE — Dict. Philosophique.)

Une seule expérience, faite sur un seul médicament, et cela suffit pour arriver à bouleverser toute la médecine, en concluant d'une façon aussi générale que nous venons de le dire ! — Qui n'est surpris d'une telle précipitation ? Qui peut reconnaître dans une semblable manière d'agir, le calme et le recueillement dignes du savant et surtout du philosophe qui veut systématiser ? Et cependant ce n'est pas dans l'empressement irréfléchi vers une généralisation trop rapide que consiste seulement la faute de Hahnemann. On peut lui adresser un reproche bien plus grave encore, car il y a, dans son expérience, une erreur capitale, une de ces méprises qu'un élève en médecine ne commettrait pas.

Les symptômes que Hahnemann a pu déterminer, soit en prenant lui-même du quinquina, soit en l'administrant à d'autres personnes bien portantes, ne sont pas ceux d'un accès de fièvre intermittente. A-t-il observé ce frisson, cette sensation de froid prolongé avec horripilations, claquements de dents et production de cet état particulier vulgairement désigné sous le nom de *chair de poule ;* toutes circonstances qui signalent le début des accès de fièvre intermittente ? Non, certes, et il n'a pas vu davantage cette chaleur sèche, brûlante, avec soif vive, bouche aride et plus ou moins pâteuse qui succède au frisson et constitue la deuxième phase du véritable accès fébrile ; enfin, il a bien moins encore rencontré cette sueur abondante avec abattement, prostration des forces, qui ne manque jamais à la suite de l'accès dû à la fièvre intermittente. De plus, le quinquina, administré à un individu bien portant, ne détermine pas un mouvement intermittent, c'est-à-dire se reproduisant périodiquement comme les véritables accès fébriles. Le quinquina ne produit pas ces symptômes, et il n'est pas un homme intelligent qui ne puisse s'en convaincre facilement, s'il veut prendre la peine d'interroger à ce sujet les personnes (et elles sont nombreuses à Paris, surtout parmi les jeunes filles et les jeunes femmes) qui prennent habituellement du quinquina, soit en poudre, soit en pilules, soit, et plus communément, à l'état de vin de quinquina.

Ce que ces personnes éprouvent après avoir pris leur médicament, c'est, nous le répétons, un peu de chaleur développée d'abord vers l'estomac, puis se répandant dans tout le corps, absolument comme si elles venaient de boire un peu de vin généreux, de la liqueur, du café ou du thé ; et pourtant personne n'a songé à accuser ces substances de déterminer des accès de fièvre intermittente. Elles tonifient, elles remontent les forces, voilà tout ; mais elles ne produisent ni ne guérissent la maladie désignée sous le nom de fièvre paludéenne ou intermittente. Quant au quinquina, il ne fait pas autre chose chez les individus bien portants ; il a des propriétés toniques analogues à celles du vin, de l'alcool ou du café ; mais en outre il possède une propriété fébrifuge qu'il ne partage pas avec ces substances. Cette vertu lui est bien spéciale et ne paraît avoir aucun rapport avec les propriétés toniques qui lui sont communes avec un grand nombre de médicaments, car elle ne se retrouve dans aucun de ces derniers.

Ce que nous avançons ici n'est pas une opinion personnelle édifiée pour le besoin de la cause, et il nous suffira d'ouvrir les ouvrages de médecine les plus répandus pour apporter un grand nombre de citations avec le témoignage des hommes les plus justement célèbres à l'appui de ce que nous venons de dire.

Ainsi, M. *Andral* annonce en pleine Académie de médecine (séance du 17 mars 1835) que « le quinquina expérimenté par lui n'a jamais » produit de mouvement fébrile ni rien qui ressemblât à une fièvre in- » termittente. »

Et *Double*, confirmant ce que son collègue vient de dire, ajoute : « En » 1804, M. Dumas (de Montpellier), considérant la fièvre comme un » excellent moyen de guérison, cherchait les moyens de la produire ar- » tificiellement. Pendant quatre mois nous prîmes lui et moi du quin- » quina à toutes doses; nous n'eûmes jamais un accès de fièvre. » (*Pro- cès-verbaux de l'Académie*, et *Archives générales de médecine*, 2° série, t. VII, p. 407.)

MM. *Trousseau* et *Pidoux* disent dans leur traité de thérapeutique, qui est entre les mains de tous les praticiens et de tous les élèves : « Huit » grammes de poudre de quinquina jaune arrêtent une maladie qui » allait foudroyer l'organisme; ils n'ont ce merveilleux effet que 'dans » certains cas bien déterminés. — Tout homme sain peut prendre la » même dose sans s'en apercevoir, et il a fallu la pierre de touche qu'on » nomme une maladie paludéenne pour déceler dans le quinquina cette » puissante action. Personne ne l'aurait déduite de ses propriétés sur » l'homme sain, de sa *composition chimique*, etc. » (*Introduct.*, p. 60.)

M. *Requin*, professeur à la Faculté de médecine, médecin de l'Hôtel-Dieu, membre de l'Académie, etc., et auteur d'un ouvrage de médecine également classique, dit : « Ce fut pour expliquer l'action spécifique du » quinquina contre la fièvre intermittente que Hahnemann vint à con- » cevoir l'idée mère, le principe suivant moi chimérique de son très » chimérique système. Un beau jour il s'imagina de s'administrer le » quinquina. Et puis il s'imagina éprouver, sous l'influence de cet agent, » une fièvre intermittente. Peut-être l'éprouva-t-il effectivement, tant il y » a dans la nature de hasards infiniment variés qui peuvent prêter appui, » si l'on veut, à tous les systèmes imaginables! » (*Homœopathie*, p. 5).

Enfin M. *Jeannel*, professeur à l'École de médecine de Bordeaux, est encore plus explicite s'il est possible.

« *Le quinquina guérit la fièvre parce qu'il la donne*. Ce fait fonda- » mental, découvert par Hahnemann, et qui a engendré toute sa doc- » trine médicale, je le déclare radicalement erroné, controuvé, imagi- » naire et faux.

» J'ai considéré l'action des médicaments comme l'objet de la plus » sérieuse étude, et c'est sur moi-même que j'ai expérimenté les agents » les plus énergiques de notre matière médicale. — J'ai expérimenté » sur moi-même un grand nombre de fois, et à différentes doses, le » sulfate de quinine, l'écorce de quinquina calisaya sous différentes » formes, etc.

» Depuis vingt ans j'étudie l'action des médicaments, souvent sur

» moi-même, comme je viens de le dire, et bien plus souvent sur les
» malades soumis à mon observation. Me trouvant malade ou jouissant
» d'une bonne santé, j'ai pris maintes fois du quinquina, j'en ai admi-
» nistré à des sujets fébricitants ou seulement débilités, et j'ai acquis la
» certitude la plus absolue de ceci :

 » *Le quinquina n'a pas pour effet thérapeutique de causer la fièvre.*

 » Enfin, je défie tous les homœopathes de l'univers de me donner la
» fièvre en m'administrant du quinquina. Ils me donneront beaucoup
» d'ennui en m'obligeant à écouter ou à lire leurs dissertations et en
» m'imposant la tâche de détromper le public sur leurs erreurs volon-
» taires ou involontaires, mais ils ne me donneront jamais la fièvre en
» m'administrant le quinquina. En présence d'une commission com-
» posée de tous les homœopathes que vous voudrez et d'un nombre égal
» de confrères choisis par moi, je m'engage solennellement à prendre,
» pendant huit jours de suite (me soumettant d'ailleurs au régime pres-
» crit par l'homœopathie), une quantité de quinquina égale à celle qu'on
» donne ordinairement comme fortifiant ou comme fébrifuge, ou bien
» les préparations de quinquina homœopathiques, le tout à votre choix ;
» et si ces préparations me causent un accès de fièvre caractérisé par
» les trois périodes (frisson, chaleur, sueur), je promets de consacrer
» 500 fr. à l'œuvre de charité que vous m'indiquerez, et je signe de
» mon nom.

         » J. JEANNEL, D. M. P.

 » Si, au contraire, l'expérience ne réussit pas, vous ne devrez rien...,
» que vous taire.

 » Et je n'admets pas qu'il vous soit possible d'équivoquer, d'éluder
» et de me payer de belles paroles. — J'ai rangé les homœopathes
» parmi les *charlatans*, et ils m'ont répondu par un déluge d'invectives,
» de citations, de prophéties : c'est fort bien. — Aujourd'hui il ne
» s'agit plus d'invectiver, de citer, de déclamer et de prophétiser ; il
» s'agit de me donner la fièvre avec du quinquina, et de vérifier une
» bonne fois votre axiome fondamental.

 » J'ai accepté le défi que vous adressiez fièrement au monde entier.
» J'ai nié formellement l'axiome fondamental de l'homœopathie et j'ai
» proposé de le vérifier sur moi purement et simplement.... A cette
» proposition loyale d'un homme qui vous défie de reproduire sur lui-
» même, aux dépens de sa propre santé, le phénomène fondamental de
» votre doctrine, vous répondez : *L'adversaire de l'homœopathie a fait
» feu trop tôt, il trouvera, dans la suite de notre travail, l'occasion d'exer-
» cer avec plus d'à-propos la vigueur de son argumentation.....* Vous refu-
» sez, par une fin de non-recevoir, une expérience loyale, sérieuse,
» solennelle, décisive..... Il est toujours à propos de vérifier un fait
» scientifique lorsqu'il est contesté.

 » Essayez de me proposer, à moi, une expérience, une seule, sur l'ac-
» tion des médicaments réels que je prescris tous les jours.

 » Défiez-moi, s'il vous plaît, de constater sur vous-même l'action de

» l'émétique, de la belladone, de l'ipécacuanha ou de la morphine.
» Certes, les conditions de l'expérience ne seront pas longues à régler ; je
» ne trouverai pas que *vous faites feu trop tôt et qu'il se présentera plus*
» *tard une meilleure occasion d'exercer la vigueur de votre argumentation.*

  » Continuez donc vos prédications homœopathiques, mais vous avez
» perdu le droit de réclamer, lorsque je continuerai de dire, d'écrire et
» d'affirmer ceci : Le fait fondamental découvert par Hahnemann et
» qui a engendré toute la doctrine homœopathique, est radicalement
» erroné, controuvé, imaginaire et faux.

  » Le quinquina ne donne pas la fièvre.

  » Je défie tous les homœopathes de l'univers de me donner la fièvre en
» m'administrant du quinquina. »

(JEANNEL. — *Lettres sur l'homœopathie.* — *Réponse à M. le comte*
de Bonneval, médecin homœopathe.)

II.

CONSÉQUENCE FORCÉE DE CE PRINCIPE. — LES DOSES INFINIMENT PETITES. —
PRÉPARATION DES MÉDICAMENTS HOMŒOPATHIQUES.

Nous venons de voir Hahnemann formulant avec l'irréflexion et la
légèreté les plus impardonnables un principe qui doit renverser toutes
les idées reçues en médecine. Ce principe est faux, nous le savons, et
nous l'avons surabondamment démontré. Voyons néanmoins comment il sera appliqué et quelles conséquences pratiques vont en être
déduites. — En vertu de ce fameux axiome dont la vérité vient de lui
être si subitement révélée, Hahnemann, placé en face d'un malade, n'aura
plus qu'une chose à se demander : quelle est la substance capable de
déterminer chez une personne bien portante la maladie que j'ai à traiter ?
Tous ses soins doivent donc se borner à la recherche de ce précieux
médicament qui, seul, pourra triompher du mal d'après le principe ci-
dessus exposé.

Les occasions ne tardèrent pas à se présenter et Hahnemann s'empressa de prescrire aux malades, assez mal inspirés pour venir le consulter, les médicaments qu'il crut devoir être les plus propres à produire
une maladie semblable à celle dont ils étaient atteints.

Mais, loin d'amener une prompte et rapide guérison, comme il
l'espérait, il ne fit ainsi qu'aggraver leur état (1).

---

(1) Voir à ce sujet les livres de Hahnemann lui-même, surtout *l'Organon*, et la
brochure de M. Magnan, médecin homœopathe, qui dit : « *Les aggravations dont*
» *Hahnemann fut souvent témoin* l'obligèrent à descendre à de petites doses telles
» qu'une goutte, une demi-goutte, et même un quart de goutte de teinture.... Mais
» *dans certains cas ces doses déjà minimes ayant semblé encore trop fortes, il fallut*
» *atténuer davantage.* »

(De *l'homœopathie*, p. 87.

En présence d'un pareil résultat, qu'eût fait un savant, un philosophe, un honnête homme enfin, mû tout simplement par le désir de trouver la vérité et de se rendre utile à ses semblables? Nous le demandons à tout homme de bonne foi, médecin ou autre, ne devait-il pas conclure : Le système qui m'a conduit dans cette voie est absurde, l'expérience aussi bien que la raison répugne à le faire admettre ; abandonnons-le au plus vite. Mais Hahnemann ne sut pas se résoudre à un tel aveu.

Ne nous occupons pas pour le moment du mobile qui le fait agir. Et, sans nous inquiéter de savoir s'il obéit, soit aux conceptions délirantes d'un cerveau malade qui prend ses rêves pour des réalités, soit aux suggestions que l'appât du gain ou un désir immodéré de renommée peut dicter à un ambitieux vulgaire, suivons-le dans le développement de son système pour voir à quelles conséquences absurdes il va se trouver fatalement entraîné.

Un jour donc il s'éveille avec cette idée : les médicaments guérissent parce qu'ils ont la propriété de produire la maladie qu'ils sont destinés à combattre ; et, sans plus attendre, il s'empresse de soumettre ses malades aux conséquences désastreuses de cette idée bizarre. Les résultats les plus funestes ne l'arrêtent pas ; le système ne peut avoir tort, et si l'expérience lui est défavorable, c'est que l'expérience est mauvaise ou mal instituée. Il aggrave l'état de ses malades au lieu de l'améliorer, peu lui importe, il n'en persiste pas moins dans sa manière de voir, et s'il lui vient à l'esprit de supposer que cette aggravation peut bien tenir à ce qu'il leur prescrit des médicaments capables de leur donner une maladie semblable à celle dont ils sont atteints, il ne renoncera pas pour cela à cette manière de faire.

Cependant cette aggravation de l'état du malade, sous l'influence de sa méthode, était visible, même aux yeux les moins clairvoyants, et le gênait considérablement ; aussi s'évertua-t-il à trouver les moyens d'y obvier. Un expédient fort simple ne tarda pas à se présenter à son esprit, ce fut de diminuer les doses des substances médicamenteuses. Dès lors, et on le conçoit aisément, les inconvénients devinrent de moins en moins sensibles, jusqu'à être tout à fait nuls quand les doses furent réduites à leur plus simple expression, c'est-à-dire à néant. Quelques gouttes d'un médicament capable de produire une maladie semblable à celle dont le patient était atteint, faisaient empirer son état ; on n'en donna plus qu'une moitié, un quart de goutte ; mais, comme alors encore on en sentait parfois l'effet, on descendit à un centième, à un dix-millième, à un millionième de goutte, ou même moins ; c'est-à-dire qu'on en vint à ne plus rien donner du tout, et, à dater de ce moment, l'aggravation n'eut plus lieu... par l'effet du remède, du moins.

On ne donna plus rien du tout, avons-nous dit. C'est ce qu'il s'agit de prouver, et cela sera facile, car il nous suffira d'indiquer comment on procède pour préparer les médicaments homœopathiques. Cette préparation, une fois bien connue, la doctrine croule d'elle-même, et nous sommes certains qu'il n'y a pas au monde un seul homme sensé et intelligent qui soit capable de croire à la vertu des médicaments homœopathiques, quand une fois il sera bien édifié sur la façon dont ils sont composés, et surtout quand il les aura vu préparer d'après les règles tracées par Hahnemann.

Vous prenez une goutte d'un médicament quelconque (1) (supposons, si l'on veut, la substance la plus active qui se puisse imaginer, le poison le plus énergique et le plus subtil dont on ait jamais entendu parler, une de ces substances dont une goutte suffirait pour foudroyer un homme), vous mettez cette goutte dans un flacon avec cent gouttes d'alcool rectifié (esprit-de-vin) ; vous agitez, et vous avez un mélange que les homœopathes appellent la première dilution.

(1) On prend un grain de la poudre de ces substances (un grain de mercure coulant, une goutte de pétrole au lieu d'un grain, etc.), et on le met sur environ le tiers de cent grains de sucre de lait pulvérisé, dans une capsule de porcelaine ; on mêle ensemble les deux poudres avec une spatule d'os ou de corne, et on broie le mélange avec une certaine force pendant six minutes ; puis pendant quatre autres minutes on presse la masse avec le pilon contre le fond de la capsule pour la rendre bien homogène, et l'on continue pendant quatre minutes à la broyer avec une égale force sans y rien ajouter. Cela fait, on consacre encore quatre minutes à la presser de haut en bas et de bas en haut avec le pilon, et on la dépose sur le second tiers du sucre de lait, auquel on la mêle un instant avec la spatule ; on la broie d'une manière égale pendant six minutes, puis on la presse encore pendant quatre, et enfin, on la rebroie de nouveau avec force pendant six autres ; alors, après avoir consacré quatre autres minutes à la presser, on y ajoute le dernier tiers du sucre de lait, qu'on y mêle bien au moyen de la spatule, et on termine l'opération en broyant fortement pendant six minutes, pressant pendant quatre et rebroyant de nouveau pendant six. La poudre ainsi obtenue est conservée dans un flacon bouché, qui porte le nom de la substance avec la suscription $\overline{100}$, indiquant que le remède qu'il contient est à la centième puissance.

Pour élever alors la substance à $\overline{10,000}$, ou à la dix-millième puissance, on prend un grain de la poudre $\overline{100}$, on le met dans la capsule avec le tiers de cent grains de sucre de lait récemment pulvérisé ; on mêle le tout ensemble avec la spatule, et l'on procède comme ci-dessus, en ayant soin que chaque tiers soit deux fois broyé avec force, pendant six minutes chaque fois, et pressé dans l'intervalle pendant environ quatre minutes, avant qu'on ajoute le second et le troisième tiers du sucre de lait, après l'addition de chacun desquels on recommence de la même manière. Tout étant fini, on met la poudre dans un flacon bouché, avec la suscription $\overline{10,00}{}^{0}$, indiquant que la matière médicinale se trouve au dix-millième degré de dilution.

En agissant de même avec un grain de cette nouvelle poudre, on la porte à $\overline{1}$, c'est-à-dire à la millionième puissance.

Ainsi chaque dilution exige six fois six minutes de broiement et six fois quatre minutes de frottement, ce qui fait plus d'une heure pour chacune.

Pour établir de l'uniformité dans la préparation des médicaments homœopathiques, et notamment des antipsoriques, au moins sous forme de poudre, il est nécessaire que toutes les substances médicinales soient amenées à la millionième puissance, ni plus ni moins. De cette manière on a ensuite un point de départ fixe pour préparer les dissolutions et les dilutions nécessaires de ces dissolutions. Tous les médicaments qui ont été amenés en poudre à la millionième puissance, se dissolvent dans l'eau et dans l'alcool, et peuvent ainsi être réduits sous forme liquide.

La première dissolution ne peut point avoir lieu avec de l'alcool pur, parce que le sucre de lait ne se dissout point dans ce véhicule. On l'opère donc au moyen de l'alcool aqueux, que l'on prépare d'une manière uniforme en mêlant ensemble par dix secousses

28 MÉMOIRE

Cette première dilution n'est pas celle qu'ils emploient, le médicament y est encore en trop grande quantité, il a besoin d'être atténué davantage. Pour cela faire, on prend une goutte de cette première dilution, on la mêle à cent nouvelles gouttes d'alcool ; on agite comme précédemment et on a la deuxième dilution. Remarquez bien que chaque goutte de la première dilution ne contient qu'un centième de la goutte du médicament employé, puisque cette goutte primitive a été mélangée à cent gouttes d'alcool pour constituer cette première dilution. On prend une goutte de la première dilution, soit un centième de la goutte primitive, que l'on mêle à cent gouttes d'alcool pour former la deuxième dilution ; chacune des gouttes de cette deuxième dilution renfermera donc seulement un centième de centième ou un dix-millième de la goutte primitive.

On commence déjà à comprendre que cette fameuse goutte, qui aurait pu avoir une action énergique si on l'eût employée tout entière, n'en aura plus qu'une très problématique lorsqu'au lieu de l'administrer à une seule personne, on la divisera entre tous les individus composant une armée de dix mille hommes. Mais ce n'est rien encore. Quel est l'homœopathe qui voudrait employer la deuxième dilution ? Donner en une seule fois un dix-millième de goutte d'un médicament, mais ce serait énorme, monstrueux, ce serait une dose *massive*.

On prend donc une goutte de la deuxième dilution, soit, comme nous venons de l'établir, un dix-millième de la goutte primitive, et on la mêle encore à cent gouttes d'alcool, on agite et on a la troisième dilution, de laquelle chaque goutte renferme seulement un millionième de goutte de la substance employée.

Puis on procède à la confection de la quatrième dilution, en mêlant

c'est-à-dire par dix tours de bras, cent gouttes d'eau distillée et cent gouttes d'alcool absolu, tous deux à la température des caves.

On verse cent gouttes de l'alcool aqueux ainsi préparé sur un grain de la poudre médicamenteuse ($\overline{\text{ɪ}}$) amenée à la millionième puissance, on bouche le flacon, on le tourne lentement sur lui-même jusqu'à ce que la poudre soit dissoute, et on le secoue deux fois, c'est-à-dire par deux tours de bras. Cela fait, on met le nom du médicament sur le flacon, avec la suscription $\overline{1001}$. Une goutte de cette liqueur, qu'on fait tomber dans quatre-vingt-dix-neuf à cent gouttes d'alcool pur, après quoi on bouche le flacon, et on lui imprime deux secousses, donne un médicament que l'on marque $\overline{\overline{10,0001}}$. Une autre goutte de celui-ci, qu'on secoue également deux fois dans un flacon avec quatre-vingt-dix-neuf ou cent gouttes d'alcool pur, procure un nouveau médicament, auquel on donne pour signe $\overline{\text{ɪɪ}}$. On continue de même pour toutes les dilutions qui doivent être portées à des degrés supérieurs de puissance, en ne donnant chaque fois que deux secousses au mélange.

Comme la secousse ne doit avoir lieu que par des coups modérés du bras dont la main tient le petit flacon, ce qu'il y a de mieux à faire, c'est de choisir des flacons dont la capacité soit telle que les cent gouttes du médicament étendu les remplissent jusqu'aux deux tiers, ni plus ni moins. (*Exposition de la Doctrine homœopathique ou Organon de l'art de guérir*, par S. HAHNEMANN, accompagné de fragments des autres ouvrages de l'auteur et suivie d'une pharmacopée homœopathique ; nouvelle traduction par JOURDAN. — Paris, 1832. — Pag. 440 et suiv.)

une goutte de la troisième à cent gouttes d'alcool ; de la cinquième, en mêlant une goutte de la quatrième à cent gouttes d'alcool, et ainsi de suite. On est allé, dit-on, jusqu'à la seize-millième dilution ; mais d'habitude, on se contente de la trentième ou même de la douzième, et c'est déjà bien assez pour qu'il n'y ait plus rien.

Pas n'est besoin d'être profondément versé dans la connaissance des sciences médicales pour comprendre ce que doit valoir un médicament ainsi préparé ; il suffit du bon sens le plus vulgaire pour cela. Si cependant il restait encore quelque hésitation dans l'esprit d'une personne prévenue, nous lui dirions: Prenez un tout petit flacon, faites tomber dans son intérieur une goutte d'un médicament quelconque, puis rincez-le trente fois de suite, avec cent gouttes d'eau ou d'alcool chaque fois, en l'agitant fortement et le vidant après chaque opération assez complétement pour ne laisser qu'une seule goutte de liquide dans son intérieur ; à la trentième fois, vous croirez sans doute que votre flacon est bien propre et ne renferme plus que de l'alcool parfaitement pur. — Eh bien ! vous serez dans l'erreur la plus profonde. — Tous les homœopathes vous diront que vous avez, non pas de l'alcool pur, comme vous le pensez, mais la trentième dilution de la substance médicamenteuse dont vous aviez mis une goutte dans le flacon. Au lieu de nettoyer ce dernier en faisant passer successivement de l'alcool dans sa cavité pendant trente fois de suite, vous n'avez fait que développer, par l'agitation et le frottement, la puissance médicamenteuse de cette goutte que vous vouliez chasser ; aussi vous reste-t-il un médicament des plus actifs et des plus énergiques. — Vous ne le croirez pas sans doute. — Tans pis pour vous, car c'est ainsi que se préparent les médicaments homœopathiques.

Quand on arrive à la trentième dilution, on a divisé la goutte du médicament employé en autant de parties qu'il y a d'unités dans un nombre composé de soixante chiffres. — Ce qui plaît surtout à Hahnemann dans cette préparation, c'est que les médicaments ne s'y présentent plus dans leur état *ordinaire* ou *grossier*, et n'offrent plus aucune des propriétés grâce auxquelles on pourrait reconnaître leur présence : « Découverte, ajoute-t-il fièrement, dont j'ai le premier fait » part au monde (1), » oubliant que cette découverte constitue justement le plus grave reproche adressé à ses préparations médicamenteuses ; — car, en vertu de l'axiome *ex nihilo nihil*, personne, excepté lui, ne s'étonne que ses dilutions ne présentent plus aucun des caractères propres à faire reconnaître la substance primitivement employée.

Veut-on savoir dans quelle quantité d'alcool devrait être délayée une goutte de médicament pour être ramenée en entier à la trentième dilution ? — Le calcul est bien simple ; tout le monde peut le faire avec nous, sans recourir à l'algèbre, et nous allons l'indiquer en reprenant la préparation des dilutions telle que nous l'avons déjà exposée ; après cela nous n'aurons plus à revenir sur cette question.

____

(1) *Traité des maladies chroniques*, t. I, p. 225.

Vous prenez, avons-nous dit, une goutte d'un médicament quelconque, vous la mêlez à cent gouttes d'alcool pour constituer la première dilution.

Si vous voulez faire passer une goutte de cette première dilution à la deuxième, il vous faudra cent gouttes d'alcool, mais si vous voulez y faire passer les cent gouttes (qui représentent la totalité de la goutte primitive), il vous en faudra cent fois plus; or, cent fois cent gouttes font dix mille gouttes ou un demi-litre environ.

Pour ramener ces dix mille gouttes ou ce demi-litre à la troisième dilution, il nous faudra cent fois dix mille gouttes, soit un million de gouttes, ou cent fois un demi-litre, soit cinquante litres. Ainsi une goutte de médicament et cinquante litres d'alcool, voilà la troisième dilution.

Pour faire passer ces cinquante litres à la quatrième dilution, il faut cent fois plus d'alcool. — Cent fois cinquante litres représentent cinq mille litres,

Qui, pour passer de la quatrième à la cinquième dilution, exigeront cinq cent mille litres,

Lesquels, pour être ramenés à la sixième dilution, demanderont cinquante millions de litres,

Ces cinquante millions de litres, pour passer à la septième dilution, exigeront 5,000,000,000 de litres ou cinquante millions d'hectolitres.

Une goutte d'une substance aussi énergique qu'on peut la supposer délayée dans cinquante millions d'hectolitres d'esprit-de-vin, et l'on ose nous dire qu'il y a quelque chose, et on veut nous faire prendre cela pour un médicament!

Cependant nous ne sommes encore qu'à la septième dilution; à la treizième il faudrait une quantité d'alcool vingt fois plus considérable que la quantité d'eau répandue dans toutes les mers du globe. « Et » quand vous auriez une sphère qui, ayant la terre pour centre, serait » capable de renfermer, en outre, la lune, le soleil et toutes les planètes, » et que dans ce flacon, que vous rempliriez d'esprit-de-vin, vous dé- » layassiez une goutte, une seule goutte ou un seul grain d'une substance » médicamenteuse, vous n'auriez qu'une solution de la vingt-troisième » dilution, et cependant vous saurez que la douce-amère demande vingt- » quatre dilutions, et la coquille d'huîtres trente dilutions. » (*Bulletin général de thérapeutique*, t. XIV, p. 125.)

Mais ce n'est pas tout, vous vous figurez peut-être qu'un médicament ainsi dilué, divisé à l'infini, peut être administré sans inconvénient; et vous croiriez ne pas vous exposer à de grands dangers en en prenant des quantités considérables. — Vous auriez tort, au moins d'après Hahnemann; laissons-le parler lui-même :

« Le quinquina, dit-il, est un des plus puissants médicaments végé- » taux... Je trouve qu'une seule goutte de teinture, assez étendue pour ne » contenir que la quadrillionième partie $\left(\frac{1}{1\,000\,000\,000\,000\,000\,000\,000\,000}\right)$ » d'un grain (*sic*), est une dose souvent même trop forte, mais constam- » ment suffisante pour opérer tout ce que le quinquina peut produire en

» pareil cas, et qu'il est fort rare d'être obligé d'en faire prendre une
» seconde au malade pour procurer la guérison. » (*Organon*, p. 395.)

Mais il a trouvé un moyen très ingénieux de fractionner encore ces
gouttes, contenant un quadrillionième de grain de médicament, et qui
constituent une dose *souvent trop forte*.

« Ce qu'il y a de mieux à faire, c'est d'employer de petites dragées en
» sucre de la grosseur d'un grain de pavot (globules); une de ces dra-
» gées, imbibée du médicament, forme une dose qui contient *environ la*
» *trois-centième partie d'une goutte*, car trois cents dragées de la sorte sont
» suffisamment imbibées par une goutte d'alcool; en mettant une sem-
» blable dragée sur la langue sans rien boire ensuite, on diminue con-
» sidérablement la dose. Mais si le malade, étant très sensible, on
» éprouve le besoin d'employer la plus faible dose possible, et cepen-
» dant d'arriver au résultat le plus prompt, *on se contente de faire respi-*
» *rer le sujet une seule fois dans un petit flacon contenant une dragée de la*
» *grosseur d'une graine de moutarde, imbibée du liquide médicinal très*
» *étendu. — Après que le malade a flairé, on rebouche le flacon, qui peut*
» *servir ainsi des années sans perdre sensiblement de ses vertus médi-*
» *cinales.* » (*Organon*, p. 323, et *Traité des maladies chroniques*, t. I,
p. 203.)

Mais ce ne sont pas les substances actives, les médicaments énergiques, ou les poisons subtils, comme nous l'avons supposé en commençant; ce sont les matières les plus simples et les plus vulgaires, les plus
inoffensives, celles dont on trouve partout la présence dans l'eau, dans
l'air, dans les aliments, qu'à ce titre on considère comme sans action sur
l'organisme, qui sont ainsi préparées par Hahnemann (1). C'est le charbon de bois, c'est la coquille d'huître, c'est le sel marin, c'est la poussière de cailloux, c'est le lycopode, cette poudre jaune excessivement
fine que les nourrices emploient pour empêcher les enfants de se couper,
et qui, dans la pharmacie ordinaire, est considérée comme tellement
inerte, qu'elle a pour seul usage de recouvrir les pilules afin de les empêcher de s'agglutiner entre elles. — Eh bien ! toutes ces substances
figurent au nombre des médicaments auxquels Hahnemann a le plus souvent recours, et qu'il conseille de préparer en les fractionnant, les divisant à l'infini comme nous venons de l'indiquer (2).

(1) *Voyez* Hahnemann, *Traité des maladies chroniques*, t. I, p. 413, t. II, p. 198,
996, 549, etc.

(2) Si les homœopathes se mettent au-dessus du bon sens, ils ne se mettent pas
moins au-dessus des obligations imposées par la loi à tous les médecins. — Ainsi l'or-
donnance royale du 29 octobre 1846 sur la vente des substances vénéneuses ayant
force de loi, impose aux médecins certaines obligations, la suivante, par exemple
(art. 5, paragraphe 2) : « Cette prescription doit être signée, datée et énoncer en toutes
lettres la dose desdites substances. » Mais jamais un homœopathe n'a énoncé la dose
en toutes lettres. — Comment le pourrait-il? Il objectera à cela que le médicament,
tel qu'il le prescrit, n'est plus vénéneux. C'est vrai, puisque nous avons démontré
qu'il n'existe plus rien dans ses dilutions, mais elles ont la prétention de renfermer
des substances vénéneuses, et cela suffit aux yeux de la loi. — Les homœopathes se

III.

VERTUS ATTRIBUÉES PAR LES HOMŒOPATHES AUX MÉDICAMENTS PRÉPARÉS D'APRÈS
LES RÈGLES TRACÉES PAR HAHNEMANN.

Il est vrai de dire que les homœopathes aussi, et Hahnemann tout le premier, ont bien été forcés de reconnaître que la petite parcelle de médicament contenue dans la trentième dilution (s'il est possible d'admettre qu'une parcelle aussi infiniment petite puisse exister en réalité), ne devait plus avoir par elle-même aucune propriété médicinale. Aussi supposent-ils que par le frottement répété pendant leurs dilutions successives, quand ils agitent le liquide dans le flacon, ou quand ils broient la poudre pour opérer un mélange intime, ils développent dans ce mélange des vertus nouvelles et une force extrêmement énergique. C'est une hypothèse bien gratuite que rien ne justifie. Il est très vrai que par le frottement exercé entre deux corps on développe de l'électricité, de la chaleur et même de la lumière; mais si l'électricité, la chaleur et la lumière sont souvent des agents précieux de traitement entre les mains du médecin, ils ne constituent pas à eux trois les seules et uniques ressources qu'il ait à sa disposition. Bien des corps sont employés comme médicaments qui ne sont ni électriques, ni chauds, ni lumineux. Et, du reste, lorsque le frottement développe de la chaleur, de l'électricité ou de la lumière dans un corps, il ne le fait que d'une manière transitoire et passagère, de telle sorte que les propriétés nouvelles acquises par ces corps sous cette influence disparaissent spontanément peu de temps après que le frottement a cessé.

La science, le raisonnement, la logique et le simple bon sens sont d'accord pour repousser le système homœopathique. Mais ne serait-il pas possible que la science et la logique eussent tort, et que l'expérience vînt leur donner un éclatant démenti? On ne le pensait pas ; mais néanmoins on voulut expérimenter, d'autant plus que les homœopathes prônaient, avec une assurance inouïe, d'éclatants succès attribués par eux à leur méthode, dont ils vantaient partout l'infaillibilité.

A ce sujet, nous aurons à démontrer plus tard que tous ou presque tous les médecins qui se disent homœopathes ne se fient pas, dans les cas graves, aux médicaments préparés d'après la méthode de Hahnemann. Mais ce n'est pas de cela qu'il s'agit en ce moment, il faut savoir si, par le traitement homœopathique seul, consciencieusement administré, on peut déterminer la guérison dans certains cas. Non, dirons-nous, on ne la déterminera pas ; mais comme on ne fait rien pour l'empêcher, pour entraver la marche de la maladie, il pourra se faire que la guérison

servent de signes conventionnels et d'abréviations dont le seul but est de rendre la prescription plus mystérieuse, plus impénétrable pour le public. — On comprend parfaitement le danger de cette licence au point de vue de la police et de la médecine légale.

arrive spontanément, naturellement, absolument comme cela aurait eu lieu si l'on n'avait rien prescrit du tout.

C'est une objection sérieuse que Hahnemann avait prévue sans doute, car il s'efforce sans cesse de la combattre, en contestant à la nature le pouvoir de faire à elle seule les frais de la guérison d'une maladie, quelque légère qu'elle soit. Et, comme il sait que la nature va lui donner de nombreux démentis, il l'injurie et l'invective par avance en lui donnant les épithètes de *grossière, absurde, inintelligente ;* et il l'associe aux reproches qu'il adresse à tous les médecins opposés à sa doctrine. « La » nature inintelligente, livrée à elle-même, ne peut rien faire de mieux, » dans les maladies chroniques et dans les affections aiguës qui en procèdent de temps en temps, que de recourir à des palliatifs pour sauver » temporairement le sujet du danger subit qui menace ses jours... L'*allo-» pathie n'a pu qu'imiter la nature inintelligente* dans ses efforts palliatifs, sans même produire ce faible résultat, mais aussi sans manquer » d'épuiser beaucoup les forces. *Elle n'a donc jamais fait, comme la » nature, que hâter la ruine générale.* » (HAHNEMANN, *Traité des malad. chron.*, t. I, p. 217.)

En dépit de l'anathème lancé contre elle par Hahnemann, la nature est loin d'être aussi coupable qu'il veut bien le dire. Malheureusement, les efforts qu'elle tente dans un but curatif ne sont pas toûjours assez puissants ou assez bien dirigés pour être salutaires et conduire à une guérison assurée. Quelquefois même, loin d'être avantageux, ils sont une cause d'aggravation formidable. Alors le médecin doit, comme de juste, se tenir toujours prêt à les combattre lorsqu'ils lui paraîtront devoir tendre plutôt à aggraver l'état du malade qu'à le soulager. Mais si, dans ces cas, il peut et doit agir d'une façon efficace et réellement utile, nous devons reconnaître que, le plus souvent, dans l'immense majorité des cas, la nature est assez puissante pour pouvoir guérir toute seule ; aussi le médecin prudent doit-il alors se borner à suivre la marche de la maladie, à surveiller les efforts de la nature et à activer la guérison en agissant dans le même sens qu'eux.

Pour acquérir une conviction définitive à cet égard, il suffisait d'abandonner certains malades aux seuls efforts de la nature et de voir ce qui adviendrait. C'est ce qui a été tenté par les médecins les plus expérimentés de l'Europe, en prenant toutes les précautions possibles afin d'éviter que l'expérimentation n'eût de fâcheux résultats pour le patient. A Vienne, à Saint-Pétersbourg, à Paris, on a pu constater que toutes les maladies qui guérissaient sous l'influence d'un traitement homœopathique, guérissaient tout aussi bien, tout aussi sûrement, tout aussi promptement sans qu'on fît aucune espèce de médication. Nouvelle preuve à ajouter à celles démontrant que les médicaments homœopathiques sont nuls, ne contiennent rien et n'ont aucun effet sur les organes d'un homme sain ou malade (1).

Et l'on ne s'étonne plus que, dans une pharmacie homœopathique

____

(1) Voyez les expériences relatées ci-après, au chap. IV, p. 38 et suiv.

(comme cela est arrivé, dit-on, à Marseille) (1), les flacons aient été bouleversés de telle sorte que les étiquettes ne répondissent plus aux substances contenues dans chaque flacon, puis les médicaments administrés les uns à la place des autres, sans que ni malades ni médecins s'en soient aperçus; ou qu'un élève en pharmacie (comme cela a eu lieu d'abord en Allemagne (2), puis à Paris) se soit amusé, à titre d'expérience ou de simple espièglerie, à donner de l'eau pure, parfaitement filtrée, à la place de tous les médicaments homœopathiques prescrits sur les nombreuses ordonnances qu'on lui présentait, et cela sans que personne, ni un malade, ni un médecin ait songé à s'en plaindre.

On nous dira peut-être : Ces médicaments, auxquels vous n'accordez aucune valeur, aucune action, mais il se rencontre des personnes qui, après les avoir pris, éprouvent des symptômes bizarres, extraordinaires. Il en est même qui, souffrant depuis longtemps, ayant épuisé toutes les ressources de la médecine, se sont trouvées presque immédiatement soulagées après avoir eu recours à l'homœopathie, et il est certain qu'elles ont pris, non pas des médicaments à dose ordinaire déguisés sous le nom de l'homœopathie, mais de véritables globules homœopathiques. Eh bien ! nous l'accordons; non pas que ce soit pour nous une chose patente, avérée, démontrée, mais nous pouvons bien faire cette concession aux homœopathes. Cependant, en admettant la réalité de ces effets extraordinaires, de ces soulagements inespérés, nous affirmons qu'ils n'ont jamais pu être produits que sur des personnes à imagination facilement impressionnable, ayant une foi vive dans la doctrine, et attendant des résultats mystérieux de cette médecine étrange, Et de plus, nous soutenons qu'on n'a jamais pu soulager ainsi que des maladies essentiellement nerveuses, et pas d'autres; encore n'y a-t-il qu'une amélioration passagère lorsqu'on a affaire, non pas à une de ces migraines que l'on guérit si radicalement avec un bijou ou un cachemire, mais bien à une maladie réelle. Ces effets extraordinaires, surprenants, des médicaments homœopathiques, sont bien le fait de l'imagination, et non pas de l'action réelle du médicament, car on ne les rencontre que si les malades ont été instruits du genre d'expérience tentée sur eux, et on les produit tout aussi bien avec de la mie de pain ou toute autre substance notoirement inactive qu'avec les globules homœopathiques. « Il est incontestable que non-seulement » l'aggravation homœopathique, mais encore de véritables guérisons ont » été déterminées par le sucre de lait, par l'eau pure. » (GRIESSELICH, *Manuel de méd. homœopathique.*)

« M. le docteur Seidlitz et plusieurs autres médecins de Saint-Péters» bourg ont fait une série d'expériences avec la poudre de charbon de » bois (*carbo vegetabilis* des homœopathes) et d'autres corps inertes ad» ministrés homœopathiquement. Ils ont toujours produit des accidents » fort extraordinaires, mais qui disparaissaient d'eux-mêmes au bout de

(1) Comme il résulte d'une pièce jointe au dossier.

(2) Voyez la relation de ce fait dans le *Bulletin général de thérapeutique*, t. IX p. 400.

» quelques heures. Ils en concluent que l'efficacité de la médecine
» homœopathique gît tout entière dans l'imagination du malade, et que,
» comme en conviennent quelques homœopathes, pour être guéri, il faut
» *avoir la foi :* — *Crede, et salvus eris.* La vogue de la théorie hahne-
» manienne doit être rangée, selon M. Seidlitz, parmi les épidémies d'a-
» liénation mentale. » (*Journal des connaissances médico-chirurgicales*,
t. II, p. 29, septembre 1834.)

M. Trousseau, qui, lui aussi, avait vu des malades se plaindre d'éprouver des symptômes étranges après avoir pris des globules homœopathiques, lesquels ne produisaient rien sur des médecins, bien que ces
derniers en eussent pris d'abord un seul par jour, puis deux, puis dix,
puis enfin quatre-vingts sans résultat aucun, eut l'idée de faire la contre-
épreuve. Voici comment il s'y prit. Il fit préparer des pilules composées
uniquement de farine de froment parfaitement pure et de gomme arabique; puis il leur donna un nom qui pût frapper l'imagination de ses
malades, et ne les leur administra qu'en prenant des précautions exagérées pour augmenter encore à leurs yeux l'importance du remède.
Cet essai réussit parfaitement bien, et les malades attribuèrent à ces pilules, soit des accidents, soit des améliorations passagères, également
manifestes, mais dont elles étaient bien certainement innocentes. Cependant elles eurent autant d'action que les plus héroïques d'entre les
médicaments homœopathiques avec lesquels elles peuvent marcher de
pair. C'est dans le service de Récamier, à l'Hôtel-Dieu, que furent faites
ces curieuses expériences, dont la relation fut publiée par M. Pigeaux
sous ce titre : *Étonnantes vertus homœopathiques de la mie de pain* (*Bull.
de thérap.*, t. VI, p. 128.)

Si donc les médicaments homœopathiques ont une action, cette action
ne s'exerce que sur l'imagination du malade absolument au même titre
et de la même manière que la mie de pain, décorée d'un nom scientifique et prise de confiance par le malade pour un remède énergique.
Qu'y a-t-il d'étonnant dès lors que l'homœopathie ait pour spécialité
de guérir les migraines des femmes nerveuses et les enrouements de
certains chanteurs, qui ont tant de points de contact avec les vapeurs
d'une femme dont les nerfs sont agacés? Peut-on dire pourquoi tel
chanteur, suivant qu'il se trouvera plus ou moins bien disposé, suivant
que son public lui agréera plus ou moins, suivant telle ou telle circonstance qui lui échappe à lui-même, chante mieux, est plus en voix un
jour que l'autre. Est-ce que sa voix n'est pas plus flexible en même
temps que plus ferme et plus étendue s'il se sent bien disposé et s'il a
confiance en son public que s'il a des craintes, s'il tremble, s'il est in-
quiet? Est-ce qu'alors sa voix peut être raffermie par des remèdes? —
un encouragement flatteur ou des applaudissements, en le rassurant sur
les dispositions de son auditoire ne rendront-ils pas tout de suite à sa
voix son éclat habituel? — Et un ami bienveillant n'est-il pas, en semblable occurrence, plus utile qu'un médecin? L'essentiel pour l'artiste est
donc d'être assuré qu'il chantera bien ; persuadez-lui cela par des paroles
affectueuses ou en lui administrant une potion homœopathique, le ré-

sultat sera le même, et alors l'homœopathie pourra s'applaudir de l'effet obtenu. Mais que la voix de ce chanteur soit réellement altérée par suite d'une maladie quelconque, par suite d'une inflammation même légère du larynx. Oh ! alors, l'homœopathe pourra administrer tous ses globules en pure perte, il ne fera rien, absolument rien. Demandez-le plutôt à l'un des plus spirituels sociétaires de la Comédie-Française, M. R..., qui, se trouvant fort enroué depuis plusieurs jours, se fia aux promesses de l'homœopathie et prit religieusement une potion qui devait faire disparaître son enrouement dans la journée. Le soir sa voix n'était pas plus rauque que les jours précédents, mais elle l'était tout autant. Demandez-le encore à l'une de nos plus charmantes cantatrices, Mme C... Elle avait un léger rhume ; espérant être plus promptement débarrassée, elle recourut aux soins d'un homœopathe. Au bout de trois semaines elle n'avait pas encore reparu sur la scène, mais elle congédiait l'homœopathe en question pour rappeler son médecin ordinaire, médecin des hôpitaux, agrégé de la Faculté de médecine, qui, au bout de quelques jours d'un traitement fort simple, la rendit enfin aux applaudissements des spectateurs. Informez-vous aussi auprès de madame ..., du théâtre Italien, qui, après s'être laissé persuader par les brillantes promesses de l'homœopathie, a bien juré qu'on ne l'y prendrait plus.

Mais les homœopathes ne sont pas hommes à se laisser si facilement abattre ou réduire au silence, et malgré bien des déconvenues, ils continuent à vanter les merveilles de l'homœopathie. Ils ne se contentent plus de guérir les maladies les plus terribles, les plus incurables ou les plus foudroyantes, celles qui, jusqu'à présent, sont toujours restées au-dessus des ressources de l'art. La guérison est chose trop vulgaire pour eux. Grâce à cette merveilleuse méthode de Hahnemann, « la pratique » médicale, au lieu d'être un tâtonnement irrationnel, devient un pro- » cédé mathématique nettement déterminé... de telle sorte que la ter- » minaison fatale, arrivée par un faux traitement, pourrait appeler la » vindicte de la loi aussi bien que tout homicide ! » (NEUMANN, *Beiträge zur Natur und Heilkunde.*) Remarquez bien que c'est un homœopathe qui parle de cette façon ; aussi M. Manec lui riposte-t-il fort spirituellement : « Si jamais les homœopathes s'avisent de réviser le Code pénal, tout mé- » decin qui ne saura pas dégager l'inconnue de cette donnée, c'est-à-dire » trouver la guérison, sera passible des cours d'assises et puni comme » assassin. » (*Lettres sur l'homœopathie*).

Puisque la guérison des maladies est chose si simple, si facile, les homœopathes ne devaient pas se contenter de faire si peu ; ils entreprirent de les prévenir et inventèrent les préservatifs. — C'était la plus riche, la plus admirable, la plus magnifique idée qui se pût découvrir... comme spéculation. — Imaginer de traiter les individus bien portants sous le prétexte de leur faire éviter une maladie, qui peut les atteindre sans doute, mais qui certainement épargnera le plus grand nombre d'entre eux ; et, s'ils ont la chance d'être épargnés, leur persuader ensuite que c'est grâce aux préservatifs dont ils auront fait usage !... N'est-ce pas une invention sublime ? — Figurez-vous, lorsque le choléra vient fondre sur Paris comme en 1832 ou en 1849, un de ces messieurs ayant assez d'autorité pour imposer ses préservatifs à toute la population ; il y aura bien, comme en 1832 ou en 1849, un total de vingt mille décès environ ; mais sur le million d'habitants qui se trouvent à Paris, il en restera neuf cent quatre-vingt mille de survivants ; et comme ces neuf cent quatre-vingt mille auront fait usage du préservatif conseillé, c'est grâce à lui qu'ils auront été sauvés. — Comment ne le croiraient-ils pas ? Les bonnes sœurs d'un couvent important de Marseille se sont bien persuadées, en 1854, que les préservatifs à l'usage desquels les soumettait leur médecin homœopathe ont eu seuls la puissance de les mettre à l'abri du fléau qui ravageait la ville ! Et cela, quand d'autres établissements du même genre étaient également épargnés, quoique confiés aux soins de médecins qui n'avaient prescrit aucun préservatif et s'étaient bornés à recommander l'observation des règles d'une bonne hygiène.

Envisagée seulement au point de vue de la question des préservatifs, l'homœopathie serait bien forte, et c'est par là surtout qu'elle brille aux yeux des gens du monde ; car le nombre des individus atteints par une maladie épidémique et même contagieuse est toujours de beaucoup inférieur au nombre des individus épargnés. Mais pour le médecin qui ne se laisse pas éblouir et veut y voir de plus près avant de se former une conviction, de semblables faits perdent beaucoup de leur merveilleux s'il voit les individus soumis aux préservatifs fournir proportionnellement un nombre de malades aussi grand que ceux qui n'y ont pas recours, et s'il voit surtout l'épidémie frapper autour des médecins homœopathes sur leurs plus fervents adeptes, sur leurs amis les plus intimes, et souvent même sur leurs parents les plus proches, sur celles des personnes de leur famille qui, vivant le plus habituellement en contact avec eux, peuvent être surveillées de plus près dans l'administration des remèdes préservateurs.

Et puis, vous vous vantez non-seulement de guérir promptement et infailliblement tous les malades affectés de choléra, mais encore de mettre sûrement à l'abri des atteintes de ce terrible fléau ceux qui en sont menacés ; et vous croyez que l'on ne vous mettra pas à l'épreuve ! Vous espérez que les médecins les plus honorables et les plus instruits, découragés par l'inutilité de leurs efforts dans cette lutte contre un mal inconnu qui moissonne autour d'eux des victimes dans une proportion effrayante, ne viendront pas remettre entre vos mains le sort de tous ces moribonds, quand vous prétendez être sûrs de les rappeler à la vie ! Mais le médecin véritablement digne de ce nom, celui qui sent battre dans sa poitrine un cœur d'homme véritablement accessible à la compassion et à la pitié, s'empressera toujours de recourir à tous les traitements possibles, même aux plus invraisemblables (1), quand il aura bien réellement constaté l'impuissance de son art et de sa science !

---

(1) « J'aurais, je crois, adopté quelque chose d'*aussi absurde même que l'homœopathie*, si on me l'eût proposé pour sauver ces malheureuses...... » (TROUSSEAU, *Discours* à l'Académie de médecine, séance du 23 mars 1858.)

IV.

EXPÉRIENCES AUTHENTIQUES DÉMONTRANT L'INEFFICACITÉ ABSOLUE DE LA MÉTHODE HOMŒOPATHIQUE.

Des expériences furent donc instituées, et sans parler de celles que tout praticien, jaloux de s'éclairer sur cette question, dut faire à huis clos dans le cercle de sa pratique personnelle, d'autres, en grand nombre, furent entreprises publiquement et dirigées avec le plus grand soin, la plus scrupuleuse impartialité, par les hommes les plus éminents, les plus célèbres et les plus justement estimés, qui honorent notre profession autant par l'étendue de leur savoir que par l'élévation de leur caractère.

En *France*, à *Paris*, c'est M. ANDRAL, professeur de pathologie générale à la Faculté de médecine, membre de l'Institut (Académie des sciences) et de l'Académie de médecine, médecin de l'hôpital de la Charité, médecin de l'Empereur, etc., qui les institue à l'hôpital de la Pitié, dans un service public ouvert à tous les étudiants et à tous les médecins. Il divise en deux séries les cent trente ou cent quarante individus qu'il soumet à l'emploi des médicaments homœopathiques. Les expériences de la première série ont pour but de savoir si les médicaments ont la propriété de produire sur l'homme sain des maladies semblables à celles que ces médicaments peuvent guérir. Tous les résultats ont été négatifs. Dans la deuxième série, il cherche à constater si les médicaments guérissent réellement. *Constamment la médication homœopathique a été* NULLE *dans ses effets*, et il a fallu le plus souvent se hâter de recourir à la médication ordinaire pour éviter les accidents.

La relation de ces expériences, après avoir été présentée sommairement par M. Andral à l'Académie de médecine, qui a vivement applaudi à ses paroles (séance du 17 mars 1835), a été publiée, avec tous les détails nécessaires, dans le *Bulletin général de thérapeutique* (t. VI, p. 318) par M. le docteur *Vernois*, qui était alors son interne et qui est aujourd'hui médecin de l'hôpital Necker, et médecin consultant de l'Empereur.

Broussais, que certains homœopathes ont voulu représenter comme un des partisans de leurs doctrines, fit aussi des expériences au Val-de-Grâce en 1833. « Il fut bientôt forcé de suspendre le traitement homœo- » pathique, ne voulant pas laisser courir d'aussi grands dangers à ses » malades, dont l'état ne faisait qu'empirer. » (MANEC, *Lettres sur l'homœopathie*, p. 224.)

Le vénérable M. Bally, qui est peut-être aujourd'hui le doyen d'âge des académiciens et des médecins des hôpitaux, désira aussi être édifié sur l'homœopathie, et voulut l'expérimenter dans son service de l'Hôtel-Dieu. Afin que ses expériences pussent être plus concluantes, il en confia la haute direction à deux homœopathes, MM. Currie et Léon Simon.

« M. Currie traita des malades homœopathiquement pendant quatre ou
» cinq mois, avec des médicaments qu'il avait fait venir d'Allemagne, de
» la même pharmacie où Hahnemann faisait préparer les siens. Un
» registre fut tenu par M. Currie et par M. Gross, interne de M. Bally.
» Au bout de quatre à cinq mois, M. Currie se retira en avertissant qu'il
» remettait la suite des expériences à l'année prochaine. On ne le revit
» plus. Je dois déclarer, ajoute M. Bally, que de tous les malades ainsi
» traités, PAS UN SEUL N'A GUÉRI. Deux faits font exception ; les voici. Le
» premier concerne une femme affectée de cancer de la matrice ; elle est
» sortie après trois ou quatre mois de traitement, se disant soulagée.
» Quinze jours après, elle est rentrée à l'hôpital pour la même affection,
» et elle y a succombé. L'autre observation a trait à une de ces affections
» qu'on appelle aujourd'hui fièvres typhoïdes : *deux hommes entrèrent*
» *presque en même temps dans mon service*, affectés tous les deux de sym-
» ptômes presque absolument semblables. *M. Currie en prit un, qu'il*
» *traita homœopathiquement ; je traitai l'autre par la méthode ordinaire.*
» Mon malade guérit en dix-huit jours ; celui de M. Currie ne sortit qu'a-
» près trois ou quatre mois. » (*Loc. cit.*)

Comme M. Bally à Paris, M. Pointe, dans son service de l'Hôtel-
Dieu de Lyon, voulut mettre ses expériences sous la direction d'un homœopathe, M. Gueyrard. M. Pointe donne lui-même en ces termes le
résultat de l'expérimentation :

« M. le docteur Jaenger se plaint de ce que les médecins ne veulent
» point se donner la peine de vérifier les faits de la doctrine de Hahne-
» mann par l'expérience clinique. Ce reproche que nous adressent cha-
» que jour les médecins homœopathes est d'une inexactitude qui
» mérite d'être relevée..... Comme praticien, je crois que l'on peut être
» appelé à éclairer un public qui se laisse d'autant plus facilement sé-
» duire et tromper, qu'on lui prêche une doctrine plus merveilleuse et
» plus absurde. C'est à ce titre et en conséquence des devoirs que je crois
» avoir à remplir envers le public, que j'ai cru devoir l'éclairer par des
» expériences faites avec quelque publicité.—..... Je pourrais vous faire
» part des essais infructueux faits par moi ou par mes collègues ; mais
» je me contenterai de vous donner connaissance des expériences faites
» plus en grand dans nos salles de clinique, en présence de nombreux
» témoins et par un homme désireux de réussir et placé par moi dans
» une position telle qu'il lui a été impossible de s'abuser lui-même sur
» les résultats des moyens qu'il mettait en pratique.

» Dans le courant du mois d'avril 1832, je mis à la disposition de
» M. le docteur Gueyrard, médecin homœopathe, une salle de trente lits.
» Il fut libre d'y choisir le nombre de malades qui lui conviendrait et de
» faire toutes les prescriptions qu'il croyait utiles pour le plus grand
» succès de la doctrine de Hahnemann ; je n'y mis qu'une condition :
» c'est que ses visites seraient faites tous les jours à des heures indiquées
» d'avance, afin que toutes les personnes qui voudraient y assister le
» pussent librement... quinze malades ont été traités... Ces expériences
» ont duré dix-sept jours et n'ont cessé que parce que le docteur expéri-

» mentateur s'est volontairement retiré. Pendant ce laps de temps, *aucun*
» *résultat avantageux, aucun amendement notable et qu'on pût attribuer à*
» *la méthode homœopathique n'a été observé.* M. Gueyrard, interpellé plu-
» sieurs fois à ce sujet, en est lui-même convenu. Trois fois pendant le
» cours de ces expériences et de concert avec ce docteur, qui en reconnut
» la nécessité, nous nous sommes écartés de la doctrine de Hahne-
» mann (1). »

A Naples, on s'était entouré de plus de précautions encore, car le gouvernement voulait être renseigné sur la valeur de l'homœopathie, et les
expériences eurent lieu d'après ses ordres. « En 1829, le docteur de Hora-
» tiis fut autorisé à traiter pendant quarante jours un certain nombre de
» malades dans une salle d'un hôpital de Naples, sous la direction d'une
» commission composée des médecins les plus instruits de cette ville.
» — Toutes les précautions nécessaires pour éviter les sujets d'erreurs
» furent prises avec un soin minutieux. C'est ainsi que les médicaments,
» préparés par le médecin homœopathe sous les yeux de la commission
» furent renfermés dans une boîte à double clef, dont une resta à la
» garde des commissaires, et l'autre à celle du docteur de Horatiis. Un fac-
» tionnaire fut placé à la porte de la salle avec ordre de ne laisser entrer
» le docteur de Horatiis qu'avec les commissaires, et réciproquement.
» M. de Horatiis administra les médicaments en présence des commis-
» saires. *Le résultat des expériences fut complétement nul :* ou les maladies
» s'aggravaient, ou elles restaient stationnaires. Jamais elles ne furent
» avantageusement modifiées par le traitement. » (Manec, *loc. cit.*)

Si l'on rapproche de ces expériences toutes concluantes, toutes décisives, toutes conduites avec la plus grande impartialité, les défis souvent
portés aux homœopathes, et toujours éludés par eux (2), de démontrer
l'action de leurs médicaments sur des personnes saines, en reconnaissant d'après leur action ceux qu'ils auront pris eux-mêmes ou en produisant sur d'autres personnes des effets prédits d'avance, on sera bien
et dûment convaincu que l'homœopathie a été assez essayée, expérimentée, étudiée, et qu'elle est assez connue de tous les médecins sérieux,
pour pouvoir être jugée en dernier ressort.

Cependant une nouvelle occasion se présenta d'expérimenter la méthode homœopathique dans des circonstances dans lesquelles elle n'avait
pu être encore appliquée. — Ce fut à propos du choléra, qui fit tant de

(1) *Gazette médicale*, 1833, n° 69, p. 708.

(2) On se rappelle les fragments cités plus haut de la lettre de M. Jeannel au docteur comte de Bonneval. — Et M. Léon Simon qui a écrit : « C'est un fait ; on ne
» discute pas avec les faits. Que les ennemis de l'homœopathie expérimentent sur
» eux-mêmes, et ils seront convaincus... » n'a-t-il pas reculé devant l'épreuve que lui
proposait M. le docteur Marmorat ? — Il s'agissait de reconnaître, d'après leurs effets,
les médicaments homœopathiques qui lui seraient administrés sans qu'il en connût la
nature. — Il accepta d'abord, mais le lendemain il ne voulut plus expérimenter que
sur des substances dont on lui aurait dit le nom à l'avance. — Et, ce qu'il n'a pas
voulu faire, nul homœopathe n'osera le tenter, nous les en défions tous à nouveau.

ravages en France en 1849 et en 1854. — Cette fois encore les homœopathes furent mis en demeure de reproduire publiquement, dans de
grands hôpitaux, les succès brillants qu'ils prétendaient avoir dans leur
clientèle privée, et comme toujours ils échouèrent complétement (1).

Des tentatives furent faites à Paris, en 1849, à la Salpêtrière, dans le
service de M. Natalis Guillot, professeur à la Faculté de médecine. On
en trouve la relation dans la lettre suivante, adressée par ce savant professeur à M. le docteur Manec, de Montpezat :

Paris, 4 mai 1856.

« Monsieur et très honoré confrère,

» J'ai reçu le livre que vous m'avez fait l'honneur de m'adresser; je
» vous en remercie surtout après l'avoir lu ; puisse cette œuvre, utile et
» intéressante à connaître, servir à la destruction d'un..... (2).

» Vous me demandez ce qui s'est passé en 1849 à la Salpêtrière ; ma
» mémoire me rappelle assez les détails que je vais vous rapporter
» pour en certifier l'exactitude. — Le contrôle n'a d'ailleurs pas manqué
» à ces détails déjà loin de moi ; mes collègues en ont été les témoins.

» En 1849, on publiait merveille des succès obtenus à l'hôpital
» Sainte-Marguerite sur des cholériques à l'aide des médicaments
» homœopathiques. J'étais médecin de la Salpêtrière et fort embarrassé
» au milieu d'une cruelle épidémie. Mes confrères et moi étions loin de
» réussir.

» Lorsque j'appris les succès *annoncés* si hautement dans les feuilles
» publiques, je priai M. Davenne, directeur général de l'assistance
» publique, de m'autoriser à confier mes malades à M. Tessier. — Je fus
» trouver celui-ci, et, sur l'assurance verbale qu'il me donna de ses réus-
» sites, je le conduisis dans mes salles.

» M. Tessier prit immédiatement *tels malades qu'il lui convint de*
» *déterminer, après mon opinion émise, et il les traita à sa guise.*

» Je vis les malades avec lui, fort surpris de ne reconnaître aucune
» méthode déterminée dans de semblables traitements. Tantôt c'était la
» *noix vomique*, tantôt le *charbon*, tantôt la *craie ;* que sais-je? Tous les
» médicaments ou les substances qu'on désignait comme tels furent mul-
» tipliés sur les mêmes individus et changés dans les trois visites que
» nous faisions chaque jour aux malades.

» En dernier résultat, sans aller plus loin dans tous ces détails de
» traitement, qui ne m'ont pas paru le moins du monde sérieux, TOUS LES

----

(1) C'est probablement ce qui a fait dire au docteur Mure dans un petit livre intitulé *le Médecin du peuple :* « Le jour où elle (l'homœopathie) obtiendra les faveurs du
» pouvoir, elle ne sera plus elle-même, elle perdra toute son efficacité, elle cessera de
» guérir...... *Et qui vous a dit, pétitionneurs infatigables, qu'il fût dans les destinées de*
» *l'homœopathie de briller dans les expériences publiques ?* » Le fait est que cela est
peu dans ses destinées, car elle n'y a guère brillé jusqu'à présent.

(2) Nous supprimons les trop vertes expressions employées par le savant professeur.

» MALADES que *M. Tessier* avait choisis SONT MORTS, et très rapidement;
» ils étaient au nombre de huit.

J'en eus assez de ces tentatives, et je crois que M. Tessier partagea
» mon opinion. —Je ne sache pas que depuis cette époque il ait été tenté
» de parler de ses succès en pareille matière.

» Certes, je ne pense en aucune manière qu'il ait été, par un traite-
» ment homœopathique, nuisible aux malades que je lui confiais ; la
» cruauté de l'épidémie était grande, et nos ressources faibles. —
» Mais l'homœopathie s'était vantée outre mesure, elle exagérait ; elle
» échoua.

» Veuillez, etc.　　　　　　　　　　» *Signé* Natalis GUILLOT. »

(*Le Papillon, journal d'Agen*, numéro du 18 mai 1856.)

Des expériences semblables eurent lieu à Marseille ; elles furent pro-
voquées par l'administration municipale elle-même. M. le maire de cette
ville en rend compte de la manière suivante, dans une lettre officielle
adressée par lui à la Société impériale de médecine de Marseille, et
publiée dans le *Bulletin* des travaux de cette Société :

« Marseille, le 30 octobre 1855.

» Monsieur le Président,

» ..... J'ai l'honneur de vous communiquer le résultat des expérimen-
» tations faites à l'Hôtel-Dieu au sujet du traitement des malades cholé-
» riques par le système homœopathique.

» Le 31 août, j'écrivis à ce sujet à M. Chargé.....

» Le 1er septembre, dans la matinée, M. Chargé me fit connaître qu'il
» se mettait à ma disposition, et je l'accompagnai à l'Hôtel-Dieu, où je
» le mis en rapport avec la commission administrative.

» Cette commission lui confia le service de deux salles pour le traite-
» ment des cholériques par la méthode homœopathique.

» Ces salles furent acceptées par M. Chargé.

» Il fut ensuite question du mode d'admission des malades.

» Je proposai d'envoyer alternativement un malade dans le service des
» médecins homœopathes, et un dans celui des médecins ordinaires de
» l'établissement.

» *M. Chargé ayant exprimé le désir qu'il y eût un jour d'admission*
» *pour les uns et un jour pour les autres*, le service fut établi dans ces
» conditions, de telle sorte qu'à partir du jour même, 1er septembre à six
» heures du soir, les malades qui entraient dans le service des médecins
» allopathes furent distingués de ceux qui y étaient entrés antérieure-
» ment, afin de servir à la comparaison des résultats obtenus par chaque
» système de traitement.

» *M. Chargé désigna* LUI-MÊME *l'élève de l'Hôtel-Dieu qui serait spécia-*
» *lement attaché à son service.*

» Il demanda que les membres du corps médical de l'Hôtel-Dieu ne
» pussent être admis dans les deux salles en dehors des heures de ses

» visites... Cela lui fut accordé. Il ne fut fait d'exception à cette mesure
» qu'en faveur du premier chef interne de l'hôpital, M. Rampal...

» Les choses ainsi établies, M. Chargé commença ses visites à l'Hôtel-
» Dieu le 3 septembre, à six heures du matin. — Le lendemain, le nom-
» bre des malades admis dans ses salles devenant assez considérable, il
» jugea nécessaire d'organiser son service de telle manière que des soins
» fussent donnés le plus promptement possible aux malades qui lui
» seraient confiés.

» *Trois de ses collègues, docteurs en médecine, MM. Jollier, Rampal et*
» *Gillet, se mirent à sa disposition, ainsi que M. Couillier*, son élève par-
» ticulier, et divers jeunes gens pris parmi ses plus fervents adeptes.

» Mais dès le 7 septembre, après avoir reçu 26 malades, M. Chargé
» éleva de nombreuses plaintes...

» Le samedi 8 septembre, il me fit connaître sa détermination, et dès
» ce moment les salles de l'homœopathie ne reçurent plus de malades.

» PENDANT CES HUIT JOURS D'EXPÉRIMENTATION, 26 MALADES Y AVAIENT ÉTÉ
» INTRODUITS, IL EN EST MORT 21.

» Pendant ce même temps les salles des médecins allopathes ont reçu
» 25 malades cholériques, sur lesquels 14 ont succombé...

» Le maire de Marseille.

» Signé HONNORAT. »

M. Chargé a bien voulu essayer d'argumenter contre les résultats
déplorables de cette expérimentation, mais il a eu si peu de succès, qu'il
a dû depuis cette catastrophe abandonner Marseille. Les journaux
homœopathiques eux-mêmes ont dû constater sa défaite et repousser ses
excuses (1).

Est-il possible, en effet, de désirer quelque chose de plus concluant?
N'avons-nous pas en même temps l'épreuve et la contre-épreuve? Un
nombre égal de malades traités en même temps dans le même hôpital
par l'homœopathie et par la méthode ordinaire.

Sur 26 confiés aux homœopathes, 21 sont morts; sur 25 traités par les
médecins, 14 seulement sont enlevés. — Et cependant l'homœopathie
vante ses succès et les fait proclamer par les cent bouches de la renommée, tandis que les médecins consciencieux reconnaissent que c'est là
une de ces maladies contre lesquelles leurs efforts sont bien insuffisants,
car elle est le plus souvent au-dessus des ressources de l'art.

Qu'est-ce donc que l'homœopathie?.... Il ne nous appartient pas de
le dire ici ; mais nous ne doutons pas que la véritable qualification, la
seule qui convienne, ne soit sur les lèvres de toutes les personnes qui
ont bien voulu prendre la peine de lire les faits que nous venons
d'exposer.

Et cependant nous n'avons exposé jusqu'ici qu'une partie de la doctrine, le traitement envisagé d'une manière générale. Que serait-ce si

(1) Voyez l'*Art médical* (octobre et novembre 1857).

nous la montrions allant chercher l'origine de toutes les maladies, principalement de toutes les affections chroniques, dans un *miasme* qui n'existe pas, celui de la *gale?* — Il est en effet démontré que la gale est produite exclusivement par la présence d'un insecte microscopique qui vit et se développe dans l'épaisseur de la peau. Cette maladie ne peut donc être répercutée sur les organes internes pour produire le cancer, la phthisie, etc., comme le croit Hahnemann (1). Nous pourrions, comme tant d'autres l'ont fait, nous donner le facile plaisir de le tourner en ridicule à l'occasion de toutes les idées fausses qu'il a émises à ce sujet, mais nous nous en abstenons par respect pour les magistrats auxquels nous avons l'honneur de nous adresser.

V

OPINION DES CORPS CONSTITUÉS ET DES SAVANTS DE TOUS LES PAYS
SUR L'HOMŒOPATHIE.

Il nous resterait à faire connaître l'appréciation de toutes les autorités scientifiques, de tous les hommes les plus recommandables dans la médecine, de ceux qui sont le plus haut placés dans l'opinion publique. — Nous verrions que tous ceux qui ont eu occasion de s'occuper de ce sujet flagellent en termes énergiques la pratique de l'homœopathie. — Comment en serait-il autrement, quand les démonstrations de la logique et celles de l'expérience s'accordent pour rendre évidentes toutes les faussetés de ce système. — Ces citations seraient instructives et feraient ressortir la modération extrême de notre article ; mais nous ne nous les permettrons pas. Nous nous contenterons d'indiquer les sources aux personnes curieuses d'approfondir la question et de savoir dans quels termes est jugée l'homœopathie par tous les hommes les plus éminents (2). Quant à notre procès et à nos juges, nous réservons pour la défense des droits que nous ne voulons pas revendiquer ici pour la publicité.

Ici nous nous contenterons d'enregistrer l'arrêt émané du corps scientifique le plus considérable et le plus célèbre, non-seulement de Paris, mais de toute la France, de l'Europe et du monde entier, — de l'Académie impériale de médecine, cet aréopage de savants, le premier corps

_____

(1) Voy. *Organon*, p. 183, 204, 242, 267, etc., et *Traité des maladies chroniques*, passim.

(2) Voy. le compte rendu de la discussion académique au dossier, et dans les *Archives générales de médecine* (année 1835).

CHARRIER, rapporteur : *L'homœopathie devant la critique et le sens commun, ou Réfutation de la doctrine de Hahnemann*, par DON THOMAS DE CORSAL Y ONA, professeur à la Faculté de médecine de Madrid (*Bulletin de la Société médico-pratique de Paris*, années 1848-51, n°ˢ 44-47, p. 59 et suiv.).

REQUIN, professeur de pathologie interne à la Faculté de Paris, membre de l'Aca-

officiel de notre profession, celui que le gouvernement a institué pour
le consulter et s'éclairer de ses lumières sur toutes les questions qui se
rattachent à la science ou à la pratique de l'art en médecine.

C'est en 1835 qu'elle eut, pour la première fois, l'occasion de se prononcer sur l'homœopathie, et depuis, loin de se démentir, elle n'a fait,
dans plusieurs circonstances, que confirmer les termes de son premier
jugement. — Une société homœopathique désirait être autorisée à fonder des dispensaires et un hôpital spéciaux ; l'Académie de médecine fut
consultée par le ministre à ce sujet.

Elle répondit :

« Chez nous comme ailleurs, l'homœopathie a été soumise en premier
» lieu aux rigoureuses méthodes de la logique, et tout d'abord, la logi-
» que a signalé dans ce système *une foule de ces oppositions formelles avec*
» *les vérités les mieux établies, un grand nombre de ces contradictions cho-*
» *quantes*, beaucoup de ces absurdités palpables qui ruinent inévitable-
» ment tous les *faux systèmes* aux yeux des hommes éclairés, mais qui
» ne sont pas toujours un obstacle suffisant à la crédulité de la multi-
» tude.

» Chez nous comme ailleurs, *l'homœopathie a subi aussi l'épreuve des*
» *faits; elle a passé au creuset de l'expérience*, et chez nous comme ail-
» leurs, l'observation fidèlement interrogée a fourni les réponses les
» plus catégoriques, les plus sévères ; car si l'on préconise quelques
» exemples de guérison pendant les traitements homœopathiques, on
» sait de reste que les préoccupations d'une imagination facile, d'une
» part, et d'autre part les forces médicatrices de l'organisme en reven-
» diquent à juste titre le succès. Par contre, *l'observation a constaté les*

démie de médecine, médecin de l'Hôtel-Dieu, etc., art. HOMŒOPATHIE, dans le *Dictionnaire des Dictionnaires de médecine*.

TROUSSEAU et PIDOUX, *Traité de thérapeutique et de matière médicale* (Introduction).

JEANNEL, professeur à l'École de médecine de Bordeaux (*Réponse* à M. le comte de
Bonneval, médecin homœopathe).

PIOGEY, ancien interne des hôpitaux de Paris (*Du charlatanisme médical*).

CRUCHET, de Marseille (*L'homœopathie et le choléra de 1854, à Marseille*).

MANEC, de Montpezat, *Lettres sur l'homœopathie*.

GOLFIN, professeur de thérapeutique à la Faculté de Montpellier (*Études thérapeutiques sur la pharmacodynamie*).

ORFILA, l'habile toxicologiste, qui fut doyen de la Faculté de Paris (*Bulletin général
de thérapeutique*, t. XV, p. 392).

SOUBEIRAN, professeur de pharmacie à la Faculté de médecine de Paris (*Traité de
pharmacie*, 4ᵉ édit.; préface, p. 7).

Voyez aussi presque tous les journaux de médecine, notamment :

Le *Bulletin général de thérapeutique*, t. V, p. 293; t. VI, p. 5, 14, 101, 128;
t. VIII, p. 64, 329; t. XI, p. 392; t. XIV, p. 125; t. XV, p. 392; t. XII, p. 135,
326; t. XLVIII.

La *Gazette médicale*, 1833, etc., les *Archives de médecine*, la *Gazette des hôpitaux*, le *Journal des connaissances médico-chirurgicales*, passim.

La *Gazette hebdomadaire*, t. III, année 1856, etc., etc., etc.

» *dangers mortels de pareils procédés*, dans les cas fréquents et graves de
» notre art où le médecin peut faire autant de mal et causer non moins
» de dommage en n'agissant point du tout qu'en agissant à contre-
» temps. *La raison et l'expérience sont donc réunies pour repousser de toutes*
» *les forces de l'intelligence un pareil système.* »

Cette réponse a été adoptée à l'unanimité, quant au sens, et à l'unanimité moins deux voix quant au texte, par l'Académie, à la suite d'une
discussion qui a duré plusieurs séances et que nous n'osons reproduire,
mais dont le tribunal trouvera dans le dossier le procès-verbal officiel.

Plus récemment, le rédacteur en chef d'une revue homœopathique
crut devoir offrir à l'Académie de médecine un exemplaire de son journal. Par un vote sans précédent, l'hommage fut refusé.

Peu de temps après l'apparition de notre feuilleton, et quand on commençait déjà à s'occuper un peu, dans le public, du procès et des ennuis
d'un autre genre qu'il nous avait attirés, les jeunes étudiants en médecine, auxquels s'étaient mêlés un grand nombre de praticiens, se pres-
saient sur les bancs du grand amphithéâtre de la Faculté pour applaudir
aux paroles d'un jeune professeur agrégé, qui dans un cours officiel, leur
disait :

« Puisque vous le désirez, je vais consacrer une leçon à vous parler
» de Hahnemann et de sa doctrine; je vous en parlerai sans passion ;
» mais ne vous attendez pas à ce que je vous en parle avec respect, car
» il ne le mérite pas.

» Hahnemann prétend guérir radicalement; malheureusement, il
» n'est pas le seul à avoir de semblables prétentions; d'autres en disent
» autant d'une façon blâmable. Vous le voyez par ces petits écrits que
» disséminent certaines gens d'une honnêteté douteuse. Ils procèdent de
» la même façon ; ils disent aussi : « Ma méthode ne diminue pas seu-
» lement les maladies, elle guérit radicalement. » Voilà ce que disent ces
» médecins de bas étage.

» L'école de Hahnemann s'adresse plutôt aux gens du monde qu'aux
» médecins, et c'est là ce qui a contribué à son succès auprès des pre-
» miers....

» Ce système thérapeutique renferme de telles énormités, qu'il est im-
» possible de le lire de sang-froid.

» Quand on a parcouru ce formulaire, cette longue nomenclature, en
» vérité le courage vous manque, et l'on se demande s'il n'y a pas eu
» aberration d'esprit de la part de l'homme qui l'a inventé.

» Hahnemann a différé de Mesmer et de Cagliostro, en ce que ces der-
» niers avaient eux-mêmes foi dans les erreurs qu'ils accréditaient, tan-
» dis que Hahnemann a cherché à tromper tout le monde, sans avoir
» l'excuse de s'être trompé lui-même. » (*Leçon de* M. LASÈGUE, *sténo-*
graphiée.)

VI.

NOTRE ARTICLE.

Voilà ce que pensent de l'homœopathie les organes éminents et officiels de la science, la Faculté et l'Académie. Qu'il nous soit permis de placer notre article du 24 octobre 1857 en regard et comme sous la protection de ces arrêts.

(Voyez cet article p. 6.)

Si l'on compare les termes de notre feuilleton aux jugements qu'ont portés sur l'homœopathie tous les médecins qui en ont parlé avant nous, on verra que personne n'a été plus modéré que nous ; personne peut-être ne l'a été autant.

On remarquera aussi que les expressions qui ont le plus vivement choqué MM. les homœopathes sont empruntées à l'un d'eux ; elles sont textuellement extraites du livre de M. Magnan, que nous analysions.

Cet auteur avait dit : « A l'horreur qu'inspirait le nom seul de » l'homœopathie a succédé en général un certain esprit de tolérance. » *On peut aujourd'hui appliquer la méthode de Hahnemann sans être un* » *ignorant abject, un pauvre illuminé, ou un misérable charlatan;* on peut » se faire traiter par cette méthode sans tomber dans le ridicule, et sans » passer pour avoir perdu le sens commun..... Les journaux de méde- » cine commencent à ouvrir leurs colonnes à des discussions scienti- » fiques qui semblent être le présage de l'esprit d'examen succédant à » l'esprit de négation ou de dénigrement. A des accusations précipitées, » acrimonieuses et aveugles, va succéder bientôt un débat calme, sé- » rieux et digne de la science ». (*Préface*, page v.)

Ayant à rendre compte d'un livre dans lequel je rencontrais toutes ces assertions non justifiées, j'ai répondu : « M. Magnan se trompe » lorsque, dans sa préface, il entrevoit « le commencement d'un débat » calme, sérieux et digne de la science ». Ce débat a eu lieu ; il est clos, » et il n'appartient à personne, pas même à des hommes jeunes, hon- » nêtes et ardemment convaincus, *comme il paraît l'être*, de le ranimer » jamais. On ne peut, en effet, opposer que le silence et le dédain à » ceux qui, battus sur les hauteurs où s'agitent les discussions scienti- » fiques, essayent maintenant d'engager une misérable lutte sur le ter- » rain fangeux de la pratique industrielle et de l'exploitation. L'homœo- » pathie n'est plus une doctrine, encore bien moins une science : c'est » un commerce exercé par quelques-uns au détriment de la science et » de l'humanité ; et, s'il est une époque où l'on a pu « appliquer la mé- » thode de Hahnemann sans être un ignorant abject, un pauvre illu- » miné, ou un misérable charlatan », ce n'est certainement pas à » l'époque actuelle. »

J'ai eu soin de placer entre guillemets la phrase que j'empruntais à M. Magnan, et qui est aujourd'hui plus spécialement incriminée. En prenant ainsi une phrase dans le livre dont je rendais compte, et en la retournant sans en changer un mot, et tout en indiquant son origine, sommes-nous sorti des droits de la critique et des usages quotidiens de la presse? N'est-ce pas comme si nous avions dit : — Vous avouez que l'on a pu, à tort ou à raison, donner autrefois les qualifications en question aux disciples de Hahnemann ; et après un tel aveu vous cherchez à démontrer que de semblables qualifications ne leur sont plus applicables aujourd'hui. Eh bien, moi, je pense tout différemment, j'admets qu'à la rigueur on ait pu, dans le temps, appliquer cette méthode sans être tout ce que vous dites, mais aujourd'hui il n'en est plus de même ; pour appliquer la méthode de Hahnemann, il faut ignorer les résultats qu'elle a donnés dans les nombreuses expériences instituées pour la juger, ou ne les ignorant pas, passer outre. — Quelle épithète mérite-t-on dans le premier cas comme dans le second? Nous le demandons aux homœopathes eux-mêmes ; et nous empruntons à M. Magnan celles d'*ignorant abject*, de *pauvre illuminé*, de *misérable charlatan*.

Nous avons écrit déjà de nombreux articles de science ou de polémique, et jamais de semblables expressions ne se sont rencontrées sous notre plume (1). Comment cette fois avons-nous été amené à nous en servir? Le tribunal le sait maintenant.

Notre conduite a mérité l'approbation de nos confrères, et grand nombre d'entre eux ont bien voulu nous faire l'honneur de nous dire que nous avions, dans cette affaire, su défendre en même temps les saines doctrines et la dignité de la profession médicale. — Ce ne sont pas seulement des confrères isolés, mais un grand nombre de sociétés savantes qui sont venues nous entourer de leur sympathie et

(1) Un passage significatif, car il peut être considéré comme notre profession de foi en fait de critique, puisqu'il se trouve au commencement du premier article de ce genre que nous ayons publié dans l'*Union médicale*, dira mieux que nous ne pouvons le faire ici quelle règle de conduite nous nous sommes tracée à cet égard : « Si, disions-» nous, nous trouvons les éléments nécessaires pour une semblable discussion, nous » tâcherons de les mettre à profit, car notre intention n'est pas de nous borner à une » sèche analyse de ces travaux. Nous voulons, au contraire, chercher à nous former » une opinion personnelle que nous essayerons ensuite de faire prévaloir en prenant » parti dans la discussion. Cela nous mettra naturellement dans la nécessité de com-» battre les partisans de l'opinion opposée, mais nous espérons ne le faire qu'à armes » courtoises, et tout en rendant justice tant au mérite personnel des auteurs qu'à la » valeur intrinsèque de leurs œuvres. Nous n'oublions pas, en effet, qu'il s'agit d'une » question fort controversée au sujet de laquelle les doctrines les plus divergentes » comptent des partisans parmi les célébrités de notre époque, et, si près que nous » pensions être de la vérité, nous devrons toujours conserver une certaine hésitation » en face d'un semblable désaccord. J'aime, du reste, à croire que mes anciens collè-» gues d'internat ne verront dans cette discussion autre chose que le désir d'élucider, » avec l'aide de leurs lumières, un point encore obscur de pathologie ; et j'ai une » trop grande confiance dans la noblesse des sentiments dont ils sont animés pour » penser qu'un seul d'entre eux puisse se froisser de mes objections ou même de mes » critiques, lesquelles ne devront altérer en rien les bonnes relations que j'ai toujours » entretenues avec chacun d'eux, et la cordiale amitié qui me lie à plusieurs. » (T. GAL-» LAND , *Qu'est-ce que la fièvre puerpérale?* p. 6, et l'*Union médicale*, 4 juillet 1857.)

applaudir à notre conduite, en acceptant en quelque sorte la solidarité de notre article par des ordres du jour motivés, qui sont par nous joints au dossier.

Après ces témoignages, après l'arrêt prononcé avec une si éminente autorité par l'Académie; après les jugements émis par nos maîtres les plus illustres (1), nous croyons avoir le droit de dire qu'en écrivant ce que nous avons écrit, nous avons été le modeste mais véridique interprète du corps médical tout entier.

VII.

LANGAGE DES HOMŒOPATHES.

A titre de comparaison, nous sera-t-il permis de citer les provocations dont les médecins ont été l'objet de la part des homœopathes, et les termes dont ils se sont souvent servis vis-à-vis de nous sans que nous ayons cru, ni *notre considération atteinte, ni notre clientèle menacée ?*

Voici comment s'exprime Hahnemann (*Organon*) :

« Je laisse de côté ce scandale que donne au monde *la lie du peuple médical*, et je m'occupe seulement de *la médecine régnante* dans les écoles, qui, fière de son antiquité, *s'imagine avoir réellement le caractère d'une science.* » (P. 2.)

« Il est temps que tous ceux qui se disent médecins *cessent de tromper les pauvres humains par des paroles vides de sens* et qu'ils commencent à agir, c'est-à-dire à soulager et guérir réellement les malades. » (P. 111.)

« N'y a-t-il pas, d'après cela, *de la démence* à se proposer comme objet de guérison l'état intérieur.... » (P. 113.)

« C'est la méthode au moyen de laquelle les médecins ont, jusqu'à présent, réussi le mieux *à se donner l'air de soulager les malades*, et sur laquelle ils ont le plus compté *pour gagner leur confiance* en les leurrant d'un soulagement instantané. » (P. 157.)

« Cette chose est précisément celle qu'on devrait éviter si l'on voulait *ne pas tromper les malades et ne point se moquer d'eux.* » (P. 158.)

« Cette *pernicieuse méthode*, si généralement employée aujourd'hui, est la principale source des innombrables maladies chroniques, portant des noms ou innominées, sous le poids desquelles gémit l'humanité tout entière. — C'est *une des actions les plus criminelles dont la médecine ait pu se rendre coupable*, et cependant c'est celle qu'on a généralement exercée jusqu'à ce jour. » (P. 265.)

« Peu importe que l'atténuation aille jusqu'au point de paraître impossible aux *médecins vulgaires dont l'esprit ne se nourrit que d'idées matérielles et grossières.* » (P. 318.)

« Les assertions de la matière médicale ordinaire *sont arbitraires et peu*

____

(1) **Voy.** ces jugements aux sources indiquées en note, p. 44.

                                    MÉMOIRE

raisonnées ; elles se rapprochent du pur mensonge. Et quel crime que de fonder le traitement des malades sur des mensonges ! » (P. 351.)

« Voilà comment la santé et la vie des hommes ont été livrées *au caprice de quelques brouillons* dont l'imagination faisait tous les frais de ce qu'on appelait la matière médicale. » (P. 352.)

« N'est-ce pas imprimer à la matière médicale *le cachet d'une ignorance présomptueuse et sans conscience ?* » (P. 353.)

« Sans m'arrêter à discuter avec des hommes que les préjugés de l'école *aveuglent*, et à qui leur conscience se charge de faire les justes reproches qu'ils méritent. » (P. 395.)

Et, dans son *Traité des maladies chroniques*, le Grand Prêtre de l'homœopathie ne nous ménage pas davantage :

« Il est incroyable jusqu'à quel point les médecins modernes de l'école ordinaire *se rendent coupables du crime de lèse-humanité*, lorsque, sans excepter presque aucun professeur, aucun des praticiens les plus en réputation et des écrivains les plus considérables, ils érigent en règle..... » (T. I, p. 24.)

« *De tous les méfaits* que l'on peut reprocher aux médecins modernes de l'ancienne école, c'est là réellement *le plus nuisible*, le plus impardonnable.....

» Celui qui, d'après ces exemples et une innombrable quantité d'autres semblables, n'aperçoit pas le contraire précisément des assertions qu'ils mettent en avant, *s'aveugle à plaisir et agit avec intention au détriment de l'humanité.* » (P. 54.)

« Quand bien même il y aurait quelque motif spécieux d'excuser cette triste négligence et *cette ignorance..... rien ne justifie l'aveuglement général* qui, pendant une si longue suite de siècles, leur a fait méconnaître la maladie interne préexistant à l'éruption psorique..... *Afin de prolonger l'erreur et de laisser le monde dans la pernicieuse croyance.....* » (P. 72.)

« Le médecin vulgaire *nuit au malade*, bien loin de le servir..... » (P. 138.)

« La *nature inintelligente*, livrée à elle-même, ne peut rien faire de mieux, dans les maladies chroniques et dans les affections aiguës, qui en procèdent de temps en temps, que de recourir à des palliatifs pour sauver temporairement le sujet du danger subit qui menace ses jours..... *L'allopathie n'a pu qu'imiter la nature inintelligente* dans ses efforts palliatifs, sans même produire ce faible résultat, mais aussi sans manquer d'épuiser beaucoup les forces. *Elle n'a donc jamais fait, comme la nature, que hâter la ruine générale.* » (P. 217.)

« Lorsqu'on *s'est rendu sourd à la voix de la conscience..... alors on est médecin allopathe.* »

« *Cet art funeste*, qui, depuis une longue suite de siècles, est en possession de statuer arbitrairement sur la vie et la mort des malades, *qui fait périr deux fois plus d'hommes que les guerres les plus meurtrières*, et qui en rend des milliers d'autres infiniment plus souffrants qu'ils ne l'étaient dans l'origine. »

« Leur persistance (des médecins) à suivre *la méthode homicide des anciens, les rend un objet de mépris et d'horreur*. L'impartiale histoire flétrira leurs noms pour avoir dédaigné les secours qu'ils auraient pu donner à des malades dignes de compassion, s'ils n'avaient pas *fermé méchamment leurs yeux et leurs oreilles à la grande et salutaire vérité.* » (Hahnemann, *l'Allopathie.*)

Après Hahnemann, l'inventeur de l'homœopathie, nous pourrions citer presque tous ses adeptes, car bien peu d'entre eux se sont fait faute de le suivre dans cette voie; mais nous choisirons de préférence dans les ouvrages de ceux qui figurent au procès à titre de demandeurs. — Ainsi M. *Escallier*, dans un opuscule sur le traitement du rhumatisme, se propose..... « de montrer à quels *tristes résultats*, nous devrions dire à *quels actes coupables*, peuvent conduire et l'absence de véritable méthode thérapeutique chez *nos adversaires, et le déplorable esprit de système qui les entraîne.* » (P. 22.)

Plus loin il dit :

« Administrer une substance médicamenteuse à une dose capable de mettre un être humain dans un état pareil à celui qui vient d'être décrit, *n'est-ce pas en réalité l'empoisonner ?* » (P. 29.)

« *Nous affirmons que chez tous ces malades il y a eu* EMPOISONNEMENT par le sulfate de quinine. » (P. 45.)

« Si la science et l'art ont le droit de se trouver insultés par la confusion et le doute qui dominent la thérapeutique officielle du rhumatisme aigu, l'humanité à son tour a le droit de repousser des médications incendiaires aussi bien que *les sectaires imprudents ou aveugles* qui veulent les lui imposer. » (P. 50.)

« On peut se demander si la médication n'a pas été plus pernicieuse que la maladie. » (P. 55.)

Et il termine par un aveu que nous nous plaisons à enregistrer.

« L'HOMŒOPATHIE n'ayant pu faire, parmi les médecins, de propagande bien active... *elle s'est* INSINUÉE *dans l'intérieur de tous les ménages.* » (P. 115.)

Dans une brochure de *M. Audouit*, nous lisons (1) :

« L'excellence de la méthode homœopathique...... me permet d'offrir à mes collègues un travail un peu plus sérieux peut-être, et à coup sûr beaucoup plus complet que les données recueillies après vingt mois d'expériences par MM. Cazenave et Devergie. — Je me hâte d'ajouter que ce n'est point l'habileté si connue de ces messieurs que j'entends ici mettre en cause, mais bien le pitoyable système d'expérimentation qu'ils continuent de suivre en dépit de son incertitude si manifeste, et ce qui est plus grave, malgré les dangers qu'il fait si souvent courir aux malades. » (P. 8.)

« La lice est ouverte, continue-t-il ; les plus illustres médecins sanctionnent par leur conduite et par leurs conseils le bill d'indemnité que vous avez déjà. Courage! Expérimentez sans relâche, expérimentez

______

(1) *Études sur l'*hydrocotyle asiatica.

encore, expérimentez toujours. Les malades, ceux des hôpitaux surtout, sont un peu faits pour cela. Ne ménagez personne : expérimentez quand même, *vous n'avez rien à craindre, et vous pouvez espérer que, sur la terre qui cachera vos bévues, l'Académie reconnaissante fera croître quelques lauriers.* » (P. 42-43.)

« Il faudrait être bien aveugle ou bien prévenu pour ne pas apercevoir l'immense supériorité de la méthode expérimentale que j'ai suivie dans cette étude sur *les essais routiniers, empiriques et* INHUMAINS *que l'on met en œuvre dans l'école officielle.* » (P. 108.)

Enfin, M. Chargé (dans *l'Homœopathie et ses détracteurs*) s'écrie :

« On trouve dans le livre du docteur Fabre *tous les procédés barbares inventés et perfectionnés par l'allopathie pour torturer et martyriser les pauvres malades.* » (P. 28.)

« Si leurs auteurs (des livres classiques) passent trop souvent sous silence le nom de Hahnemann, c'est une lacune plus ou moins involontaire que *l'ignorance* seule peut se refuser à combler. » (P. 33.)

« Je me trouve à la discrétion de confrères passionnés et qui dans maintes occasions déjà ont publiquement donné la preuve d'une partialité injuste et outrageante. » (P. 82.)

« Ce n'est plus de la tactique, *c'est du larcin.* » (P. 104.)

« Fidèles à leurs habitudes de dénigrement, nos adversaires trouvent toujours plus facile de nous calomnier que de discuter avec le désir bien sincère de chercher et de trouver la vérité. » (P. 112.)

VIII.

SITUATION MORALE ET SCIENTIFIQUE DE L'HOMŒOPATHIE.

L'homœopathie prétend être le progrès en médecine, et elle s'écrie : Le progrès ne peut se faire jour sans lutte et sans difficultés ; il trouve constamment, surtout au sein des écoles, une opposition systématique qui crée pour lui une résistance souvent difficile à vaincre.

Mais est-elle donc dans ce cas ? Est-ce une lutte plus ou moins acharnée contre quelques hommes isolés ou contre des corps savants obstinés qu'elle a seulement à soutenir ? N'est-elle pas, au contraire, entourée d'une réprobation générale, universelle ?

Une vérité a beau être combattue, proscrite, elle n'est jamais aussi universellement repoussée que cette doctrine. Si elle était à l'état de vérité opprimée, on lui verrait faire incessamment de nouveaux prosélytes parmi la jeunesse, dont toutes les aspirations tendent si irrésistiblement vers le progrès ; elle aurait déjà envahi, peu à peu, les académies, les facultés, les écoles ; elle se serait installée de vive force au sein des corps savants ou enseignants ; à défaut de l'enseignement officiel, elle ouvrirait des cours libres qui seraient suivis par les jeunes gens ; elle aurait des noms célèbres à nous citer. Et, au lieu de cela, nous voyons ses adeptes partout honnis et repoussés. Dans tous les États de l'Europe, à Saint-Péterbourg comme à Paris, à Naples et à Vienne comme à Édimbourg ou à Londres, les médecins les plus instruits en même temps que les plus honorables, viennent, après avoir consciencieusement expérimenté cette doctrine, la déclarer *absurde* et *inefficace*.

Se recrutant surtout parmi les officiers de santé, l'homœopathie ne brille nulle part en Europe; les écoles et les hôpitaux lui sont fermés, on expulse ses adeptes des sociétés dont ils faisaient partie, on ne les admet dans aucune ; on se refuse à les rencontrer en consultation (1). Ce ne sont pas là les caractères de la prévention contre le progrès ; ce n'est même plus pour les médecins une question de science, c'est une question d'honnêteté et de dignité professionnelles.

Il est vrai, nous le reconnaissons parfaitement, que le progrès ne peut se faire sans luttes, sans discussion, car il lui faut ces luttes, ces discussions pour le sanctionner, pour lui donner droit de cité dans la science. La controverse seule permet à la vérité de se faire jour, de se distinguer de l'erreur, et il est du devoir de tous les savants de ne jamais admettre une vérité nouvelle sans l'avoir soumise à un sévère et rigoureux contrôle ; sans cela, que d'erreurs pénétreraient dans la science sous ce faux titre de vérité nouvelle !

Ce contrôle indispensable, si rigoureux qu'il soit, n'a jamais été une barrière infranchissable que pour l'erreur, et constamment la vérité a pu parvenir à se faire jour en fort peu de temps. Il a fallu, dites-vous sans cesse, trente ans pour faire accepter la théorie de la circulation du sang ; mais voilà plus de soixante années que l'homœopathie combat en vain. Elle est née en 1790. Quels immenses progrès a-t-elle faits, surtout si nous la comparons à la vaccine, découverte en 1797 seulement; à la vapeur, à l'électricité, dont certaines propriétés importantes n'ont été révélées que depuis le commencement de ce siècle, aux vertus anesthésiques de l'éther et du chloroforme, dont la connaissance date d'hier, et qui cependant sont acceptées et utilisées par tous les chirurgiens du monde.

Vous le voyez donc bien, l'homœopathie est un faux système, sans cela elle n'aurait pas été si universellement combattue, et elle serait acceptée au même titre que toutes les inventions plus modernes qu'elle, dont nous venons de faire la rapide énumération.

Et, si tous les corps savants sont unanimes pour la repousser, c'est qu'au lieu d'être un progrès, comme le prétendent ses partisans, elle n'est autre chose qu'une immense mystification. Elle est au progrès, ce qu'est l'Icarie ou le phalanstère aux grands principes de la civilisation moderne.

(1) *Bulletin général de thérapeutique*, t. XXXIX, p. 96 et t. XLI. — *Gazette hebdomadaire*, 1856. — *Journal des connaissances médicales et pharmaceutiques*, juin 1858. — *Archives générales de médecine*, juillet 1858, p. 117, etc.

APPENDICE.

QUE PENSER DES MÉDECINS QUI SE DISANT HOMŒOPATHES FONT DÈS PRESCRIPTIONS NON HOMŒOPATHIQUES ?

(Les insufficientistes).

Jusqu'à présent nous n'avons parlé de l'homœopathie qu'en la prenant au sérieux et en considérant les hommes qui la pratiquent comme profondément convaincus de son efficacité. Mais il ne faut pas croire qu'il en soit toujours ainsi. Nous voulons bien admettre que, parmi les homœopathes, il se trouve un petit nombre de médecins consciencieux qui, abusés par cette chose nouvelle et mystérieuse importée d'Allemagne, font abnégation de tout ce qu'ils savent pour adopter les théories de Hahnemann et se laisser guider par ses enseignements ; *credo quia absurdum*, disent-ils. Mais ceux-là comprennent parfaitement tout ce qu'une telle doctrine a d'opposé avec la science réelle, avec la médecine classique, et, les plaçant l'une et l'autre dans un antagonisme constant, ils n'ont jamais pu s'arrêter à l'idée de les associer dans leur pratique.

Pour eux, « il est absolument interdit de mélanger le traitement homœopathique avec les remèdes préconisés par l'ancienne médecine, une telle association serait monstrueuse (1), » car « l'homœopathie est une doctrine nouvelle qui prétend être complète, qui n'admet rien en partage, qui veut être victorieuse ou terrassée (2). » Ce sont, nous le croyons fermement, de très honnêtes gens, incapables de nuire à leur prochain..... sciemment du moins ; mais qui à nos yeux ont un seul tort, et celui-là est immense, c'est de ne pas vouloir nous permettre de les appeler des ignorants ou des illuminés. Ils ont foi dans ce qu'ils prêchent, d'accord, mais *croire* n'a jamais été le synonyme de *savoir*, et la médecine n'est pas une *religion*, c'est une *science*.

Cependant, qu'on le sache bien, ceux qui croient réellement en l'homœopathie sont les moins nombreux ; d'autres, plus habiles sans doute, mais certainement moins honorables, profitent de l'engouement du public pour l'homœopathie qui est, il faut bien le dire, autant à la mode de nos jours que le baquet de Mesmer a pu l'être dans le siècle dernier. Une fois appelés auprès des malades désireux d'être soumis au traitement homœopathique, ces médecins peu consciencieux n'hésitent pas à faire des prescriptions toutes différentes de celles enseignées par l'auteur de la méthode qu'ils prétendent pratiquer.

Ils prescrivent donc des médicaments à haute dose, et c'est si peu faire de l'homœopathie que Hahnemann a lui-même répudié toute solidarité avec eux en les reniant pour ses disciples d'une façon assez catégorique

(1) ANDRIEU : *Traitement homœopathique du choléra*, p. 30.
(2) MAGNAN : *L'homœopathie*, p. 7.

pour ne pas laisser place à l'équivoque. « Une dose plus forte que la nécessité ne l'exige (1), même du remède le plus homœopathique, agit avec trop de violence et porte un trouble trop grand, trop prolongé dans les facultés morales et intellectuelles, pour qu'on puisse de bonne heure reconnaître l'amélioration dans l'état de ces dernières. Je ferai remarquer ici que *cette règle si importante* est une de celles contre lesquelles pèchent le plus les médecins qui passent de l'ancienne école à celle de l'homœopathie. Aveuglés par le préjugé, ils s'abstiennent des plus petites doses des solutions les plus étendues des médicaments, et se privent ainsi des plus grands avantages que l'expérience en a mille et mille fois retirés; *ils ne peuvent faire* ce qu'accomplit le véritable homœopathe, et se donnent *à tort pour ses disciples.* » (Hahnemann, *Organon*, p. 301.)

Et ailleurs il les accuse de « n'agir ainsi que pour s'épargner la peine de chercher le remède homœopathique, ou plutôt pour *ne pas se donner celle de devenir médecin homœopathiste* tout en ayant l'air de l'être. » (*Organon*, p. 153.)

Car « il faut avoir bien peu approfondi l'étude de l'homœopathie, n'avoir jamais vu aucun traitement homœopathique bien motivé, n'avoir point su juger jusqu'à quel point les méthodes allopathiques sont dénuées de fondement et ignorer quelles suites, les unes mauvaises, les autres effrayantes, elles entraînent, pour vouloir faire marcher ces détestables méthodes de pair avec la véritable médecine, et les représenter comme des sœurs dont elle ne saurait se passer. *L'homœopathie pure*, qui ne manque presque jamais son but, qui réussit presque toujours, *repousse toute association de ce genre.* » (Idem, p. 138.)

« L'homœopathie ne verse pas une seule goutte de sang; elle ne purge pas et ne fait jamais vomir ni suer; elle ne répercute aucun mal externe par des topiques, et ne prescrit ni bains chauds ni lavements médicamenteux; elle n'applique ni vésicatoires, ni sinapismes, ni sétons ou cautères; jamais elle n'excite la salivation; jamais elle ne brûle les chairs jusqu'à l'os avec le moxa ou le fer rouge, etc. » (Id., *Organon*, préface.)

Puisque ceux qui agissent ainsi ne sont pas homœopathes, puisque Hahnemann leur défend de se vanter d'appliquer sa méthode ou d'oser se donner pour ses disciples, que viendraient-ils donc faire au procès? De quel droit se plaindraient-ils de la façon dont nous les apprécions, quand leur conduite est jugée par les vrais homœopathes eux-mêmes plus sévèrement encore qu'elle ne l'a jamais été par nous? — Nous reconnaissons bien avec eux que « la nouvelle doctrine, telle qu'elle a été présentée dans sa totalité par Hahnemann et admise comme un code sacré par ses disciples, ne peut soutenir l'examen d'une critique juste et impartiale (2). » Et c'est ce que nous nous sommes efforcé de

____

(1) Nous savons maintenant ce que cela veut dire dans la bouche de Hahnemann, *voy.* p. 30 et 31.

(2) RAU, *Nouvel Organon*.

démontrer dans le cours de ce travail. — Mais nous ajouterons que cette doctrine étant aussi contraire à toutes les données scientifiques, tant dans ses détails que dans son ensemble, il n'y a rien de bon à y prendre. Si elle n'est pas entièrement vraie, elle doit être entièrement fausse, et nous nous associons pleinement au blâme adressé par l'auteur de la doctrine à ceux qui croient pouvoir, dans la pratique, l'associer à la médecine traditionnelle. — Quel est donc le mobile de leur conduite? Nous avons dû nous borner à le faire pressentir; mais le professeur Requin l'a clairement divulgué dans une vigoureuse apostrophe que nous prendrons la liberté de reproduire, et qui nous servira de conclusion :

« Arrière donc, s'écrie le savant académicien! arrière, tiers parti justement repoussé de droite et de gauche, entre le camp des vrais homœopathes et le nôtre! Arrière, vous praticiens amphibies! vous, Janus à double langage! *vous, chauves-souris de l'homœopathie,* qui dites comme il vous plaît, tantôt *je suis souris,* et tantôt *je suis oiseau!* VOUS NE PRENEZ LE NOM D'HOMŒOPATHE QUE COMME UNE ENSEIGNE ET POUR ALLÉCHER CERTAINES GENS. » (Requin, *Homœopathie;* suppl. au *Dict. des dict. de méd.)*

Dʳ T. GALLARD,
Ancien interne-lauréat (médaille d'or) des hôpitaux, etc.

RÉPONSE A LA NOTE SCIENTIFIQUE

SUR LA DOCTRINE HOMŒOPATHIQUE,

A L'OCCASION DU PROCÈS INTENTÉ AU JOURNAL

L'UNION MÉDICALE,

Dans la personne de MM. RICHELOT, gérant;
A. LATOUR, rédacteur en chef;
T. GALLARD, auteur de l'article incriminé.

PAR

MM. les docteurs en médecine Pétroz, Gastier, Léon Simon, Chargé, L. Molin, Cretin, Escallier, Leboucher, Love, Gueyrard, Audouit et Desterne.

EXPOSÉ DE L'AFFAIRE.

Dans la note présentée au tribunal par MM. G. Richelot, A. Latour et T. Gallard, défendeurs, au sujet de l'action intentée contre eux par les soussignés (1), l'objet de la poursuite est absolument méconnu et détourné du motif qui a dirigé les demandeurs.

De quoi s'agit-il ?

D'un feuilleton inséré dans le numéro du 24 octobre 1857 du journal

(1) Les docteurs indiqués font tous partie de la commission centrale homœopathique instituée par une délibération du Congrès homœopathique de Paris, dans la session de

l'Union médicale. Pris dans son ensemble, ce feuilleton constitue une atteinte grave portée à l'honneur et à la considération de tous les médecins homœopathes. Si l'injure dont nous parlons n'avait frappé que les soussignés, peut-être auraient-ils hésité entre l'oubli et la demande d'une juste réparation. Si l'*Union médicale* avait fait droit à la réclamation qui lui fut adressée par ministère d'huissier, en date du 21 novembre suivant, il n'y aurait pas eu de procès. Mais, la lettre adressée au gérant du journal et à l'auteur de l'article déféré au tribunal n'ayant pas été insérée, l'injure adressée à tous les médecins homœpathes franchissant les limites de la controverse la plus excessive, l'oubli, le silence ou même le dédain devenaient impossibles. C'est pourquoi l'action fut introduite.

Dans le feuilleton, sujet de la poursuite, on lit les phrases suivantes :

« On ne peut, en effet, opposer que le silence et le dédain à ceux qui, battus sur les hauteurs où s'agitent les discussions scientifiques, essayent maintenant d'engager une misérable lutte sur le terrain fangeux de la pratique industrielle et de l'exploitation.

» L'homœopathie n'est plus une doctrine, encore bien moins une science ; c'est un commerce exercé par quelques-uns au détriment de la science et de l'humanité ; et, s'il est une époque à laquelle on a pu appliquer la méthode de Hahnemann sans être un ignorant abject, un pauvre illuminé ou un misérable charlatan, ce n'est certainement pas à l'époque actuelle (1). »

Cinq jours après la publication du feuilleton de M. Gallard, il lui fut adressé, ainsi qu'à M. Richelot, la lettre suivante :

(Voyez cette lettre, p. 13.)

A cette lettre modérée dans la pensée qui l'avait dictée et dans ses expressions, l'*Union médicale* répondit par un refus d'insertion.

Que demandions-nous cependant aux défendeurs : 1° De rétracter

---

1855. Cette commission n'ayant pas d'existence légale, les membres qui la composent ont introduit leur action en leur nom personnel. Ils ont indiqué leur qualité de membres de la commission centrale, pour que le tribunal sache pourquoi leurs confrères ne se sont pas joints à eux en plus grand nombre.

(1). Voy. la *Note scientifique*, signée T. Gallard, p. 47, et p. 7. La suite de notre réponse fera justice des assertions outrageantes contenues dans cette citation. Nous nous bornerons en ce moment à deux courtes remarques :

1° Où l'auteur a-t-il vu que les homœopathes essayent d'engager une lutte sur ce qu'il nomme *le terrain fangeux de la pratique industrielle et de l'exploitation ?* Une lutte pratique existe forcément entre tous les médecins appartenant à des écoles différentes. Toute doctrine n'aspire-t-elle pas à l'application et n'a-t-elle pas la prétention de faire mieux que ses rivales ou ses devancières ? n'y avait-il pas lutte ouverte entre les partisans de Pinel et les disciples de Broussais ; et cette lutte ne se perpétue-t-elle pas de nos jours entre les différentes nuances de l'école allopathique ? Ceux-là seulement vivent en paix qui, n'ayant rien à défendre, n'ont aucun motif de préférer leur pratique à celle des autres. Il n'y a là ni industrie, ni exploitation, ni terrain fangeux, mais confiance en sa force, confiance aux principes qu'on défend.

2° L'auteur dit que l'homœopathie n'est *plus* une doctrine, encore moins une science. Il y eut donc un temps où elle était l'une et l'autre ? Nous serions curieux de savoir à quelle époque, s'abdiquant elle-même, elle a cessé d'être ce qu'elle était.

publiquement les expressions injurieuses dont ils s'étaient publiquement
servis ; 2° de reconnaître qu'ils avaient avancé un fait erroné en affirmant
que la brochure de M. Manec (de Montpezat) n'avait reçu aucune réfutation ; 3° qu'ils étaient tombés dans une erreur inqualifiable, en disant
que, plusieurs fois provoqués à une discussion sérieuse, nous avions fui
le combat au lieu de l'accepter (1).

1° La rétractation des injures adressées aux médecins homœopathes
étant le fond du procès, nous n'insistons pas, à ce sujet, dans le moment
présent.

2° Sur le second point, qu'il nous suffise de renvoyer M. Gallard à la
brochure de M. le docteur Jousset intitulée : *Réponse aux lettres de
M. Manec sur l'homœopathie* (Paris).

3° Loin de fuir la discussion lorsqu'ils y furent provoqués, les homœopathes l'ont toujours acceptée. S'agit-il de la décision prise par
l'Académie de médecine de Paris, il y fut répondu par la brochure intitulée : *Lettre à M. le ministre de l'instruction publique*, par le docteur
Léon Simon (Paris, 1835). M. Trousseau vint-il à attaquer l'homœopathie devant la Faculté de médecine de Paris dans un discours solennel
de rentrée, il y fut encore répondu par une autre brochure du même
auteur, intitulée : *Lettre à messieurs de la Faculté de médecine de Paris,
en réponse aux attaques dirigées contre la doctrine homœopathique* (Paris,
1843). L'*Union médicale* elle-même a-t-elle dirigé ses attaques contre
l'homœopathie ou accepté celles d'un de ses correspondants, la réponse
fut toujours faite, mais ne fut jamais acceptée. Nous en citerons une
preuve irrécusable.

Dans les numéros des 9 et 12 juillet 1855 de l'*Union médicale*, M. le
professeur Bonnet (de Bordeaux) publia une critique de l'homœopathie.
Le 15 du même mois, l'un de nous, M. le docteur Cretin, adressa une
réponse aux attaques de M. Bonnet. M. Amédée Latour lui retourna son
manuscrit accompagné de la lettre suivante :

A M. le docteur Cretin, à Paris.

« Paris, le 16 juillet 1855.

» Monsieur,

» J'ai l'honneur de vous adresser le manuscrit que vous m'avez confié
et dont notre comité de rédaction n'a pas agréé l'insertion. Tout en rendant hommage à la politesse et à la convenance de votre discussion, le
comité a pensé qu'il ne pouvait, sans inconvénient pour notre publication, ouvrir la porte à une polémique de ce genre. Veuillez considérer,
monsieur, que les opinions médicales représentées par notre journal ne
font que se défendre, qu'elles se défendent chez elles et sur leur terrain,
et qu'elles ne demandent pas l'hospitalité aux publications périodiques
consacrées aux doctrines qui ont vos convictions. L'homœopathie a aussi

____

(1) Voy. la *Note scientifique*, p. 47 et *passim*.

ses journaux, qui popularisent et défendent sa doctrine : il est tout naturel que ce soit à eux qu'aboutissent les travaux du genre de celui que vous avez eu la bonté de me remettre.

» Veuillez agréer, monsieur, l'assurance de ma considération distinguée.

» LATOUR (Amédée). »

Quelles que soient la bienveillance et la courtoisie de la réponse de M. A. Latour, nous observerons qu'elle passe à côté de la question. M. Bonnet attaque l'homœopathie ; on répond à ses critiques ; n'était-ce pas sur le terrain où la lutte s'était engagée que la défense devait faire entendre sa voix ? S'il se fût agi de contredire les opinions que l'*Union médicale* prétend défendre, il eût été peu convenable, sans doute, de réclamer l'hospitalité du journal attaqué. Mais du moment où c'est lui qui engage la lutte, l'intérêt de la vérité exigeait que la réponse fût connue des témoins de l'attaque. M. Gallard, qui nous a condamnés si sévèrement, devrait mieux connaître la position de l'homœopathie ; nous n'aurions pas à relever chez lui des assertions aussi erronées que celles qui précèdent.

Cependant, averti par nos réclamations de l'irréflexion de sa polémique, M. Gallard persiste dans la voie malheureuse où il s'est engagé. Il a fait distribuer au tribunal une note scientifique dans laquelle il prétend justifier la forme et le fond de l'article sujet du débat. Il emprunte ses moyens de justification à ce qu'il nomme une exposition de la doctrine homœopathique, de son origine, de ses conséquences pratiques et des dangers qui peuvent résulter de son application (1). A l'appui de sa thèse, il rappelle les expériences tentées en divers lieux, les opinions émises par plusieurs corps savants sur l'homœopathie, et trace à sa manière un tableau vraiment fantastique de la situation morale et scientifique de cette doctrine.

Nous dirons bientôt ce qu'est l'homœopathie, quelle fut son origine, à quelles conséquences pratiques elle conduit. Nous apprécierons les expériences qui ont été tentées. Nous dirons ce que valent les opinions émises par les corps savants dont parle M. Gallard, et raconterons en toute vérité la situation morale et scientifique de l'homœopathie.

Mais nous sommes assurés qu'au moment de prendre une décision, le tribunal ne se laissera surprendre ni par le faux semblant d'exposé scientifique qui lui a été présenté, ni par les conséquences qu'on a prétendu en tirer. Admettons pour un moment que l'homœopathie ne soit qu'un tissu d'erreurs, que les expériences rapportées aient la valeur qu'elles n'ont pas, que les décisions académiques puissent être considérées comme des arrêts sans appel, ce que nos adversaires eux-mêmes n'oseraient soutenir, toutes ces conditions réunies ne pourraient autoriser à juger de l'intention de ceux qui exercent l'homœopathie, encore moins à les présenter comme étant descendus du rang où les élèvent leur titre

____

(1) Voy. la *Note scientifique* de M. Gallard, p. 19.

et leur caractère, *et comme exerçant un commerce au détriment de la science
et de l'humanité.*

Un jugement d'une malveillance aussi sévère, prononcé en termes
tellement absolus qu'il ne comporte ni réserve ni exception, qu'il s'a-
dresse à tous sans désigner personne en particulier, qu'il incrimine à la
fois les opinions, les actes et les intentions de ceux auxquels il s'adresse,
et cela sous forme d'assertions qui attendent leur preuve, dans l'unique
intention de nuire à un nombre considérable de confrères, constitue
une grave atteinte portée à leur honneur et à leur considération. Ce n'est
plus un débat scientifique, mais un acte de rivalité confraternelle poussée
jusqu'à la passion, jusqu'à la haine.

Plaise à Dieu que la controverse soulevée par notre adversaire et accueillie par MM. Richelot et Latour eût le caractère scientifique dont on
essaye de la revêtir ! Nous ne viendrions pas fatiguer l'attention du tribunal et réclamer une décision de sa justice. Nous suivrions la polémique partout où il plairait à notre adversaire de nous conduire. Mais encore une fois, la science, l'intérêt de l'humanité n'étaient pas la préoccupation de M. Gallard lorsqu'il a écrit le feuilleton qui nous occupe ;
sa plume était conduite par un sentiment d'une tout autre nature, ainsi
que nous allons le prouver en examinant, article par article, les raisons
alléguées par lui-même en justification de sa conduite.

Nous abandonnons en toute confiance à M⁰ Émile Olivier, notre avocat, assisté de M⁰ Lesage, avoué, le soin de démontrer la justice de notre
demande. Son talent bien connu et justement apprécié, l'ardeur avec
laquelle il sait embrasser les intérêts qui lui sont confiés, son amour de
la vérité, nous sont de sûrs garants qu'il saura mettre en lumière la justice de notre cause et obtenir du tribunal qu'il accueille les conclusions
prises en notre nom.

DIVISION DU SUJET.

Comme il ne peut entrer dans notre pensée de transformer le tribunal
en académie, nous ne nous préoccuperons pas de l'idée d'examiner si
la marche suivie par notre adversaire dans son exposition est la meilleure et surtout la plus logique.

Nous le suivrons pied à pied dans la discussion qu'il a établie, et
nous nous demanderons :

1° Si M. Gallard a donné une idée exacte du principe fondamental de
l'homœopathie ?

2° Si les conséquences tirées du principe exposé, à la manière dont il
a été exposé, en découlent d'une manière nécessaire et forcée ?

3° Pouvons-nous accepter ce que dit le défendeur des vertus attribuées par les homœopathes aux médicaments préparés selon la méthode
de Hahnemann ?

4° Les expériences citées par M. Gallard ont-elles le caractère d'authenticité dont il lui plaît de les revêtir, et démontrent-elles l'inefftca-
cité absolue de la méthode homœopathique ?

5° Ces expériences ayant servi de base aux opinions émises par les corps constitués et savants sur l'homœopathie, quelle est l'autorité de leurs décisions?

6° La situation morale et scientifique de l'homœopathie est-elle vraiment ce que l'auteur la dit être?

7° *Que faut-il penser de l'insufficientisme?*

8° M. Gallard est-il aussi convaincu qu'il le dit d'avoir justifié en aucune façon le feuilleton déféré à la justice, au moyen des faits et des arguments contenus dans sa note prétendue scientifique?

I.

M. GALLARD ATTRIBUE A L'HOMŒOPATHIE UNE FAUSSE ORIGINE.

S'il fallait croire le défendeur sur parole, en 1790, Hahnemann se serait posé la question de savoir pourquoi les médicaments guérissent, pourquoi l'opium fait dormir. Il aurait trouvé que les médicaments ne guérissent pas parce qu'ils ont en eux une vertu curative; que l'opium n'endort pas parce qu'il a une vertu dormitive, mais parce qu'il y a en eux un principe morbifique capable de donner justement les maladies qu'ils sont appelés à guérir. Si l'opium fait dormir, c'est qu'il y a en lui une vertu excitatrice capable de chasser le sommeil (1).

Ce faisant, Hahnemann, selon M. Gallard, se serait engagé dans la recherche des causes premières; et c'est à ce premier égarement qu'il faudrait rapporter l'origine de la doctrine à laquelle il a donné son nom.

C'est le contraire de ce qu'avance M. Gallard qu'il faut dire et qu'il faut croire, si on veut avoir une idée exacte de l'homœopathie et de son origine.

Loin de se mettre à la poursuite des causes premières, Hahnemann les repousse sans merci ni pitié. A ses yeux, la médecine est une science exclusivement expérimentale; et la méthode qu'il enseigne repose sur deux bases indestructibles : l'observation, d'une part; l'expérience de l'autre.

Veut-on la preuve de ce que nous avançons?

«.... L'unique vocation du médecin, a dit Hahnemann, est de rendre la santé aux personnes malades... Sa mission n'est pas, comme l'ont cru tant de médecins qui ont perdu leur temps et leurs forces à courir après la célébrité, de forger des systèmes en combinant ensemble des idées creuses et des hypothèses sur l'essence intime de la vie et la production des maladies dans l'intérieur invisible du corps, ou de chercher incessamment à expliquer les phénomènes morbides et leur cause prochaine, qui nous restera toujours cachée, en noyant le tout dans un fatras d'abstractions inintelligibles dont la pompe dogmatique en impose aux ignorants, tandis que les malades soupirent en vain après des secours (2). »

(1) Voy. la *Note scientifique*, p. 20, 21 et 22.
(2) Voy. *Organon*, § 1, p. 105 de l'édition française de 1856.

Voilà pour ce qui concerne la recherche de ce qu'en médecine on a nommé *prima causa morbi*. S'agit-il ensuite des maladies elles-mêmes, c'est-à-dire, de l'effet ou des effets produits par la cause ou les causes morbides? Dans tous ses écrits, Hahnemann enseigne et revient sur ce point jusqu'à satiété, que « l'ensemble des symptômes, cette image réfléchie au dehors de l'essence intérieure de la maladie, c'est-à-dire de l'affection de la force vitale, doit être la principale ou la seule chose par laquelle le mal donne à connaître le médicament dont il a besoin, la seule qui détermine le choix du remède le plus approprié. En un mot, la totalité des symptômes est la principale ou la seule chose dont le médecin doive s'occuper dans un cas morbide individuel quelconque, la seule qu'il ait à combattre par le pouvoir de son art, afin de guérir la maladie et de la transformer en santé (1). »

Et Hahnemann tient tellement à cette idée, qu'il porte, pour ainsi parler, le défi à ses adversaires de « concevoir ou de prouver par aucune expérience au monde qu'après l'extinction de tous les symptômes de la maladie et de tout l'ensemble des accidents perceptibles, il reste ou puisse rester autre chose que la santé (2)... »

Or, si les symptômes suffisent à caractériser la maladie, par quelle voie le médecin peut-il les constater, si ce n'est par l'observation? En pathologie, comme en étiologie, loin de s'appuyer sur la recherche des *causes premières*, Hahnemann s'en garantit donc avec le soin le plus extrême.

S'agit-il de la recherche des vertus des médicaments? Il dit encore : « Ce n'est que par l'expérience, par l'observation des effets qu'elle (l'essence intime des médicaments) produit en agissant sur l'état général de l'économie, qu'on parvient à la connaître et à s'en faire une idée claire (3). »

Nous avions donc raison de dire que Hahnemann repousse les causes premières, loin de les admettre ou de s'y engager, et qu'il n'adopte d'autre méthode que l'observation et l'expérience. Comment donc se fait-il que M. Gallard avance le contraire et que, travestissant la parole et la pensée de Hahnemann, il ne craigne pas d'avancer que notre maître s'est posé la question de savoir *pourquoi les médicaments guérissent, pourquoi l'opium fait dormir?* question à laquelle il répond : *C'est que les médicaments contiennent en eux un principe morbifique capable de donner les maladies qu'ils sont appelés à guérir : c'est qu'il y a dans l'opium une vertu excitatrice capable de chasser le sommeil?*

Nous mettons M. Gallard au défi de citer un texte, un seul texte positif qui soit favorable, sous quelque rapport que ce soit, à ses allégations. Jamais Hahnemann n'a dit que l'opium faisait dormir parce qu'il y a en lui une vertu excitatrice capable de chasser le sommeil ; et nous prions le tribunal de n'ajouter aucune foi aux mots soulignés ou guillemetés dans le passage cité en tête de ce paragraphe ; M. Gallard les a

____

(1) *Organon*, § 7, p. 109.
(2) *Idem*, § 8, p. 109.
(3) *Idem*, § 20, p. 114

inventés. Nous lui en laisserons l'honneur et surtout la responsabilité.

L'origine de l'homœopathie n'est donc pas où la place M. Gallard. Pour la trouver, il faut remonter à la source de toutes les découvertes scientifiques.

Tout le monde connaît l'histoire devenue populaire de la chute d'une pomme qui aurait révélé à Newton la grande loi de la *gravitation universelle*. Un de ses amis le consultant à ce sujet, Newton lui fit cette réponse bien simple : *Je la trouvai en y pensant toujours*. La recherche persévérante de la loi ou des lois physiques qui président à l'harmonie des mondes fut la cause de la découverte newtonienne ; la chute d'une pomme n'en fut que l'occasion.

Une fois aux prises avec les difficultés de la pratique médicale, Hahnemann conçut d'abord des doutes sur la puissance de la médecine. Du doute il passa à la négation ; et, ne pouvant se résoudre à pratiquer un art qui n'avait plus sa foi, il l'abandonna ; acte de courage et de probité que tous ses biographes ont célébré à l'envi. Mais un temps vint où de graves maladies attaquèrent ses enfants. Alors, il se demanda s'il serait possible que Dieu eût abandonné l'homme, sa créature, sans secours certains contre la multitude d'infirmités qui l'assiégent incessamment (1), et il se dit : Non, il y a un Dieu qui est la bonté, la sagesse même ; il doit y avoir aussi un moyen créé par lui de guérir les maladies avec certitude (2). « Pourquoi, continue-t-il, ce moyen n'a-t-il pas été trouvé depuis vingt siècles qu'il existe des hommes qui se disent médecins ? C'est parce qu'il était trop près de nous et trop facile, parce qu'il ne fallait, pour y arriver, ni brillants sophismes ni séduisantes hypothèses. Bien !... je chercherai tout près de moi où il doit être, ce moyen auquel personne n'a songé, parce qu'il était trop simple (3). » Hahnemann se mit à la recherche, et, comme Newton, il y pensa toujours. Telle fut l'origine véritable de l'homœopathie ; la traduction de Cullen et le quinquina n'en furent que l'occasion.

II.

M. GALLARD INDUIT LE TRIBUNAL EN ERREUR DANS L'APPRÉCIATION QU'IL LUI PRÉSENTE DU PRINCIPE FONDAMENTAL DE L'HOMŒOPATHIE.

Le défendeur tombe ici dans trois erreurs de fait que nous devons relever. Il dit : 1° que la loi des semblables fut proclamée après une seule expérience faite sur un seul médicament ; 2° que les symptômes observés sur l'homme sain, en prenant le quinquina, ne sont pas ceux d'une fièvre intermittente ; 3° que le quinquina, pris dans ces conditions, détermine

---

(1) Voy. la Notice sur la vie et la doctrine de Hahnemann placée en tête de l'édition de l'*Organon* de 1856.

(2) *Loc. cit.* p. 18.

(3) *Loc. cit.*, p. *ib*.

un peu de chaleur développée d'abord dans l'estomac, puis se répandant dans tout le corps, absolument comme si on venait de boire un peu de vin généreux, de la liqueur, du café ou du thé (1)...

1° Si M. Gallard avait une connaissance au moins superficielle de la doctrine qu'il combat, il saurait que, dès 1805, Hahnemann consigna dans un livre portant pour titre : *Fragmenta de viribus medicamentorum positivis, sive in sano corpore humano observatis*, le fruit de ses premières recherches ; et que, loin de porter sur une substance unique, elles embrassèrent la description de vingt-six substances médicinales. Plus tard, il reprit ce premier travail agrandi du résultat de nouvelles expériences, et publia son traité de *Matière médicale pure*, où le nombre des substances expérimentées est porté au chiffre de soixante-quatre. Plus tard encore, venant à publier son ouvrage intitulé : *Doctrine des maladies chroniques*, il y donne la pathogénésie de vingt-sept autres nouvelles substances expérimentées sur lui-même et sur ses disciples (2).

M. Gallard pourrait-il citer un seul auteur pris parmi les contemporains, ou parmi nos devanciers, qui ait eu la patience, le courage et le dévouement d'entreprendre un travail aussi gigantesque ? Qu'il veuille bien remarquer le caractère particulier des travaux de Hahnemann sous le rapport pharmacologique. Ce n'est pas comme pour MM. Trousseau et Pidoux, imitateurs, à cet égard, de Cullen, Schwilgué, Barbier (d'Amiens) et tant d'autres parmi les modernes, qui ont mis la matière médicale à la suite d'un système pathologique, et ont fait plier leurs observations et même leurs expériences sous le poids de leurs vues physiologiques ou pathologiques ; ce n'est pas davantage le point de vue de Mérat et Delens, de Murray, Spielmann, Hildenbrand ou Carminati, dont tout le mérite est celui de compilateurs sagaces et ingénieux. Hahnemann est parti d'une supposition, hélas ! trop légitime : à savoir, que des vertus des médicaments on ne savait rien de positif, et qu'il importait à la science et à l'art de connaître avec certitude toute la sphère d'action des agents de la guérison. *Dire du quinquina qu'il guérit la fièvre intermittente ; de l'opium qu'il provoque le sommeil ou fait cesser la douleur*, ce n'était pas connaître la puissance de ces médicaments. Hahnemann les étudia en eux-mêmes, pour eux-mêmes, en dehors de tout système physiologique ou pathologique préconçu. Il les expérimenta. Personne, avant lui, n'avait suivi cette voie ; en dehors de son école, personne n'a su l'imiter. S'il a conclu des expériences dont nous parlions à la *loi des semblables*, comme loi thérapeutique générale, ce n'est donc pas, comme l'avance M. Gallard, pour avoir fait un *semblant d'expérience sur une substance unique*. Tenir un pareil langage, contre toute vérité,

(1) Voy. *Note scientifique*, par M. Gallard, p. 22 et *passim*.

(2) *Traité de Mat. méd.*, ou *De l'action pure des médicaments hom.*, par Samuel Hahnemann, 3 vol. in-8, traduction de Jourdan, Paris, 1834. — *Doctrine des maladies chroniques*, 3 vol. in-8, traduction de Jourdan, 2ᵉ édit., Paris. Dans cette 2ᵉ édition de la *Doctrine des maladies chroniques* se trouve reproduite la pathogénésie d'un certain nombre de substances données dans la *Mat. méd. pure*, mais agrandies de nouvelles observations.

c'est manquer d'égard aux adversaires que l'on combat, manquer de respect à la justice dont on attend la décision. Mais, pourrait répondre M. Gallard, je ne nie pas que Hahnemann ait expérimenté un grand nombre de médicaments. Je dis seulement que pour avoir expérimenté le quinquina, et une seule fois, il a conclu aussitôt à la loi des semblables.

Ce serait encore le contraire qu'il faudrait dire si l'on voulait rester dans la vérité.

Dès 1796, Hahnemann écrivait ce qui suit :

« Dans les articles que j'ai ajoutés à la *Matière médicale* de Cullen, j'ai déjà fait observer que le quinquina, administré à fortes doses, provoque chez les sujets impressionnables, jouissant d'ailleurs d'une bonne santé, un véritable accès de fièvre qui offre beaucoup de ressemblance avec celui de la fièvre intermittente ; et que c'est probablement à cette propriété qu'il doit de surmonter et de guérir ainsi cette espèce de fièvre. L'expérience que j'ai maintenant me permet d'affirmer positivement cette assertion (1). »

Qui pourrait voir ici la conclusion précipitée reprochée avec tant d'amertume au fondateur de l'homœopathie ? De l'étude du quinquina, il conclut aux propriétés fébrifuges du quinquina, et il lui a fallu de nouvelles et plus nombreuses expériences pour affirmer ce que d'abord il avait présenté sous la forme du doute.

2° Ce n'est pas le seul ni le plus grave reproche adressé au fondateur de l'homœopathie par le principal défendeur. Il accuse Hahnemann d'avoir commis une erreur capitale dans son expérience, *une de ces méprises qu'un élève en médecine ne commettrait pas* (2).

Les symptômes, dit-il, qu'on peut obtenir en administrant du quinquina à un homme bien portant ne sont pas ceux d'une fièvre intermittente.

Quels sont donc, demanderons-nous, les symptômes qu'il faut observer pour caractériser un accès de fièvre intermittente légitime ?

On répond :

1° Un frisson, une sensation de froid prolongée avec horripilation, claquements de dents et production de cet état particulier vulgairement désigné sous le nom de chair de poule ;

2 Une chaleur sèche, brûlante, avec soif vive, bouche aride et plus ou moins pâteuse, qui succède au frisson et constitue la deuxième phase du véritable accès fébrile ;

3° Une sueur abondante avec abattement, prostration des forces, qui ne manque jamais à la suite de l'accès dû à la fièvre intermittente.

Nous répondons, à notre tour, en disant que les trois groupes de symptômes indiqués offrent un tableau trop général de la maladie qu'on prétend caractériser ; et qu'il n'est pas un *élève en médecine* ignorant que des malades atteints de fièvre intermittente offrent de bien autres symptômes aussi déterminants pour le choix du médicament que ceux

(1) *Essai sur un nouveau principe en médecine*, dans *Études de médecine hom.*, tome II.

(2) Voy. *Note scientifique*, p. 22.

indiqués plus haut. L'existence ou la non-existence de ces derniers font que le quinquina guérit ou ne guérit pas la fièvre à laquelle on l'adresse ; autrement le sulfate de quinine guérirait toutes les fièvres intermittentes, ce qui n'est pas ; comme le savent, et de reste, même les étudiants en médecine. Si les groupes symptomatologiques indiqués plus haut forment un tableau général de la fièvre intermittente, il faudrait se souvenir que la médecine ne traite pas des abstractions, mais des êtres vivants ; et que, par conséquent, les indications thérapeutiques ne doivent pas être déduites uniquement des symptômes prédominants, mais de l'ensemble des symptômes morbides ; non pas seulement de ceux que tous les malades atteints d'une même maladie présentent en commun, mais encore des symptômes particuliers à chacun d'eux.

Si M. Gallard avait ouvert la *Matière médicale pure* de Hahnemann, il aurait retrouvé tout ce qu'il demande, et même plus qu'il n'exige. Il aurait vu aux symptômes 374, 375, 382, 384 et 388, des faits observés par Hahnemann, et du symptôme 617 au symptôme 634 il aurait vu les observations de Hahnemann confirmées par Franz, Walter, Wislicenus, Meyer, Hartmann, Hermann et Becker, où le *frisson*, l'*horripilation*, le *claquement de dents*, la *chair de poule*, se trouvent relatés avec les circonstances particulières qui les accompagnent. Des symptômes 390 au symptôme 396 des observations faites par Hahnemann, et parmi les observations faites par d'autres, il aurait retrouvé, des symptômes 645 au symptôme 670, la chaleur avec tous ses modes et tous les symptômes accessoires qu'elle présente lorsque l'emploi du quinquina est vraiment indiqué. Des symptômes 400, 401, 402, de Hahnemann, et les numéros 673, 674 et 675, lui auraient donné les sueurs abondantes avec prostration que M. Gallard présente avec raison comme caractérisant le troisième stade de la fièvre intermittente.

M. Gallard dira peut-être qu'à l'endroit du quinquina Hahnemann avait parti pris à l'avance, qu'ayant été mis sur la voie de ses découvertes en traduisant l'article quinquina dans la *Matière médicale* de Cullen, son esprit, dominé par une idée fixe, lui aura fait retrouver dans ses expériences ce qui n'était pas, mais ce qu'il voulait y rencontrer. Du moment où Franz, Walter, Wislicenus, Meyer, Gross et d'autres encore ont observé les mêmes faits, il nous semble que les observations de Hahnemann, ainsi confirmées par des médecins devenus ses disciples, acquièrent une grande autorité. M. Gallard soutiendra-t-il que tous se sont laissé subjuguer par Hahnemann et n'ont vu les faits qu'à travers le prisme de leur imagination fascinée ? Qu'il nous explique donc le mystère d'un homme, jouissant d'une réputation de savant, mais ayant volontairement renoncé à sa position de médecin, qui puisse entraîner dans sa sphère d'autres médecins tous ayant position acquise dans la science ou dans la pratique. Supposera-t-on qu'il y ait eu concert entre eux pour mentir à la science et à l'humanité ? Une entente si bien liée, qu'aucun d'eux n'ait fait défection et que tous aient traversé les luttes et même les persécutions que l'homœopathie dut subir à son début, serait encore un autre mystère plus incompréhensible que le premier.

D'après cet exposé des résultats obtenus par l'expérimentation pure, tant par Hahnemann que par ses disciples, peut-on dire que le quinquina n'ait puissance de produire que des symptômes insignifiants, comme serait *un peu de chaleur développée d'abord vers l'estomac, puis se répandant par tout le corps comme si ces personnes venaient de boire un peu de vin généreux, de la liqueur, du café ou du thé ?*

Mais, du fait, M. Gallard en appelle au témoignage ; et il cite les opinions émises par les hommes qu'il considère comme étant les plus justement célèbres.

Ce sont MM. Andral, Double, qui n'ont jamais pu développer sur eux-mêmes un accès de fièvre, bien qu'ils aient longtemps expérimenté le quinquina. Ce sont MM. Trousseau et Pidoux, qui affirment, avec une assurance digne d'un meilleur sort, « que tout homme sain peut prendre jusqu'à huit grammes de poudre de quinquina sans s'en apercevoir ; et qu'il a fallu la pierre de touche d'une maladie paludéenne pour déceler dans le quinquina l'action puissante dont il est doué ; action que personne n'avait déduite de ses propriétés sur l'homme sain, non plus que de sa composition chimique (1). »

Ainsi s'expriment MM. Trousseau et Pidoux dans l'introduction de leur traité de thérapeutique et de matière médicale, lorsque, dans le même ouvrage (p. 302), ils donnent la description de la fièvre quinique décrite par M. Bretonneau (de Tours), et lui font honneur de cette indication comme d'une découverte.

« L'observation de chaque jour, dit Bretonneau, prouve que le quinquina donné à haute dose détermine chez un grand nombre de sujets un mouvement fébrile très marqué. Les caractères de cette fièvre et l'époque à laquelle elle se manifeste varient selon les individus. Le plus souvent, des tintements d'oreille, la surdité et une sorte d'ivresse précèdent l'invasion de cette fièvre. Un léger frisson s'y joint, une chaleur sèche, accompagnée de céphalalgie, succède à ces premiers symptômes, s'éteint graduellement et se termine par de la moiteur. Loin de céder à de nouvelles et à de plus fortes doses de ce médicament, la fièvre causée par l'absorption du principe actif du quinquina ne manque pas d'être exaspérée. »

Entre l'assertion contenue dans l'introduction de MM. Trousseau et Pidoux, et l'opinion émise et adoptée dans le corps de l'ouvrage, il y a contradiction. C'est à ces messieurs de la concilier ; c'est à M. Gallard d'en indiquer le moyen. MM. Andral, Double et Dumas (de Montpellier), se trouvent en opposition, il est vrai, avec Hahnemann, le plus ancien en date, et Bretonneau (de Tours) ; qui donc s'est trompé ? Lorsque M. Andral nous donnera le détail de ses expériences, nous pourrons les discuter ; mais une assertion ne se discute pas, on la nie ou on l'affirme. Double est mort ; on ne peut savoir de lui comment il s'y est pris pour expérimenter le quinquina. Mais chacun sait que toute expérience faite

(1) Voy. *Note scientifique*, p. 23, et Trousseau et Pidoux, *Traité de mat. méd.*, t. 1, Introd., p. 60.

sur les médicaments dans le but de découvrir leurs propriétés exige que l'expérimentateur se place dans des conditions déterminées, sous peine de voir l'expérience manquer. Les expériences sur l'électricité, le magnétisme, ne réussissent qu'à certaines conditions. A-t-on observé les unes ou les autres ? Qu'on le dise. M. Andral est un homme illustre, la Faculté, l'Académie de médecine, l'Institut, le comptent dans leurs rangs ; Double appartenait à l'Académie de médecine et à l'Institut ; M. Trousseau jette de l'éclat sur la Faculté et sur l'Académie. M. Requin était professeur à la Faculté de Paris, et M. Jeannel, qui nous a défié de lui donner une fièvre intermittente, enseigne à l'école secondaire de Bordeaux.

Tout cela est vrai : nul ne songe moins que nous à rabaisser le mérite de ces messieurs. Nous savons et nous estimons à un très haut prix la valeur de M. Andral comme pathologiste, le mérite littéraire de Requin, la facilité de M. Trousseau, la gravité de Double et l'assurance de M. Jeannel. Mais devant les preuves de fait, toutes ces qualités, de si haut prix qu'elles soient, ne permettent pas de conclure à l'infaillibilité expérimentale de ces messieurs. La question se réduit donc à des termes fort simples. Le quinquina a-t-il ou n'a-t-il pas puissance de développer sur l'homme sain un état fébrile offrant exactement les caractères de la fièvre intermittente légitime ? Hahnemann, le premier, le dit et le prouve en donnant les symptômes caractéristiques de la fièvre intermittente. Bretonneau vient après Hahnemann et confirme l'opinion du fondateur de l'homœopathie en des termes beaucoup moins explicites. Il est fâcheux que d'autres, après Hahnemann et avant Bretonneau, n'aient pas su voir ce que ces deux observateurs avaient rencontré. Aux yeux de la logique et du bon sens, la question resterait au moins douteuse, si un troisième témoignage d'une grande puissance ne venait ajouter encore à l'autorité de Hahnemann et à celle de Bretonneau.

On lit dans les comptes rendus des séances de l'Académie des sciences un article ainsi conçu :

« HYGIÈNE. — Sur les maladies qui affectent les ouvriers qui travaillent aux diverses préparations de sulfate de quinine et sur les moyens propres à prévenir ces maladies, par M. A. Chevallier. »

L'auteur résume son Mémoire dans les propositions suivantes :

« 1° Les ouvriers qui s'occupent de travaux divers dans les fabriques de sulfate de quinine sont exposés à être atteints d'une maladie cutanée qui peut être d'une extrême gravité, maladie qui les force à suspendre leurs travaux pendant un mois, quinze jours et plus.

» 2° Parmi ces ouvriers, il s'en trouve qui ne peuvent continuer ce travail et qui sont forcés de quitter la fabrique où ils étaient employés.

» 3° M. Zimmer, fabricant de sulfate de quinine à Francfort, a reconnu que les ouvriers employés à la pulvérisation du quinquina, dans sa fabrique, étaient atteints d'une fièvre particulière qu'il désigne par le nom de fièvre de quinquina (*china feber.*)

» Cette maladie, selon M. Zimmer, est assez douloureuse pour que des ouvriers qui en ont été atteints aient renoncé à la pulvérisation du quinquina et aient quitté la fabrique.

» 4° Cette fièvre n'a pas été observée en France.

» 5° On ne connaît pas, jusqu'à présent, de moyens prophylactiques de la maladie cutanée déterminée par les travaux exécutés dans les fabriques de sulfate de quinine, etc. (1). »

Que MM. Andral et Jeannel nient l'action pyrogénique du quinquina, se fondant sur leur expérience personnelle ; que Double et Requin l'aient niée également, nous renverrons les contradicteurs soit à Bretonneau (de Tours), soit à M. Zimmer (de Francfort), chez lequel l'expérience se fait tous les jours, et sur une grande échelle, puisqu'ils n'en veulent pas croire Hahnemann, dont les expériences sont autrement précises et complètes que les vagues aperçus de M. Zimmer et le tableau de la fièvre quinique tracé par Bretonneau.

Mais, s'il s'agit de peser les suffrages au lieu de les compter, nous dirons : que le tableau symptomatologique donné par Hahnemann et ses disciples ; que l'observation de Bretonneau, placé sur un terrain où les fièvres intermittentes abondent ; que celle de M. Zimmer (de Francfort), dont l'intérêt serait que les choses fussent autres qu'elles ne sont, qui n'est mû dans le témoignage qu'il rend par aucun intérêt de doctrine ou de position, peuvent soutenir le parallèle avec des assertions dénuées de toute espèce de preuves, telles que les assertions de MM. Andral, Jeannel, Double, Requin, ou la contradiction de M. Trousseau.

Nous croyons avoir prouvé, contre le défendeur, que si Hahnemann a établi le principe *similia similibus curantur*, comme principe premier de la thérapeutique, ce n'est pas en se fondant sur un semblant d'expérience, se rapportant à un médicament unique, ainsi que l'avance M. Gallard en dehors de toute preuve et de toute raison.

Que faut-il penser maintenant de la conclusion du principal défendeur lorsqu'il dit : « Nous venons de voir Hahnemann formulant avec l'irréflexion et la légèreté les plus impardonnables un principe qui doit renverser toutes les idées reçues en médecine ; ce principe est faux, nous le savons, et nous l'avons surabondamment démontré (2) ? »

Nous avons cherché la démonstration dont on parle sans l'avoir rencontrée ; et, quant à la surabondance des preuves, elle se réduit à des négations que rien n'appuie, à des contradictions et au fameux défi de M. Jeannel. Quelle indigence de moyens pour une controverse sérieuse ! Le principe général de thérapeutique proposé par Hahnemann étant une conclusion expérimentale, ce n'est pas ainsi qu'on parviendra à le renverser. Comment M. Gallard n'a-t-il pas compris que la loi des semblables fut pressentie à des époques différentes ; qu'elle fut indiquée par un grand nombre, et que, si la médecine n'avait subi pendant un si long temps le joug du galénisme, la science n'aurait pas attendu jusqu'à Hahnemann pour proclamer une vérité aussi importante?

(1) Voy. les *Comptes rendus de l'Acad. des sciences*, p. 517, t. XXXI, 1850.
(2) Voy. Gallard, *Note scientifique*, p. 25.

Relater ici tous les témoignages qui peuvent être considérés comme les antécédents historiques de la découverte de Hahnemann serait abuser de la patience du tribunal et nous jeter dans des développements inutiles au succès de notre cause. Cependant, nous n'hésiterons pas à mettre en regard de la prétendue démonstration de M. Gallard quelques témoignages contemporains, laissant à la critique le soin d'apprécier les faibles lueurs qui se trouvent éparses dans les monuments scientifiques de l'antiquité.

A ne juger que sur l'apparence, plusieurs textes de la collection hippocratique sembleraient permettre d'attribuer au père de la médecine la première idée de la loi des semblables. Mais si l'on réfléchit que jamais Hippocrate n'a émis de principe général en thérapeutique ; que tout ce qu'il dit de plus favorable à la loi des semblables doit toujours être entendu de la cause occasionnelle de la maladie, et non pas des symptômes qui la caractérisent, encore moins des agents propres à la combattre, il nous semble que les textes souvent empruntés à ce grand génie montrent l'incertitude de ses vues en thérapeutique (1).

Il nous faut arriver à Paracelse et à Van Helmont pour entendre proclamer en termes positifs la loi des semblables. Mais chez eux, encore, c'est un principe posé dont ils n'ont su faire aucune application (2).

Les modernes sont plus explicites, par exemple : Boulduc, Detharding, Bertholon, Thoury, Stœrk, cités par Hahnemann ; enfin le dernier, Stahl, qui n'est pas le même que Georges-Ernest Stahl, l'animiste, dit, de la façon la plus positive : « La règle admise en médecine de traiter les maladies par des remèdes contraires ou opposés aux effets qu'elles

(1) *Les maladies qui proviennent de plénitude*, dit Hippocrate dans ses *Aphorismes, sont guéries par évacuation, celles qui proviennent de vacuité, par réplétion, et, en général, les contraires par les contraires.* (Voy. *Aphorismes*, sect. II, aphor. 22.) Ailleurs, il dit, il est vrai : *La maladie est produite par les semblables ; et, par les semblables que l'on fait prendre, le patient revient de la maladie à la santé.* Il parle ensuite du vomissement et arrive à cette conclusion : *Et, s'il en était de même dans tous les cas, la chose serait entendue, et l'on traiterait tantôt par les contraires, suivant la nature et l'origine de la maladie, tantôt par les semblables, suivant encore l'origine et la nature des maladies.* (*Des lieux dans l'homme*, trad. de Littré, t. VI, p. 335 et 336).

Il en est de même du passage emprunté au livre hippocratique intitulé : *De la maladie sacrée.* Hippocrate ne dit pas : *La plupart des maladies guérissent par les mêmes agents* (il dit *influences*) *susceptibles de les produire.* Le mot *agent* s'entendrait du moyen thérapeutique ; le mot *influence* doit s'entendre de la cause. Voici le passage d'Hippocrate : *Chaque maladie a, par elle-même, sa nature et sa puissance, et aucune n'est inaccessible et réfractaire. La plupart sont curables par les mêmes influences qui les produisent ; car ce qui est aliment pour une chose est destruction pour une autre. Donc c'est une connaissance que le médecin doit avoir, afin que, discernant l'opportunité de chaque cas, il donne l'aliment à ceci qui en sera augmenté et le retranche à cela qui, par ce retranchement, sera diminué. Il faut, dans cette maladie comme dans toutes les autres, ne pas accroître le mal, mais se hâter de l'abattre en administrant ce qui lui est le plus contraire, et non ce qui lui est favorable et habituel.* (Voy. *OEuvres compl. d'Hipp.*, trad. de Littré, t. VI, p. 397.)

(2) Paracelse fut bien autrement positif : *Neque enim unquam*, dit-il, *ullus morbus calidus per frigida sanatus fuit, simile autem suum simile frequenter curavit.*

produisent (*contraria contrariis*) est complétement fausse et absurde. Je suis persuadé, au contraire, que les maladies cèdent aux agents qui déterminent une affection semblable (*similia similibus*) (1). »

Sainte-Marie (de Lyon), après avoir rapporté des guérisons opérées par des médicaments qui donnaient à l'homme sain la maladie qu'ils étaient appelés à guérir, ajoutait : *Il est impossible que ces faits ne soient que d'heureux hasards ;* ILS SE RATTACHENT *indubitablement* A QUELQUE GRANDE LOI THÉRAPEUTIQUE. *Il est certain que nous guérissons quelquefois en agissant dans le sens même de la nature et en complétant par nos moyens l'effort salutaire qu'elle a entrepris, mais qu'elle n'a pas la force d'achever* (2).

Barbier (d'Amiens), disant que « les remèdes les plus efficaces dans le traitement des affections spasmodiques sont tous des substances qui elles-mêmes ont la faculté de susciter des accidents spasmodiques quand on les prend à haute dose (3), » ne fait que répéter la pensée de l'illustre archiâtre de Prusse, de Hufeland, disant à son tour : « La plupart des maladies nerveuses, ou névroses, ne peuvent être efficacement traitées que par l'emploi des substances qui produisent, chez l'homme sain, des souffrances semblables (4). »

Parlant de l'emploi du baume de copahu, MM. Mérat et Delens affirment « qu'il produit l'inflammation des voies urinaires et des parties adjacentes..... C'est une chose remarquable de voir ce médicament conseillé pour guérir à peu près les mêmes maladies que d'autres praticiens lui voient causer (5). » Mérat et Delens constatent un fait pratique qui les étonne, sans oser conclure.

M. Chevreul, de l'Institut, sera plus affirmatif. « S'il existe une idée ancienne, a-t-il dit, c'est celle de combattre l'action délétère d'un corps sur l'économie animale par son identique, son semblable, son analogue ou son correspondant. Or, le principe des médecines appelées, de nos jours, *isopathie* et homœopathie, et crues nouvelles par beaucoup de gens qui ne lisent que des journaux, est cette même idée (6). »

Selon MM. Trousseau et Pidoux, « l'expérience a prouvé qu'une multitude de maladies étaient guéries par des agents thérapeutiques qui semblent agir dans le même sens que la cause du mal auquel on les oppose (7). »

Voilà bien assez de témoignages contemporains qui déposent en faveur de la loi hahnemannienne. M. Gallard ferait bien d'entreprendre une autre démonstration de la fausseté de ce principe ; car il est fort abandonné de ses amis, et nous n'avons pas cité les moins connus. S'il nous était permis de pénétrer au fond de sa pensée, nous lui appliquerions

____

(1) Voÿ. J. Hummel, *Comm. de arthritide*, p. 40, 42.
(2) Sainte-Marie, *Formulaire médical.*
(3) Barbier (d'Amiens), *Mat. méd.*
(4) *Enchiridion de la méd. prat.*
(5) Mérat et Delens, *Dict. univ. de mat. méd.*, t. II, p. 419.
(6) *Journal des savants*, 1853.
(7) *Traité de thér. et de mat. méd.*, t. II. p. 70.

l'opinion émise par M. Louis Saurel, rédacteur de la *Revue thérapeutique du Midi :*

« Notre incrédulité, dit ce savant, porte bien moins sur le principe des semblables, que nous reconnaissons être rationnel et fréquemment applicable, que sur les doses infinitésimales.

» Nous croyons sans peine qu'on peut guérir certaines maladies, peut-être même la PLUPART DES MALADIES, par des remèdes dont l'action leur est homœopathique, pourvu que leur dose tombe sous les sens ; mais l'action des infiniment petits est une chose que nous ne pouvons concevoir. »

Voilà le fond de la pensée des opposants à l'homœopathie. On contredit à la loi des semblables, parce que les infiniment petits dépassent les idées qu'on s'est faites et dans lesquelles on a été élevé ; et parce qu'une idée ou un fait vont au delà de la portée de quelques esprits, ils se croient en droit d'injurier et d'attaquer dans leur honneur et leur considération ceux qui l'admettent, de les frapper d'ostracisme en les mettant au ban de l'opinion, et ils croient bien faire ! Oh ! misères de l'esprit humain !

Pour suivre, comme nous l'avons fait jusqu'ici, M. Gallard dans sa discussion, le moment est venu d'aborder la question des infiniment petits.

III.

LES CONSÉQUENCES TIRÉES PAR M. GALLARD DU PRINCIPE QU'IL PENSE AVOIR EXPOSÉ N'EN DÉCOULENT PAS D'UNE MANIÈRE NÉCESSAIRE.

Du principe général de la thérapeutique homœopathique, M. Gallard passe aux conséquences qui, selon lui, en ressortent naturellement. Elles sont au nombre de deux : 1° *l'emploi des doses infinitésimales ;* 2° *le mode de préparation des médicaments homœopathiques.*

Nous ne nous arrêterons pas au mode de préparation suivi par Hahnemann, et rapporté assez fidèlement par le défendeur ; il l'a emprunté à la *pharmacopée* de Hartmann, placée à la suite de la première édition française de l'*Organon*, et nous nous empressons de reconnaître que, pour cette fois au moins, il a puisé à une source que nous ne récusons pas. Nous aurions désiré seulement ne pas le voir supputer avec une complaisance plus railleuse que scientifique la quantité d'alcool nécessaire à l'obtention de la trentième dilution ; nous aurions voulu que, dans un débat de la gravité de celui-ci, il ne vînt pas répéter après tant d'autres les mille plaisanteries faites à ce sujet. M. Gallard croit-il avoir dit une chose sérieuse lorsqu'il a parlé des cinquante millions d'hectolitres d'alcool nécessaires à l'obtention de la septième dilution d'un médicament homœopathique ? S'il a lu Hartmann avec attention, il doit savoir que, dans les préparations homœopathiques, on passe toujours d'une dilution à une autre en prenant l'unité goutte comme dividende, ajoutée à quatre-vingt-dix-neuf gouttes du diviseur, qui est l'alcool, et que jamais on ne s'est avisé de diviser intégralement la dilution précédemment obtenue. Que deviennent alors les cinquante millions d'hectolitres? Mais il fallait motiver la citation empruntée au *Bulletin général de thérapeutique*, et faire intervenir une sphère ayant la terre pour centre, et qui serait capable de renfermer, en outre, la lune, le soleil et toutes les planètes. Réfuter sérieusement ce qui n'est sérieux ni dans le fond ni dans la forme, serait abuser de la patience du tribunal. Tout l'esprit du monde, fût-ce celui de Voltaire cité par M. Gallard, et l'esprit de M. Gallard uni à celui de Voltaire, ne réussiront pas à transformer une plaisanterie en argument propre à éclairer une discussion.

Oui les préparations homœopathiques s'obtiennent de la manière indiquée dans la *pharmacopée* de Hartmann. Comme le dit cet auteur, on les pousse jusqu'à la 30ᵉ dilution, et même au delà. La véritable et l'unique question entre le défendeur et nous peut donc être ramenée à des termes fort simples. Se peut-il que, par le procédé décrit, des médicaments ainsi divisés aient une action sur l'homme malade? En fait, cette action existe-t-elle?

Il faut bien que la chose soit possible, puisqu'elle est; et il faut bien qu'elle soit, puisque des milliers de médecins répandus dans les cinq parties du monde l'affirment, et emploient journellement ces préparations dans le traitement des malades qui leur sont confiés. Une affirmation prononcée et soutenue d'un pôle à l'autre (1) par des personnes ayant fait une étude sérieuse de la doctrine qu'ils pratiquent, par des personnes qui ne se connaissaient pas jusqu'au moment où la communauté de doctrine et de pratique les réunit, peut bien entrer en balance avec les négations d'autres hommes plus nombreux, il est vrai, que la doctrine homœopathique blesse, nous en convenons, dans leurs opinions et dans leur manière de faire, dont elle menace l'édifice séculaire et les positions scientifiques qui s'abritent à son ombre; surtout lorsque ces hommes n'ont étudié ni théoriquement ni pratiquement la doctrine qu'ils condamnent. Dans une discussion de la nature de celle-ci, il faut toujours arriver, en fin de compte, à des négations et à des affirmations réciproques, puisque la preuve du fait ne peut être produite devant le tribunal.

En dehors de preuve directe, que pouvons-nous opposer, nous ne dirons pas aux arguments, mais à l'opinion de notre adversaire? Des arguments, il n'en produit aucun; les analogies, toujours si puissantes en pareille discussion, il les repousse et les déclare spécieuses; tout son raisonnement se borne à nier qu'au delà de la 10ᵉ dilution, les préparations homœopathiques contiennent la moindre parcelle de substance médicamenteuse. Il repousse, comme étant parfaitement contestables, les preuves analogiques généralement invoquées en pareille matière.

____

(1) La médecine homœopathique a des représentants dans tous les pays connus. Elle en compte au fond de la Sibérie, aussi bien que dans l'Asie et dans l'Afrique, partout, enfin, où l'art du médecin est pratiqué.

C'est, d'abord, la *divisibilité de la matière à l'infini*, puis *l'action des substances les plus ténues, telles que les principes odorants, la lumière, l'électricité, les miasmes et les virus.* Enfin, il va jusqu'à nier qu'un corps dissous dans un liquide très-étendu soit réduit à l'état de particules plus petites que dans une solution concentrée; et il demande qu'on lui prouve, en admettant *qu'un corps ait besoin d'être dissous pour être absorbé, qu'une dose de solution étendue produira plus d'effet que la même dose de solution concentrée, dans laquelle il aura fait entrer dix, quinze, cent fois plus de la substance en question* (1).

Telles sont, en résumé, les objections faites par M. Gallard à l'emploi thérapeutique des infiniment petits. Elles ne sont pas d'une grande force; et nous croyons que chacune d'elles trouvera sa réponse dans le court exposé des faits suivants.

Nous le répétons : l'action des doses infinitésimales sur l'organisme malade est un fait; et leur action bienfaisante, lorsque la substance est bien choisie, est un autre fait. C'est à l'expérience qu'il appartient de prononcer; le raisonnement n'y peut rien. Cependant, le raisonnement lui-même peut mettre sur la voie et indiquer les conditions à remplir pour que l'expérience réussisse, et la disposition d'esprit dans laquelle il faut être pour ne pas méconnaître les effets qui se produiront. Et, avant tout, il faut distinguer entre l'expérimentation pure faite sur l'homme sain et l'emploi thérapeutique des doses infinitésimales. Dans l'expérimentation pure, Hahnemann a toujours employé des médicaments préparés selon la formule homœopathique; mais à des doses beaucoup plus massives et plus souvent répétées que dans l'emploi clinique.

Il se servit toujours de médicaments préparés d'après sa méthode, parce que, dans son opinion, les médicaments ont besoin d'être ainsi préparés pour jouir de toute leur puissance d'action. Il employa de plus fortes doses, parce que l'homme bien portant est beaucoup moins impressionnable que l'homme malade à l'effet des médicaments.

Nous indiquons ce fait sans insister à son égard, vu que les objections de M. Gallard ne portent pas sur l'expérimentation pure, mais exclusivement sur l'emploi thérapeutique des doses infinitésimales. Voici ces objections :

1° *Au delà de la dixième dilution, les préparations homœopathiques ne contiennent pas la moindre parcelle de substance médicinale.* Qu'en savez-vous? Si vous avez fait des expériences, où les avez-vous publiées, afin que nous puissions les apprécier? Si vous n'en avez fait aucune, d'où vient que vous reconnaissez que des parcelles de substance médicinale puissent encore se rencontrer dans la dixième dilution et non pas dans les autres? Si ce n'est qu'une concession de votre part, pourquoi n'allez-vous plus loin et pourquoi allez-vous jusque-là? Vous être trop généreux, ou vous ne l'êtes pas assez. Nous n'acceptons ni vos concessions ni votre générosité, nous vous demandons seulement d'être juste. Direz-vous que vous niez la présence du médicament dans les préparations

____

(1) Voy. l'article incriminé, p. 11.

homœopathiques, parce que la *science*, le *raisonnement*, la *logique* et le *simple bon sens* sont d'accord pour repousser le système homœopathique? Mais il s'agit d'un fait nouveau, inconnu à la science que vous savez, à l'art que vous pratiquez. Comment voulez-vous que la science telle qu'elle est faite le comprenne et l'explique? Constatez le fait, et vous lui donnerez sa place dans la science ; la logique, le raisonnement et le simple bon sens viendront à la suite pour l'expliquer.

D'ailleurs, la science n'est pas aussi éloignée des préparations homœopathiques que vous le supposez. Le docteur Charles Mayrofer a examiné au microscope neuf métaux différents ; et il a trouvé :

1° Le platine divisible plus d'un trillion de fois ;
2° Le mercure divisible plus d'un trillion de fois ;
3° Le plomb divisible plus d'un billion de fois ;
4° Le fer divisible plus d'un billion de fois ;
5° Le zinc divisible plus d'un million de fois;
6° Le cuivre divisible plus d'un million de fois ;
7° L'étain divisible plus d'un million de fois ;
8° L'argent divisible plus d'un million de fois;
9° L'or divisible plus d'un million de fois.

Tout le monde connaît l'expérience de R. Boyle, qui ayant fait dissoudre un grain de cuivre dans l'ammoniaque et l'ayant versé dans soixante-dix sept pouces cubes d'eau, la retrouva entièrement teinte en bleu. Un pouce cube renferme cent seize millions de parties visibles.

Au point de vue chimique, on est allé plus loin. Il résulte d'expériences faites avec soin que, chimiquement, on peut démontrer la présence de :

AU MOYEN DE :

1/1,024,000 Soufre	Acétate de plomb.	
1/2,048,000 Chlore	Nitrate d'argent.	
1/2,048,000 Iode	Amidon.	
1/4,000,000 Iode	Acide azotique.	
1/2,048,000 Or	Protonitrate de mercure.	
1/512,000 Platine	—	—
1/1,024,000 Cyanure de soufre	Chlorure de fer.	
1/128,000 Acide sulfurique	Nitrate de baryte.	
1/156,000 Acide carbonique	Acétate de plomb.	
1/512,000 Acide phosphorique	Nitrate d'argent.	
1/1,024,000 Acide chromique	Protonitrate de mercure.	
1/3,133,440 Arsenic	Nitrate d'argent.	
1/256,000 Acide citrique	Acétate de plomb.	
1/128,000 Acide oxalique	Eau de chaux.	
1/16,000 Acide benzoïque	Protonitrate de mercure.	
1/64,000 Acide succinique	—	—
1/128,000 Acide méconique	Chlorure de fer.	
1/1,024,000 Acide gallique	Protonitrate de mercure.	
1/256,000 Acide tannique	Protosulfate de fer.	
1/384,000 Nitrate de baryte	Sulfate de soude.	
1/64,000 Strontiane	Oxalate d'ammoniaque.	
1/1,024,000 Chaux	Oxalate de potasse et d'ammoniaque.	

AU MOYEN DE :

1/64,000 Magnésie......... Solution de potasse.
1/64,000 Alumine .... Sulfate de soude.
1/601,600 Tartre émétique ... Acide sulfhydrique, avec addition de quel-
                          ques gouttes d'acide muriatique.
1/1,341,400 Manganèse .... Cyanoferrate de potassium.
1/573,440 Bismuth .... Acide sulfhydrique, avec addition de quel-
                          ques gouttes d'acide muriatique.
1/2,723,840 Fer .... Sulfate d'ammoniaque.
1/2,969,600 Chlorure de fer....   —   —
1/512,000 Nitrate de Cobalt...   —   —
1/290,000 Cadmium ....   —   —
1/581,120 Étain........... Acide sulfhydrique.
1/1,331,200 Nickel........... Sulfure d'ammonium.
1/2,201,600 Plomb...........   —   —
1/1,280,000 Cuivre.......... Fer décapé.
1/400,000,000 Cuivre.......... Fer décapé mis dans un peu d'hydrosul-
                          fate sulfuré d'ammoniaque.
1/133,120 Mercure .... Acide sulfhydrique.
1/550,400 Argent.......... Acide chlorhydrique.
1/25,600 Brucine......... Acide azotique (1).

Ce sont là autant de faits que **M.** Gallard nommera des divagations extrascientifiques, ce qui revient à dire qu'il fait la science à sa mesure, rejetant tout ce qu'il n'a pas vu ou expérimenté, ou ce qu'il n'a pas cherché. Il nous permettra de n'être pas de son avis. Il est vrai que la physique, la chimie et même le microscope ne permettent de constater la présence réelle du médicament dans les préparations homœopathiques que dans une limite très restreinte. Cela prouve-t-il contre elles, ou plutôt contre la puissance encore très limitée de ces moyens d'investigation? On peut dire sans témérité qu'elles déposent de l'impuissance de ces sciences, et ne prouvent absolument rien contre les préparations homœopathiques.

M. Michel Lévy rapporte dans son *Traité d'hygiène* l'expérience de **M.** Chevreul, qui dit « qu'il peut y avoir dans l'atmosphère une matière délétère qui échappera au chimiste parce qu'elle y est en proportion trop faible. Ainsi, bien que plusieurs analyses d'eau de Seine, prise au-dessous des lieux les plus propres à la vicier, n'aient fourni rien de concluant, il est permis d'admettre avec Thouret, Tenon, Parent-Duchâtelet, qu'il y peut entrer des principes d'infection qui se révèlent seulement par leurs effets sur l'organisme (2). »

La chimie reconnaît donc, par l'organe d'un de ses représentants les plus autorisés, que là où s'arrête la puissance de cette science, on peut

(1) Voy. *Doctrine pour la préparation des médicaments homœopathiques*, par Joseph Buchner, docteur en philosophie, en chirurgie et en accouchements, professeur d'homœopathie à l'Université de Munich, membre de plusieurs sociétés savantes, réunions, colléges et académies d'Allemagne, d'Italie, d'Angleterre, d'Amérique, etc. 2ᵉ édit. Munich, 1852, p. 81.

(2) Par quelle inconséquence tiendrait-on une loi ou un fait de cet ordre pour vrai en hygiène et pour faux en thérapeutique ?

trouver dans l'organisme humain un réactif d'une puissance supérieure et de beaucoup à ceux que la chimie possède. C'est autant qu'il importe à notre discussion ; et ceci nous dispense de rappeler les expériences de Davy, celles de Volta, Fourcroy, Gattoni, Moscati, Rigaud Delisle, Vauquelin et autres, qui n'ont pu constater la présence de l'agent infectieux que les émanations marécageuses renferment très certainement. Nous avions donc raison de dire que, lorsque M. Gallard accorde la présence du médicament dans la dixième dilution, il est généreux sans avoir motif de l'être ; et que, lorsqu'il nie le fait pour les préparations qui dépassent cette dilution, il est trop parcimonieux, sans avoir plus de raison de répandre ses largesses que de les retenir.

2° *Une dose de solution étendue produit plus d'effet* THÉRAPEUTIQUE *que la même dose de solution concentrée, dans laquelle on aura fait entrer dix, quinze, cent fois plus de la substance en question.*

Nous ferons remarquer d'abord à M. Gallard qu'une solution concentrée, contenant dix, quinze ou cent fois plus d'une substance médicinale, n'est pas la même qu'une solution étendue qui en contient dix, quinze ou cent fois moins. Il y a entre ces deux doses une différence égale à celle des chiffres qui l'expriment. Cependant, nous acceptons l'objection, et nous disons qu'au point de vue thérapeutique une solution étendue aura plus d'action qu'une solution concentrée.

En voici les raisons :

L'action des médicaments est relative à plusieurs conditions. D'abord, et pour les préparations allopathiques, à la dose, puis à la forme sous laquelle le médicament est donné.

La dose du médicament administré sous une forme donnée entraîne après elle une action d'autant plus énergique que sa quantité est plus considérable ; mais le dosage est toujours, en médecine, une question secondaire absolument subordonnée à la seconde condition, celle de la forme sous laquelle le médicament est administré. La preuve de ce que nous avançons se trouve dans l'administration de l'émétique donné sous la forme et à la dose ordinaire comparé à l'administration du même médicament donné selon la formule rasorienne. Dans un cas, vous obtenez un effet perturbateur, appelé vomissement, et dans certains cas et chez certains sujets, évacuation par bas ; et l'un et l'autre de ces effets sur un troisième sujet. Si vous administrez l'émétique en solution étendue, comme le faisaient Rasori, Tommasini, Laënnec et toute l'école italienne, les effets perturbateurs ne se produiront plus ; il arrivera que vous obtiendrez la guérison de rhumatismes et de pneumonies sans le cortége d'effets perturbateurs. A ne juger des choses que par leur effet le plus sensible, il y aurait plus d'énergie dans le grain ou les deux grains d'émétique qui procurent au malade des vomissements et des évacuations, que dans les douze grains de la même substance donnés en solution étendue, comme le faisait l'école italienne. S'il était possible d'établir une équation entre l'effet extérieur ou sensible d'un médicament et son effet curatif, il faudrait raisonner de cette façon. Mais n'est-il pas vrai que dans le traitement d'une maladie l'action curative la plus énergique est celle qui conduit le plus directement au but, celle qui atteint la maladie dans sa totalité, et la transforme le plus directement en l'état de santé; et non pas l'action perturbatrice, qui ne donne jamais que des effets indirects? N'est-ce pas de cette manière que s'expliquent les guérisons si rapides dues au sulfate de quinine dans le traitement des fièvres intermittentes, lorsqu'elles sont. de l'espèce que le quinquina guérit, et l'effet si complet, si doux et relativement si prompt des préparations mercurielles dans le traitement de la syphilis aux périodes de cette maladie où le mercure est également indiqué?

Ne jugez donc pas de l'énergie d'un médicament par les effets primitifs, ni par les effets locaux qu'il produit; mais, au contraire, par ses effets généraux et par ses effets secondaires ou curatifs. Proposez-vous toujours de réduire les premiers à leur *minimum* de développement. C'est le moyen d'obtenir les seconds dans toute leur puissance. Car, en faisant exception pour les maladies qui sont du domaine de la chirurgie, toutes les maladies internes sont dynamiques et non pas organiques; elles sont des *affections* avant d'être des *lésions*. Si la lésion est postérieure à l'affection dans l'ordre du développement des phénomènes, la lésion est sous la dépendance de l'affection; et il n'y a de cure réelle qu'à la condition d'atteindre l'affection, d'abord; et, celle-ci une fois vaincue, l'autre ne pourra subsister, faute d'aliment.

Un médicament aura donc d'autant plus de puissance curative, en d'autres termes, plus d'énergie, que son action sera plus dynamique, par conséquent qu'il produira moins d'effets perturbateurs.

Le moyen d'atteindre à ce résultat est évidemment de favoriser autant que possible l'absorption et la diffusion du médicament; et on y parvient d'autant plus facilement que le mode de préparation employé rend ses molécules composantes plus mobiles et par conséquent plus aptes à se répandre dans l'organisme. La trituration prolongée pour les corps solides dont les molécules sont soutenues par une force de cohésion toujours grande, et les dilutions pour les corps liquides, les sucs des plantes et les produits sécrétés des animaux, constituent certainement les meilleurs procédés à suivre pour le but qu'on se propose. *Trituration, dilution, succussion*, que M. Gallard nous indique un meilleur moyen d'amener la division aussi grande que possible des molécules d'un médicament et son mélange intime, c'est-à-dire molécule à molécule, avec l'excipient (1).

Veut-on avoir des preuves empruntées à la thérapeutique allopathique elle-même? On les trouvera dans les deux faits suivants. Le quinquina en poudre est de difficile absorption sous cette forme; le sulfate de quinine est beaucoup plus soluble et s'absorbe plus facilement, et le citrate de quinine l'est plus encore. Eh bien! à mesure que vous donnez ce mé-

---

(1) Nous insisterons sur cette dernière condition, parce qu'elle prouve la nécessité de pousser les dilutions jusqu'au point indiqué par Hahnemann. Mayrofer, dans ses expériences microscopiques, a pu constater qu'à la cinquième dilution et au delà il n'y avait pas encore mélange intime entre le médicament et l'excipient.

dicament sous une forme qui augmente sa solubilité, vous êtes forcé de baisser la dose. Et l'éther, cet antispasmodique de l'ancienne école, dont on fait journellement un usage plus abondant qu'utile? Ne voyons-nous pas des femmes nerveuses le prendre par cuillerées, et cela tous les jours, sans autre effet qu'un soulagement passager aux douleurs qui les tourmentent, tandis qu'une quantité beaucoup plus faible, réduite en vapeur et divisée par son mélange avec l'air atmosphérique d'abord, et ensuite par l'absorption pulmonaire, produit les effets anesthésiques dont les chirurgiens ont souvent tiré un si grand profit, jusqu'au moment où le chloroforme a paru? Les rédacteurs de l'*Union médicale* ne devraient-ils pas se rappeler aussi l'observation d'asthme publiée dans leurs colonnes par le docteur Michéa, qui guérit sa malade avec le *valérianate d'atropine*, donné à la dose d'un demi-milligramme (ce qui revient à la deuxième dilution homœopathique)?

Ce qui précède ne pouvant être nié, que devons-nous en conclure? Que la dose d'un médicament doit être d'autant plus faible, qu'il est plus diffusible, qu'il jouit d'une plus grande facilité d'absorption, d'une puissance d'expansion plus considérable. Sans invoquer, à l'appui de cette thèse, des faits nouveaux, et que le défendeur pourrait nier, prenons des faits connus et qui sont acceptés de tous. Tout le monde sait que l'arsenic métallique, donné à un animal, même à la dose de plusieurs grammes, est sans action; tandis que l'acide arsénieux et l'arsénite de cuivre sont très actifs. L'arsenic métallique est insoluble et ne peut être absorbé, tandis que ces deux derniers sont solubles surtout dans les acides de l'estomac. De là vient que leur action est plus rapide et leurs effets plus redoutables. Le résultat est encore plus prompt et plus funeste s'il s'agit d'une substance gazeuse ou d'un liquide facilement vaporisable. On sait qu'il suffit de 1/1500ᵉ d'hydrogène sulfuré pour amener la mort d'un oiseau, et de 1/1200ᵉ du même gaz pour amener celle d'un cheval. L'acide cyanhydrique, corps liquide, mais vaporisable à la température de 26°, produit une mort instantanée quand il est absorbé, même à très petite dose.

Ce n'est encore qu'un faible commencement, mais au moins est-ce entrer, sous le rapport de la dose, dans les voies où l'homœopathie est depuis longtemps engagée. Pourquoi l'allopathie ne le ferait-elle pas? Est-ce que les propriétés d'un médicament n'appartiennent qu'à sa masse? Ne sont-elles pas aussi dans ses molécules les plus déliées, même jusque dans les atomes dont elle se compose? Est-ce que la masse fait autre chose que répéter des quantités similaires intégralement contenues dans la molécule elle-même? C'est donc l'action moléculaire qu'en thérapeutique on doit rechercher, puisqu'il s'agit d'une action curative et non pas d'une modification locale ou simplement organique. Ce qui agit dans un médicament n'est pas ce qu'on avale, mais ce qui est absorbé. La preuve de ce fait se trouve dans la coloration donnée aux *fèces* par le bismuth et le charbon de peuplier. Il est évident que cette coloration noirâtre est due aux quantités du médicament qui ont parcouru le tube digestif sans être absorbées, et lesquelles se sont mêlées aux matières fécales. C'est là un effet chimique et non pas une action dynamique. Cette surabondance de médicament qui reste sans emploi est un luxe au moins inutile. Tout ce qui dans un médicament n'est pas absorbé, n'est pas mis en contact avec l'organisme et se trouve ainsi perdu pour la médication. On sait que du moment où les molécules sont trop volumineuses, les parties centrales sont sans effet, il n'y a que les parties périphériques qui aient action.

C'est d'après ces considérations qu'on peut s'expliquer la valeur de la trituration prolongée qui fut conseillée par Hahnemann et pratiquée par lui, ainsi que l'utilité des dilutions et des succussions. C'est en ce sens qu'il faut comprendre qu'une solution étendue aura plus d'action thérapeutique ou curative qu'une solution concentrée qui contiendrait dix, quinze et même cent fois plus de substances médicinales ; puisque dans celle-ci, au lieu de diviser les molécules, on ajoute à leur cohésion, et qu'au lieu de faciliter l'absorption, on l'entrave.

Ce fut donc une grande et utile découverte faite par Hahnemann que celle du mode de préparation des médicaments homœopathiques. Avec quelle modestie il s'explique à ce sujet !

« Le frottement, dit-il, exerce une influence si puisssante, que non-seulement il développe les forces physiques internes des corps de la nature, comme le calorique, l'odeur, etc., mais encore, ce qu'on avait ignoré jusqu'à présent, il exalte à un point étonnant la puissance médicinale des substances naturelles.

» *Il paraît que c'est moi qui ai découvert cette dernière propriété*, dont l'influence est telle, qu'à sa faveur des substances auxquelles on n'avait jamais reconnu de propriétés médicinales, acquièrent une vertu surprenante (1). »

C'est en raison de cette découverte que le charbon de bois, la coquille d'huître, le sel marin, la silice, que M. Gallard appelle la poussière de cailloux, et le lycopode, considérés par la *pharmacie ordinaire* comme étant sans action sur l'organisme, acquièrent de très énergiques propriétés médicinales.

Nous dirons en passant que la pharmacie ordinaire et la thérapeutique de l'ancienne école ne sont pas aussi ignorantes que M. Gallard le suppose des propriétés actives de ces substances. Ainsi le lycopode a été employé à l'intérieur, sous forme de décoction, contre le *rhumatisme*, l'*épilepsie*, la *rétention d'urine*, la *néphrite*, il passe pour *antispasmodique* utile dans les maladies du poumon. En Hongrie, en Gallicie et dans la Petite-Russie, on le conseille contre la rage (2). La coquille d'huître, qui n'est autre que le carbonate de chaux, fut également employée, tant à l'intérieur qu'à l'extérieur. Extérieurement, elle a été recommandée par Cleghorn contre les ulcères qui succèdent aux brûlures, ou a été employée comme *antilyssique*, mais bientôt abandonnée comme toutes les matières terreuses insolubles (3). Mais, du moment où, par la prépara-

(1) *Études de méd. homœop.*, par S. Hahnemann, 1re sér., p. 578.

(2) Voy. Mérat et Delens, *Dict. univ. de mat. méd.*, t. IV, art. LYCOPODE.

(3) *Loc. cit.*, t. II, art. CHAUX.

tion homœopathique, cette substance, d'insoluble qu'elle était, devient soluble et par conséquent susceptible d'être absorbée, faut-il s'étonner que d'inerte qu'elle était à l'état brut, elle devienne fort active ? Quant au *charbon de bois*, pourquoi nous oblige-t-il à lui rappeler les travaux des docteurs Brachet, Chapmann, Fush, Torry (d'Agen), ceux de Bremser, qui tous le recommandent dans des affections différentes ? Nous serions fort étonnés que, dans sa pratique, M. Gallard n'eût jamais prescrit le charbon du docteur Belloc, ou qu'il ignore l'usage abusif qui s'en fait en allopathie. Faut-il encore lui dire qu'il y a vingt ans, environ, l'école de Paris, et M. Piorry en particulier, se passionnèrent pour le *sel marin* dans le traitement de la phthisie ; et que dans les hôpitaux on le faisait prendre à la cuiller. L'effet, il est vrai, ne répondit pas à l'attente, mais on l'essaya ; et quelques-uns allèrent jusqu'à se vanter de certaines cures, au moins momentanées. Faut-il lui faire observer que les eaux minérales, celles surtout désignées sous le nom de chlorurées sodiques, contiennent le sel marin (chlorure de sodium), dans une proportion considérable ? Les sources de Salces, Balaruc, Bourbonne-les-Bains, sont surtout dans ce cas. Ne sait-il pas que la silice se rencontre également dans un grand nombre d'eaux minérales ? Quel que soit l'état où on la trouve, M. Gallard admettra bien qu'elle a un effet. Il voit donc que l'inertie des corps qu'il cite est uniquement relative à l'état où on les trouve dans la pharmacie ordinaire, et que la préparation des médicaments a pour objet de mettre en évidence des propriétés qui, dans l'état natif de ces substances, sont latentes.

En vérité, notre Aristarque n'est pas heureux dans le choix de ses exemples.

En regard de tous ces faits, perdrons-nous notre temps à réfuter des critiques qu'à bon droit nous pourrions qualifier de *divagations extra-scientifiques ?* Que signifient les longues tirades placées dans le paragraphe de la Note à laquelle nous répondons, et relatives aux aggravations homœopathiques ? Ces dernières sont très réelles, et il est vrai que Hahnemann et ses disciples les évitent avec un soin extrême. S'ensuit-il qu'elles aient jamais été jusqu'à compromettre la vie des malades ? Si l'on veut bien se reporter à ce qui précède, il suffira de se rappeler que Hahnemann a toujours enseigné et toujours voulu guérir *promptement*, *sûrement* et *doucement;* que, par conséquent, toute perturbation, si légère qu'elle fût, était à ses yeux une aggravation qui le portait à baisser les doses. Évidemment, le roman présenté par M. Gallard, aux pages 25 et 26 de sa Note remise au tribunal, ne peut être considéré, de notre part, que comme un moyen à effet, et non pas comme un argument sérieux.

Ne pourrions-nous pas demander au défendeur si l'allopathie évite toujours les aggravations médicinales ? La description de la *fièvre quinique* donnée par Bretonneau n'est-elle pas le résultat d'une suite d'intoxications légères survenues consécutivement à l'administration du sulfate de quinine ? Ce n'est pas par l'*expérimentation pure*, puisqu'il ne l'a jamais pratiquée, que le Nestor des médecins de la Touraine a pu la constater, mais seulement au moyen de l'observation clinique.

M. Gallard conseillera-t-il à Bretonneau, qui est un *savant*, un *philosophe* et un *honnête homme*, d'abandonner la méthode qu'il suit dans le traitement des fièvres intermittentes, ou de baisser sa posologie en se rapprochant des doses infinitésimales, ce que déjà il pratique assez souvent? L'allopathie est bien obligée d'en venir là, maintenant qu'elle fait un usage assez fréquent de ce qu'elle nomme les *alcaloïdes*. Chacun de nous se souvient des accidents produits par la *vératrine* et même le sulfate de quinine, lorsqu'on a voulu en faire usage dans le traitement des affections rhumatismales.

Mieux informé de l'état de l'homœopathie et plus familier avec ses doctrines, M. Gallard ne se serait pas permis de donner à croire que les homœopathes soient condamnés à toujours employer les médicaments à la 24e ou à la 30e dilution. Jamais pareil conseil n'a été donné par Hahnemann, suivi par lui, ni par ses disciples. C'est le contraire qu'il a enseigné. Dans une Note qui date de 1835, répondant à un écrivain qui avait avancé que l'homœopathie subirait la loi éternelle des métamorphoses, et donnait pour preuve de son assertion l'emploi des dissolutions aqueuses d'Ægidi, il dit : « L'auteur de ces lignes s'est trompé gravement et ne paraît pas avoir mûrement réfléchi à ce qu'il hasarde; il confond ouvertement la cause avec l'effet, l'essence de l'art, l'homœopathie même avec la pratique, qui comprend en général des manœuvres techniques, essentielles à la vérité, mais non pas tout à fait immobiles, et qui dans l'exécution peuvent subir quelques améliorations et modifications (1). La loi, sous ce rapport, souvent reproduite par Hahnemann dans ses différents écrits, revient à ce qui suit : *L'effet curatif est d'autant plus sûr et d'autant plus constant que la dose du médicament est plus rapprochée de celle qui exciterait la plus légère exacerbation des symptômes existants; l'effet curatif est d'autant plus incertain et d'autant plus rare, que la dose du médicament détermine des symptômes pathogénétiques plus marqués et en plus grand nombre.* »

Mais que M. Gallard ne vienne pas dire qu'en employant les doses infinitésimales on arrive à ne rien donner du tout. Car il ne sait où s'arrête la divisibilité de la matière ; et il se mettrait en opposition involontaire, nous le supposons, avec ceux qui lui ont enseigné la physique, la chimie et les sciences naturelles. Il sait encore moins où la matière divisée est sans action sur l'homme sain et sur l'homme malade. Surtout qu'il ne prenne pas son point d'appui sur le principe trop célèbre *Nihil è nihilo*, qu'il rappelle avec une complaisance malheureuse. *Nihil è nihilo gigni potest*, a dit Spinosa, qui ajoutait aussitôt : *Nihil in nihilum reverti potest.* Les préparations homœopathiques n'ont pas le néant pour point de départ, puisqu'elles partent de l'unité de grain. Quelque division qu'on leur fasse subir, pourvu qu'il y ait, comme le veut Hahnemann, mélange intime, molécule à molécule, de la substance active avec l'excipient,

_____

(1) Voy. dans *Études de méd. hom.*, par S. Hahnemann, la note adressée au docteur Croserio, t. II, p. 305.

toujours il y aura présence réelle de cette substance dans le mélange, aussi divisé qu'on le suppose. La question sera de savoir si la matière ainsi divisée conserve encore une action soit pathogénétique, soit thérapeutique. Nous le redisons en terminant, c'est une question expérimentale devant laquelle viennent échouer les assertions dénuées de preuves, les vaines déclamations et les partis pris.

Nous ne pouvons mieux terminer cette partie, la plus épineuse de cette discussion, qu'en rapportant la profession de foi de Mayrofer et celle du docteur Zlatarowich, professeur de l'Académie Joséphine de Vienne. La première exprime si bien notre pensée sur les différences qui séparent l'homœopathie de l'allopathie, que nous ne voulons rien y ajouter. La seconde montre comment un homme que la prévention n'aveugle pas sait se jeter aux bras de la vérité, lorsque celle-ci lui apparaît.

« Depuis que les résultats que j'ai obtenus au lit des malades, au moyen des médicaments convenables, m'ont convaincu de l'excellence du principe homœopathique, *similia similibus curantur*, l'homœopathie ne me paraît nulle part plus rationnelle que dans son empirisme, et la pratique ordinaire nulle part plus empirique que dans sa *rationalité*. Depuis que j'ai vu les médicaments homœopathiques, même à de très petites doses, opérer des effets instantanés dans les maladies les plus graves, l'homœopathie ne me paraît nulle part plus grande que dans la petitesse de ses doses, et l'ancienne école nulle part plus petite que dans la grandeur des siennes. Depuis que je connais la multiplicité des rapports physiologiques des substances médicamenteuses simples et l'infinie variété de leurs tendances curatives, l'homœopathie ne me paraît nulle part plus variée que dans sa simplicité et la pratique ordinaire nulle part plus simple que dans sa variété. Aussi me suis-je enrôlé sous le drapeau de l'homœopathie dégagée de ses paradoxes, de l'homœopathie pure, et, dans la conviction de consacrer ma vie à une bonne cause, j'en resterai le chaud partisan et le zélé défenseur, en dépit de toutes les persécutions, de tous les mauvais traitements (1). »

Voici la déclaration du docteur Zlatarowich :

« Je traitais du mercure et des effets physiologiques de cette substance, lorsque tout à coup je m'aperçois que je fais la description à peu près exacte de la maladie vénérienne. Cette idée me traverse l'esprit comme un éclair, me frappe et m'interdit au point que je suis forcé de plier mes notes et de terminer brusquement la leçon, à la grande stupéfaction de mon auditoire.

» Rentré chez moi, je fais renvoyer tout visiteur pour ne pas être distrait, et, dans un état de vive agitation, je me mets à réfléchir sur la découverte importante que je venais de faire. Je ne connaissais l'homœopathie que d'une manière très imparfaite, et j'avais contre elle les préventions communément partagées par ses adversaires. Cependant son

____

(1) *Revue crit. et rétrosp. de la Mat. méd. hom.*, par les docteurs Roth, Pétroz et Chargé, t. IV, p. 269.

principe des semblables me vint naturellement à l'esprit, et je cherchai avidement dans cette doctrine l'explication et la vérification générale de la particularité qui m'avait si vivement frappé dans les effets du mer-cure. Je vérifiai pour toutes les substances médicamenteuses la réalité de cette merveilleuse loi des semblables, loi thérapeutique générale et fon-dement de l'art de guérir. J'ai adopté depuis lors, sans restriction, la méthode homœopathique. »

IV.

LES VERTUS RECONNUES PAR NOUS DANS LES MÉDICAMENTS PRÉPARÉS D'APRÈS LES RÈGLES TRACÉES PAR HAHNEMANN, NE·SONT NI INDIQUÉES, NI DISCUTÉES PAR LE DÉFENDEUR.

Nous serons brefs sur ce point, puisque l'auteur de la Note n'avance aucun fait ayant le rapport le plus éloigné avec la thèse qu'il pose comme titre du paragraphe que nous réfutons.

Il avance, en se réservant de le démontrer plus tard, probablement à l'audience, que tous ou presque tous les médecins homœopathes ne se fient pas, dans les cas graves, aux médicaments préparés d'après la mé-thode de Hahnemann ; c'est la première objection. La seconde est un blâme adressé à Hahnemann et à son école, pour avoir nié les guérisons spontanées et conséquemment la valeur de la *médecine expectonte*. La troisième consiste à accorder, comme une concession bienveillante, que des guérisons ou des soulagements inespérés ont pu être produits sur des personnes à imagination parfaitement impressionnable, ayant une foi vive dans la doctrine, et attendant des résultats merveilleux de cette médication nouvelle. A l'appui de cette dernière critique, on rappelle les expériences de M. Seidlitz (de Saint-Pétersbourg), et celles de M. Trous-seau (de Paris).

Mais, en tout ceci, qu'est-il dit des vertus attribuées par nous aux pré-parations homœopathiques? Il aurait fallu indiquer les vertus dont on parlait, démontrer qu'elles étaient fausses, parce que les médicaments en possèdent de différentes ou d'opposées, et conclure non-seulement à l'innocuité des préparations homœopathiques, mais encore à la fausseté du résultat annoncé.

En vérité, M. Gallard est un controversiste d'une espèce particulière. Il annonce qu'il fera une exposition du principe fondamental de l'ho-mœopathie, il n'expose pas ce principe ; il dit que du principe exposé il tirera les conséquences qui en découlent forcément ; et de sa critique sur le quina, il arrive sans transition aucune à la question des *infini-ment petits*. Il annonce au tribunal qu'il lui parlera des vertus attribuées par l'école homœopathique aux médicaments préparés selon la méthode de Hahnemann ; et il n'en dit mot ; mais il nous accable sous le poids de ses affirmations sans preuve, avançant que, dans les cas graves, les homœopathes ne se fient pas toujours aux ressources qu'ils possèdent ; il gourmandera Hahnemann,qui, selon lui, aurait déclaré la nature inintelligente et grossière, et méconnu la valeur de la médecine expectante. Enfin il appuie son dire de deux témoignages aussi contestables que possible, ainsi qu'on le verra. Ce n'est pas là de la discussion ; mais la continuation du système de diffamation et de calomnie dans lequel nous voudrions que, pour lui-même, M. Gallard ne fût pas entré. Force nous est donc de ne rien dire non plus des vertus des médicaments homœopathiques, et de suivre notre adversaire où il lui plaît de nous conduire.

1° Dans les cas graves, tous ou presque tous les médecins homœopathes ne se fient pas aux médicaments préparés d'après la méthode de Hahnemann. Ils se fient donc aux mêmes médicaments préparés selon la méthode ordinaire. Dans ce cas, ces défaillants d'un jour ou d'un moment restent encore fidèles à leur principe, s'ils ne le sont pas à leur posologie. Ils restent attachés à ce que Hahnemann considérait comme *une vérité constante et éternelle, une loi immuable* s'ils ne se sont pas tenus à ce qui, *dans l'exécution, peut subir quelques modifications et améliorations.* Voilà leur crime! Et encore, nous dira-t-on sans doute, quels étaient ces *cas graves*, si ce fut pour un moment, dans le but de parer à un accident qui ne souffrait aucun délai, que ceux auxquels on adresse ce reproche se soient écartés de l'opinion que M. Gallard se fait de l'homœopathie, pour rester fidèles à l'enseignement donné par Hahnemann au § 67 de l'*Organon*, édition de 1856. Nous verrons ce qui se produira à l'audience, où l'homme consciencieux et habile qui s'est chargé d'exposer notre plainte ne manquera pas de réponse.

2° Hahnemann n'a jamais nié les *guérisons spontanées*, mais il a dit que la *force vitale*, toute active et spontanée qu'elle soit, était *grossière et inintelligente* (1). En quel sens l'a-t-il dit? En ce sens que, par son unique puissance, la force vitale ne peut jamais éviter une maladie chronique ou en triompher. Les exemples qu'il cite font bien comprendre sa pensée. M. Gallard entendrait-il soutenir qu'il y ait intelligence dans l'accomplissement des phénomènes physiologiques, quel que soit le système qu'il ait adopté sur le principe d'où ces phénomènes dérivent? De là à nier qu'il se produise chez l'homme de ces écarts passagers du rhythme normal qui guérissent sans le médecin, la distance est énorme. Hahnemann a repoussé, ceci est vrai encore, la médecine expectante. Qui donc l'admettrait en principe, non-seulement dans les cas graves, mais encore dans les maladies plus bénignes ou plus simples, du moment où on peut faire mieux, du moment où nous possédons les moyens d'abréger la durée du mal ou d'en procurer une guérison plus complète? Toute la thérapeutique ne dépose-t-elle pas contre les prétentions de la médecine expectante? Dans le traitement des maladies, le médecin se propose-t-il autre chose que de diriger, en les favorisant, les réactions de l'organisme, réactions qu'à lui seul l'organisme ne peut le plus souvent produire.

3° Enfin, on nous accorde que des guérisons ou des soulagements

(1) Voy. *Organon de l'art de guérir*, Introduction. Édition de 1856.

inespérés ont pu être obtenus ; mais encore veut-on que ce soit sur des personnes à imagination facilement impressionnable, ayant une foi vive et attendant de l'homœopathie des résultats merveilleux.

Quelle preuve donner de cette assertion ? Il en est deux : ce sont les expériences de M. Seidlitz et de M. Trousseau ; il faut donc les apprécier.

A Saint-Pétersbourg, M. Seidlitz fait une série d'expériences avec de la poudre de charbon de bois et d'autres corps dits inertes administrés homœopathiquement. Quels sont ces corps prétendus inertes ; à quelles doses et pendant quel temps les a-t-on admistrés ? On ne le dit pas. Ce n'est pas l'allopathie qui peut qualifier le charbon de bois de corps inerte, elle qui emploie le charbon de peuplier pour guérir les gastralgies. Le peuplier ne serait-il pas un bois ? Le charbon qu'on en tire n'est-il pas du charbon de bois ?

M. Seidlitz et ses amis avouent qu'ils ont toujours produit des accidents extraordinaires, mais qui disparaissaient d'eux-mêmes au bout de quelques heures. — Voilà des effets produits. Qu'en doit-on raisonnablement conclure ? Que le charbon de bois n'est pas un corps inerte, puisqu'il produit des effets extraordinaires, lors même qu'il est employé homœopathiquement. La raison et l'expérience le voulaient ainsi. Mais M. Seidlitz conclut que l'efficacité de la médecine homœopathique gît tout entière dans l'imagination du malade ; et que, comme en conviennent quelques homœopathes, pour être guéri il faut avoir la foi. Fort d'un semblable raisonnement, M. Seidlitz n'hésite pas à ranger l'homœopathie parmi les épidémies d'aliénation mentale. Le tribunal appréciera le dire de M. Seidlitz. Nous souhaitons qu'il puisse trouver un rapport quelconque entre les prémisses et la conclusion de l'auteur. Un fait est acquis : c'est l'action du charbon végétal administré homœopathiquement. On rapporte cet effet à l'imagination. Il fallait ici une contre-épreuve. Donner aux malades les pilules de mie de pain de M. Trousseau et observer si, sous leur influence, il se produirait les mêmes effets qu'avec le charbon de bois.

Passons à M. Trousseau.

Nous avons été rechercher ces expériences dans le *Bulletin de thérapeutique*, et nous nous sommes reportés à la relation qui en fut faite par MM. Trousseau et Gouraud dans la huitième livraison du *Journal des connaissances médico-chirurgicales*. Nous trouvons entre la relation de M. Pigeaux et celle de MM. Trousseau et Gouraud des différences assez notables. Dans la version de ces messieurs, il est question d'expériences faites à l'état sain par les élèves qui suivaient l'Hôtel-Dieu. Ces pauvres élèves prirent jusqu'à quatre-vingts globules des médicaments qu'ils expérimentèrent et n'obtinrent aucun résultat. Ces messieurs le disent bien haut, et en concluent que l'expérimentation pure ne mène à rien. Mais ils ignorent que quatre-vingts globules ne font pas même une demigoutte de teinture, et que, quand il s'agit d'expérimenter sur l'homme à l'état sain, ce ne sont pas des globules, mais des teintures qu'il faut employer.

L'histoire de la première malade rapportée par MM. Trousseau et Gouraud diffère de la même histoire rapportée par M. Pigeaux, en ceci : que tous les symptômes relatés disparurent au bout de sept heures, mais qu'aussi il survint une éruption ortiée. Les pilules de mie de pain de M. Trousseau déterminèrent des symptômes morbides chez d'autres malades. Mais remarquez aussi comme on s'était mis en frais pour frapper l'imagination des malades. On était allé rue des Lombards faire préparer les pilules, on les avait enfermées dans des boîtes avec une suscription particulière, on les donnait soi-même au lieu de suivre la voie usitée dans les hôpitaux, qui est de formuler sur le cahier de visite et de faire l'expérience sans ostentation et sans apprêt. Mais en quoi de pareilles expériences peuvent-elles intéresser l'homœopathie, puisqu'elle n'y est pas intervenue? Nous voilà donc jugés par M. Seidlitz, qui obtient des effets avec l'homœopathie, il le dit, et par M. Trousseau, qui obtint d'autres effets avec de la mie de pain, sans que l'homœopathie intervienne ; et tous deux concluent à la puissance de l'imagination ! Ne restait-il pas une troisième expérience à faire? Celle qui ne suppose ni finesse, ni supercherie, ni conclusions arbitraires. Elle a été faite à Paris, dans un hôpital et sur une maladie qui n'est pas dans l'habitude de guérir sans le secours d'une médecine active ; nous voulons parler de la pneumonie (1). Sur quarante et un malades, trente-huit sont guéris, trois sont morts. Ici l'homœopathie et l'homœopathie seule est intervenue. C'est une expérience accompagnée de tous les détails qui la justifient ; celles de MM. Seidlitz et Trousseau n'en sont pas.

Enfin, on nous objecte que, dans une pharmacie de Marseille (la pièce est dit-on au dossier), les flacons ont été bouleversés de telle sorte que les étiquettes ne répondissent plus aux substances contenues dans chaque flacon ; et que les médicaments ont été administrés les uns à la place des autres, sans que ni malades, ni médecins s'en soient aperçus. On ajoute que même, à Paris, un élève en pharmacie se serait *amusé* (sic), à titre d'expérience ou de *simple espièglerie* (sic), à donner de l'eau pure parfaitement filtrée à la place des médicaments prescrits, sans que ni malade ni médecins aient songé à s'en plaindre. Voir un amusement ou une espièglerie dans l'infidélité d'un pharmacien et d'un élève, transformer en gentillesse un acte de patente improbité, c'est vraiment trop d'indulgence de la part de M. Gallard. Dire qu'il entend appuyer sa défense sur de pareils faits ; c'est chose inconcevable (2) !

____

(1) *Recherches cliniques sur la pneumonie et le choléra*, par J.-P. Teissier. In-8. Paris, 1850.

(2) M. Gallard avance que l'un de nous, M. Léon Simon, avait reculé devant l'épreuve que lui proposait M. Marmorat. Il s'agissait de reconnaître, d'après leurs effets, les médicaments homœopathiques qui seraient administrés, non pas à lui, il n'en fut jamais question, mais à M. Marmorat, sans que M. Léon Simon en connût la nature. Il accepta d'abord... ceci est faux, jamais il n'a accepté. Lui-même a tracé les conditions de l'expérimentation pure ; et par conséquent celles qu'il croyait devoir imposer à M. Marmorat. (Voy. *Leçons de méd. homœop.*, par le docteur Léon Simon. Paris, 1835, in-8, p. 162. Voy. aussi la sixième leçon.)

V

LES EXPÉRIENCES, AUTHENTIQUES SELON L'AUTEUR, FAITES SUR L'HOMŒOPA-
THIE NE DÉMONTRENT PAS SON INEFFICACITÉ ABSOLUE.

Tel est l'exposé doctrinal présenté au tribunal par M. Gallard. Nous l'avons déjà dit : toute doctrine médicale se compose d'une méthode, de principes et de moyens. Méthode à suivre dans l'étude des maladies, méthode à suivre dans la recherche des propriétés des agents de la guérison, préceptes à observer dans l'application des médicaments à la guérison des maladies. Telle aurait dû être l'exposition de M. Gallard. Est-ce le cadre qu'il s'est tracé et qu'il a rempli de façon plus ou moins heureuse ? Un chapitre contre le quinquina et un chapitre sur les doses infinitésimales constituent toute sa discussion. Ces deux sujets appartiennent à l'homœopathie sans être l'homœopathie tout entière. La doctrine et ses conséquences forcées n'ont donc pas été exposées au tribunal. L'auteur a-t-il été plus exact quand il s'est agi des expériences qualifiées par lui d'authentiques, démontrant l'inefficacité absolue de la doctrine homœopathique ?

Ici quelques réflexions préliminaires sont nécessaires. L'authenticité des expériences ne ressort pas seulement de la publicité qui leur est donnée ni des témoins qui y sont appelés. Si les témoins d'une expérience sont préalablement familiarisés avec le problème qu'il s'agit de résoudre, l'expérience est publique sans être authentique. Si on appelle à l'expérience ceux qui sont en position de la diriger, de la conduire et d'en discuter les résultats, alors seulement on peut la dire authentique.

Les expériences de M. Andral ne présentent pas ce caractère. Il les fit seul ; et, s'il faut en croire son ami et son élève M. Maxime Vernois, il les fit à l'hôpital de la Pitié, alors que les ouvrages fondamentaux de Hahnemann et particulièrement la *Matière médicale* n'avaient pas été traduits, et qu'à moins de connaître la langue allemande, il n'avait aucun moyen de choisir le médicament approprié.

« Depuis le mois de janvier, dit l'auteur anonyme d'une note insérée au tome VI du *Bulletin de thérapeutique*, M. Andral a traité 35 malades par l'homœopathie, dont 18 hommes et 17 femmes. Sur ce nombre, 5 ont été soumis à l'aconit, 4 à l'arnica, 5 à la belladone, 5 à la bryone, 1 à la camomille, 3 au colchique, 3 à la jusquiame, 1 à l'opium, 2 au mercure soluble, 3 à la noix vomique, 1 au plomb, 2 à la pulsatille.

« *Aconit.* Le globule est à la 24ᵉ dilution. Premier malade, vingt-cinq ans ; maladie, gastrite ; symptômes prédominants : fièvre intense. Effets : 2 pulsations de moins dans les vingt-quatre heures, et le lendemain, une variole se déclare. — Deuxième malade, fièvre intense, quotidienne ; symptôme prédominant : impulsion du cœur ; effet nul. — Troisième malade, amygdalite aiguë ; symptôme prédominant : fièvre intense. Effet : diminution du pouls et du mal de gorge. — Quatrième malade, tubercules ; symptôme prédominant : fréquence du pouls. Effet : diminution du

pouls. — Cinquième malade, arthritis aiguë ; symptôme prédominant :
fréquence du pouls. Effet : céphalalgie vive (1). »

Toutes les expériences de M. Andral sont décrites de cette façon : c'est
un diagnostic porté en termes tellement généraux qu'il est impossible
de l'apprécier ; c'est un médicament toujours choisi d'après un symptôme unique appelé symptôme prédominant, lequel a le double tort de
n'être prédominant ni pour caractériser la maladie, ni pour le choix du
médicament. L'homœopathie blâme le choix d'un médicament fait d'après
un seul symptôme, qu'il soit ou ne soit pas prédominant, elle veut qu'il
soit choisi d'après l'ensemble symptomatologique. M. Andral a fait le
contraire de ce que l'homœopathie recommande ; il ne pouvait aboutir
qu'à un échec. Ajoutons que M. Andral a donné à chacun de ses malades
une seule dose du médicament employé ; qu'il n'a traité aucune maladie
par l'homœopathie, car elle n'a jamais enseigné que, pour une guérison,
il suffisait d'une dose unique d'un médicament quelconque. Les expériences de M. Andral sont donc nulles de tout point. Il semble que lui-
même l'ait compris. En 1835, dans une brochure ayant pour titre *Analyse complète et raisonnée de la matière médicale de Samuel Hahnemann*,
M. Maxime Vernois accepte en son nom et au nom de M. Andral les critiques adressées aux expériences qui nous occupent. Il dit s'être remis à
l'œuvre, et prétend n'avoir obtenu que des résultats aussi nuls et aussi
insignifiants que la première fois. Il promet un second article qui doit
être inséré dans le *Bulletin de thérapeutique*. Cet article n'a pas paru.
Nous ne sommes donc étonnés que d'une chose, c'est que M. Andral se
soit prévalu de semblables expériences devant l'Académie, et qu'elles
aient pesé d'un grand poids dans la décision que cette compagnie prit.

Les expériences entreprises à l'Hôtel-Dieu de Paris par M. Currie le
furent sur la demande de M. Bally. Il promit aux expérimentateurs de
les faire d'une manière complète, et voici ce qui advint. Il confia aux
expérimentateurs : 1° deux sexagénaires atteints de catarrhes pulmonaires chroniques ; 2° une hépatite chronique avec flux hémorrhoïdal ;
3° un emphysème pulmonaire ayant quinze ans de durée, sur un ancien
militaire sept fois infecté de la gale, dont la dernière infection ne dura
pas moins de cinq ans ; 4° une fièvre typhoïde sur un sujet atteint de
tubercules pulmonaires ; un malade atteint de paralysie de la langue ;
5° deux phthisiques arrivés au troisième degré ; 6" un cancer utérin ;
7° une tumeur enkystée de l'ovaire avec hydropisie aseite, malade qui
avait déjà subi douze fois la ponction et était arrivée au dernier degré
d'émaciation. En tout dix malades. Tant que durèrent les expériences,
M. Bally ne se rencontrait presque jamais avec les expérimentateurs ; et
bientôt, fatigué de son propre service, il le divisa en quatre parts. Il en
donna une à M. Piorry, une autre à son élève interne, il en réserva une
troisième pour lui-même, et confia à l'homœopathie les malades dont
nous avons parlé. Au bout d'un mois, M. Léon Simon, jugeant que les
expériences proposées n'étaient qu'un simulacre pur et simple, ne voulut

____
(1) Voy. *Bull. gén. de thérap.*, t. VI.

pas se prêter plus longtemps à ce semblant d'impartialité. Il se retira,
après en avoir écrit à M. Bally. Lors de la discussion qui eut lieu au sein
de l'Académie de médecine, M. Bally fit argument des expériences dont
nous parlons. Il offrit d'administrer les preuves de ce qu'il avançait. Il
affirma qu'un registre d'observations avait été ouvert. Currie prétend que
ce registre dépose en faveur des expériences tentées ; il écrit à M. Bally
lettres sur lettres pour obtenir la représentation de cet argument irrésistible. Mais M. Bally a déménagé sa bibliothèque, et le registre a été
perdu! M. Bally affirme donc une preuve qu'il ne pouvait produire, et
ce document, que personne n'a vu ni vérifié, pas même l'Académie, fut
une des raisons qui l'entraînèrent. S'il se fût agi d'un jugement, tant de
légèreté aurait de quoi surprendre. Mais l'Académie avait parti pris ; dès
lors, tout prétexte était un motif, toute assertion se transformait en
preuve. Cependant Currie affirme avoir obtenu des guérisons, et le déménagement de M. Bally lui rend toute démonstration impossible.

Voilà donc à quoi se réduisent les expériences faites à l'Hôtel-Dieu de
Paris. De bonne foi, prouvent-elles quelque chose ?

Quant aux expériences de Naples, nous ne saurions mieux faire que
de mettre sous les yeux du tribunal le récit qui en fut fait par le docteur A. Rapou, de Lyon (1).

Elles eurent lieu à l'hôpital *della Trinità*. Les homœopathes napoli-
tains demandèrent qu'on leur cédât une ou plusieurs salles d'un des
grands hôpitaux. Au premier bruit de cette demande, l'Académie allopathique s'empressa de nommer une commission chargée d'exposer au
roi les inconvénients qu'il y avait à accéder à la demande de nos confrères. Le roi renvoya la commission et accorda sans formalité une des
salles de l'hôpital dont il a été parlé. Le docteur Cosmo de Horatiis fut
chargé de la direction de cette clinique. Tout fut mis en œuvre pour
contrarier l'initiative du décret royal et la retarder le plus possible.

De Horatiis s'adjoignit Romano, Grossi et quelques autres confrères,
et il fut permis à la Faculté d'envoyer un nombre égal des siens pour
suivre le traitement et en faire son rapport. Cette clinique s'ouvrit le
14 mars 1828. Les intrigues, les cris, les réclamations des corps médicaux constitués avaient réussi à enlever à la concession royale une partie
des avantages que la nouvelle école pouvait en retirer. On répandit en
ville le bruit que les malades de la clinique homœopathique étaient dans
le plus pitoyable état, qu'il y avait beaucoup de morts et de mourants.
Ce bruit arriva jusqu'aux oreilles du roi, qui se hâta d'envoyer S. A. R.
le duc de Calabra (aujourd'hui roi régnant), pour s'informer de l'état
des choses et lui rapporter des renseignements exacts. Le prince se
rendit à la clinique et demanda la liste des victimes. Le surveillant de la
salle auquel il s'adressa lui répondit qu'il était bien empêché de satisfaire à sa demande, attendu qu'on n'avait pas encore à regretter la perte
d'un seul malade. *Donc tous ceux que je vois ici sont des morts ressuscités*,
dit le prince en plaisantant.

(1) Voy. *Hist. de la doct. méd. homœop.*, par le docteur Rapou fils. Voy. aussi
l'Homœop. et ses détracteurs, par le docteur Chargé.

Cependant, la clinique fut fermée et elle le fut d'ordre royal ; voici en quelles circonstances. De Horatiis, médecin du roi de Naples, dut abandonner la clinique pour accompagner son souverain en Espagne. Romano, d'une santé très affaiblie, ne crut pouvoir conserver le fardeau d'une clinique publique. Il songeait à confier le service à de plus jeunes praticiens. Dans ces circonstances, le roi jugea convenable de fermer la clinique et d'emmener avec lui, pour recevoir ses soins, le docteur de Horatiis, son premier médecin. A son retour d'Espagne, de Horatiis publia les résultats de sa clinique (1), et voici les faits qui s'y trouvent constatés. Du 14 mars au 10 août, la clinique reçut environ 200 malades atteints d'affections fort diverses, aiguës et chroniques, graves et bénignes. Un seul est mort à la suite d'une variole confluente. Tous ont éprouvé du soulagement, beaucoup ont guéri.

Tel est donc le résultat de la clinique homœopathique de Naples. Nous remarquerons, en passant, combien elle diffère des expériences qui nous ont occupés jusqu'ici. Elle eut une durée de cent cinquante-cinq jours. Les expériences furent générales, c'est-à-dire que l'homœopathie fut appliquée à toutes les maladies qui se présentèrent. Son résultat fut favorable, malgré les entraves sans nombre dont l'entoura le mauvais vouloir des commissaires représentant l'ancienne école. Ils étaient au nombre de dix, dont cinq titulaires et cinq suppléants. Marry ne parut pas à la clinique ; mais Marcheroni, son suppléant, y fut très assidu, devint homœopathe et publia un ouvrage contre les détracteurs de l'homœopathie. Julinea ne parut qu'une seule fois ; Alessi fut converti, fit un rapport en faveur de cette doctrine et publia une réponse aux adversaires de l'homœopathie. Delforno vint quatre fois à la clinique, Lanza huit fois, Hucarussi une seule fois, et le docteur Ronchi cinq à six fois. C'est ainsi que les commissaires allopathes entendirent le mandat qu'ils avaient reçu du roi, et veillèrent aux intérêts de la science et de l'humanité.

Quant aux expériences commencées à l'Hôtel-Dieu de Marseille par le docteur Chargé, voici notre réponse à la lettre du maire de cette ville, lettre insérée dans la Note de M. Gallard.

Les tentatives faites à l'Hôtel-Dieu de Marseille en 1855 ne méritent certainement pas d'être appelées des expériences homœopathiques. Elles témoignent, il est vrai, du courage et de la sincérité des médecins homœopathes de Marseille ; mais, ne fût-ce que par leur trop courte durée, elles sont tout à fait insuffisantes pour motiver un jugement quelconque sur la valeur de l'homœopathie appliquée au choléra épidémique.

(Voir le travail du docteur Chargé, lu au congrès homœopathique de Bruxelles de 1856, et publié dans le *Journal de la Société gallicane : Trois jours d'homœopathie à l'Hôtel-Dieu de Marseille.*)

L'initiative de ces prétendues expériences appartient à M. le maire de Marseille ; le fait est à noter ; car évidemment, en sollicitant l'homœopa-

---

(1) Voy. les pièces authentiques jointes à la brochure du docteur Chargé, déjà citée.

thie à venir au secours des cholériques de l'Hôtel-Dieu, on prouvait au moins que l'opinion publique était favorable à l'homœopathie, et cette faveur, comment nos confrères se l'étaient-ils méritée, si ce n'est par leurs succès ?

La proposition était honorable, elle fut acceptée. C'est là le tort de nos confrères marseillais. Pourquoi faut-il que l'un d'eux ne se soit pas mieux souvenu, en cette occasion, d'une pensée vraie qu'il avait ainsi très nettement exprimée dès 1838 (docteur Chargé, *Études médicales*, p. 181). « Tant que le service de santé sera institué et dirigé comme il » l'est, aussi longtemps que les homœopathes n'auront pas en leur pou- » voir de neutraliser complétement la funeste influence de l'opposition » de leurs confrères, j'estime qu'il sera sage de leur part de ne point » accepter la proposition qui pourrait leur être faite encore d'expérimen- » ter dans les hôpitaux. Cette offre est séduisante au premier aspect, mais » elle cache un piége. »

Plus que jamais le piége pouvait être présumé ; le fut-il ? peut-être. Mais on passa outre ; on avait confiance dans ses forces, on voyait devant soi des dissidents, on ne croyait pas à des ennemis ; puis enfin, en face d'une épidémie envahissante, on pouvait bien s'oublier soi-même pour ne songer qu'à être utile comme déjà on l'avait été tant de fois.

Qu'arriva-t-il ? Pendant trois jours, le 3, le 5, le 7 septembre, 26 ma- lades furent introduits dans le service des homœopathes, et de ces 26, 21 sont morts. Voilà ce qu'il y a de vrai dans la lettre de M. Honnorat, maire de Marseille, lettre signée du chef de l'administration municipale, mais écrite sur des renseignements qu'il n'a certainement pas vérifiés lui- même ; lettre sans autorité au point de vue de la science, et qui est pour- tant reproduite comme unique argument dans une Note qui a la préten- tion de s'intituler scientifique.

Ce que ne dit pas M. le maire, ce qu'il ne pouvait pas dire, parce qu'il ne le savait pas, et ce qui a été prouvé cependant de manière à ne pou- voir être contesté par personne, c'est que ces 26 malades étaient tous à l'agonie au moment de leur entrée dans le service des homœopathes ; c'est que 8 d'entre eux provenaient des salles de l'Hôtel-Dieu, d'où ils étaient évacués dans les plus fâcheuses conditions, deux entre autres au 20ᵉ jour de la fièvre typhoïde. Qui ne voit que le passage de ces agonisants dans le service des homœopathes, institué pour fournir un terme de com- paraison dans les résultats obtenus par les deux écoles, constitue un fla- grant déni de justice ? M. le maire ne pouvait ni le prévoir ni le prévenir ; mais les médecins homœopathes pas davantage ; et, devant le fait accom- pli, M. le maire n'avait plus le droit de dire : « A partir du 1ᵉʳ sep- » tembre, à six heures du soir, les malades qui entraient dans le service » des médecins allopathes furent distingués de ceux qui y étaient entrés » antérieurement, afin de servir à la comparaison des résultats obtenus » par chaque système de traitement. »

Au lieu de signaler une distinction qui n'exista jamais, il eût été juste de flétrir une confusion qui avait pour résultat d'attribuer à l'homœo- pathie dix décès dont elle ne pouvait pas être responsable.

Cette première inexactitude de M. le maire n'est pas la seule.

Pendant ces huit jours d'expérimentation, dit-il ; — c'est trois jours qu'il fallait accuser et non huit. — Le chiffre a son importance, ils le comprennent bien, ceux qui s'obstinent à le grossir contre toute vérité :

Pendant ce même temps , les salles des médecins allopathes ont reçu 25 malades cholériques, sur lesquels 14 ont succombé... Ainsi fait-on parler M. le maire, et nous ne doutons nullement que sa signature ne soit au bout ; mais, si honorable que soit d'ailleurs la signature d'un administrateur, elle ne prévaudra jamais sur la vérité. Or il s'agit ici de savoir si les faits énoncés, et que l'on veut consolider par le poids d'une signature, sont vrais ou faux.

Ils sont faux.

Les médecins homœopathes ont débuté les premiers, et leur service a duré le 3, le 5 et le 7 septembre. Donc les trois jours correspondants ne peuvent être que les 4, 6 et 8 septembre. Pendant ces six jours, ont été déclarés 57 cholériques (voir les registres de l'Hôtel-Dieu) ; de 57 ôtez les 26 qui incombent aux homœopathes, reste 31 ; sur ces 31, 13 ont guéri, et 18 sont morts ; donc l'allopathie a perdu, dans les trois jours correspondants aux trois jours de service homœopathique, 18 malades sur 31, au lieu de 14 sur 25.

Voilà la vérité.

Et nous ajoutons : Fût-il vrai que d'un côté il fût mort un plus grand nombre de cholériques, les 3, 5, 7 septembre que les 4, 6, et 8 dans les autres services, cela ne prouverait absolument rien contre l'homœopathie. De l'inégalité de la mortalité parmi des malades inégalement répartis, que peut-on conclure avec justice? Rien, si ce n'est qu'il reste à déterminer la raison de cette inégalité même. Pour confondre vraiment l'homœopathie à l'Hôtel-Dieu de Marseille, il aurait fallu guérir avant elle et après elle dans les proportions que vous soutenez, et c'est ce qui n'a pas été fait.

Le 13 octobre, 482 entrées, 285 morts : plus de la moitié ; 156 guérisons et 41 en traitement. Voilà ce que proclament les registres de l'Hôtel-Dieu ; leur autorité est bien autrement puissante qu'une signature surprise dont on voudrait détourner la signification, puisque sous son ombre tutélaire on maintient ce qui est faux, 14 guérisons sur 25.

Enfin, la lettre de M. le maire constate que dès le troisième jour, c'est-à-dire le 7 septembre, M. le docteur Chargé éleva de *nombreuses* plaintes. Ces plaintes, articulées par M. le maire et remplacées par des points dans la Note scientifique, n'étaient que trop réelles.

Un élève, un seul ; un infirmier, un seul, étaient échus en partage au service des médecins homœopathes. Ces deux auxiliaires indispensables furent, dès les premières vingt-quatre heures, mis hors d'état de service par la maladie ; ils ne furent jamais remplacés. Il s'ensuivit une extrême pénurie dans les soins matériels des malades. Était-ce là un service sérieux destiné à des conséquences sérieuses ? Mille fois non : nos confrères le comprirent trop tard et se retirèrent. Mais leur retraite fut une protestation, et non un aveu d'impuissance. Ils étaient prêts à continuer leur devoir de médecins. Ils ne pouvaient se condamner plus longtemps à séjourner à l'Hôtel-Dieu, pour y jouer le rôle d'élèves ou d'infirmiers.

Un dernier mot qui prouverait à lui seul la désespérante partialité de nos confrères dissidents : on élève bien haut le chiffre de 21 morts sur 26 cholériques en trois jours, comme si c'était là une nouveauté sans antécédents. Hélas ! à ceux qui l'auraient cru, l'Hôtel-Dieu de Marseille aurait bientôt dissipé toute illusion. Qu'on y regarde de près : soit avant, soit après la présence des médecins homœopathes, les cholériques y sont morts trop souvent dans les mêmes proportions et même au delà.

Du 26 juillet au 1er août,	7 admissions,		7 morts.
Le 2 août.	3	—	2
Les 6, 7, 9 août.	4	—	4
Le 17 août.	5	—	4
Les 20, 21, 22 août. . .	4	—	4
Le 1er septembre.	5	—	4
Les 8, 9, 11 septembre. .	40	—	25
Le 15 septembre.	17	—	14

Enfin le 23, quand l'épidémie était évidemment sur son déclin, 12 admissions, 10 décès. — Aux plus mauvais jours du service homœopathique, sur 12 admissions, on comptait au moins 3 guérisons. — Une de plus.

Quant aux expériences tentées par Gueyrard, la réponse se trouve faite par l'un de nous, le docteur C. Gueyrard, frère de celui auquel s'adresse la Note de M. Pointe. On ne la supposera pas écrite dans l'intérêt de la cause, puisqu'elle fut publiée bien avant la publication du Mémoire auquel nous répondons.

« Pendant l'hiver de 1831 à 1832, peu de temps avant l'époque où mon frère, ne voulant plus pratiquer l'allopathie dans son hôpital (les salles militaires de l'Hôtel-Dieu de Lyon), envoya sa démission au ministre, un matin, pendant sa visite, un de ses collègues, M. le docteur Pointe, professeur de clinique interne, vint lui proposer d'expérimenter l'homœopathie dans son service. « Vos salles sont trop vastes, lui dit-il, pour que » vous puissiez assujettir quelques malades au régime qu'exige la nou » velle méthode ; je mettrai à votre disposition l'une de mes salles de » vingt lits, et vous traiterez tous les entrants. » On commença le lendemain ; il y eut ce jour-là deux entrants. Le second jour, il y en eut un ou deux ; mais, dans la nuit, l'interne de garde, trouvant de la fièvre à l'un des malades, l'avait saigné. Le jour suivant, il fut aisé de remarquer que l'on avait fait des fumigations dans la salle. Mon frère reconnut l'impossibilité de pratiquer l'homœopathie dans une salle où se trouvaient des malades traités allopathiquement, et il déclara que l'expérimentation en resterait là.....

» ..... Si quelquefois *une montagne accouche d'une souris*, plus souvent il arrive qu'une étincelle allume un incendie (1). »

(1) Voy. *Journal de la Société gallicane*, décembre 1857.

Le tribunal appréciera s'il est juste de provoquer un médecin à tenter des expériences sur une méthode nouvelle, et profiter de son absence pour faire saigner un malade et fumiger les salles, lorsqu'on sait que l'homœopathie repousse la saignée ainsi que les fumigations, choses contraires à sa méthode et aux principes qu'elle enseigne. Ce fut une tactique de l'allopathie d'offrir aux homœopathes d'expérimenter leur méthode dans les salles où ils sont tout-puissants, afin de se donner un air d'impartialité et de fausser l'expérience en manquant aux conditions proposées ou acceptées. En voici une preuve.

La fameuse lettre de M. Nathalis Guillot, relative aux prétendues expériences faites dans son service à la Salpêtrière, par M. J.-P. Teissier, dénote une tactique d'un autre genre. La lettre de M. Nathalis Guillot fut insérée d'abord dans le *Papillon d'Agen*, journal politique, choisi par M. Manec comme théâtre de ses exploits contre l'homœopathie. Voici la réponse que M. J.-P. Teissier adressa à ce journal, réponse que M. Gallard devait connaître; car elle fut, comme de droit, publiée dans *le Papillon*, où M. Gallard aurait pu la copier en même temps que celle de M. Nathalis Guillot.

« *A monsieur le rédacteur du journal* le Papillon.

» Monsieur le rédacteur,

» Le numéro de votre journal du 8 mai 1856 contient une lettre de M. Nathalis Guillot, calculée avec beaucoup d'habileté pour donner le change à vos lecteurs sur ce qui s'est passé dans son service en 1849. Je viens rétablir les faits.

» Désespéré de ses insuccès sur les cholériques, M. Guillot vint à l'hôpital Sainte-Marguerite me trouver dans mon service, m'exprimer le désir de recourir pour ses malades à la médication homœopathique, et me pria de le seconder dans cette tentative, à cause de la complète ignorance où il était de cette médication. Je ne crus pas devoir refuser à M. Guillot ce qu'il me demandait au nom de l'humanité, de l'impuissance de son art et d'une amitié de vingt ans.

» Je me rendis donc avec lui à la Salpêtrière, muni des médicaments indispensables.

» Arrivé dans son service, M. Guillot me dit qu'il n'abdiquait point entre mes mains, qu'il gardait la direction de ses malades, qu'il acceptait la responsabilité de la tentative qu'il faisait. « Je veux, dit-il, avant tout, agir dans l'intérêt des malades; par conséquent il me semble prudent de commencer par ne soumettre à la médication nouvelle que celles dont l'état me paraîtra au-dessus de toute autre ressource. » Je ne vis là qu'un scrupule de conscience fort honorable, et dis à mon confrère de conduire ses expérimentations comme il le désirait, puisqu'il en avait toute la responsabilité, et que je n'étais que son truchement pour une méthode qu'il ignorait.

» M. Guillot *choisit* donc lui-même celles de ses malades qu'il voulait soumettre au nouveau traitement. — Je fis les prescriptions que je jugeai utiles, et mon confrère se chargea de les faire exécuter.

» Je ne *choisis* donc point les malades, comme le dit M. Guillot : cette assertion est de toute inexactitude. Ce fut lui-même qui les *choisit*.

» Il suffit, pour s'en assurer, de relire ce passage de sa lettre :

« M. Teissier prit immédiatement tels malades qu'il lui convint de dé- » terminer, *après mon opinion émise.....* » La passion empêche M. Guillot de voir qu'il y a contradiction entre ces deux idées, l'opinion émise par lui et la détermination par moi.

» M. Guillot « *suivit les malades avec moi, fort surpris de ne reconnaître* » *aucune méthode déterminée dans de semblables traitements.* »

» Cela n'aurait pas dû le surprendre, puisque M. Guillot, ne connaissant nullement les effets des médicaments sur l'homme sain, était dans l'impossibilité radicale d'appliquer ni de comprendre le rapport de similitude entre l'indication et la médication. Si M. Guillot l'eût compris, il n'aurait point eu besoin de mon concours, il aurait appliqué lui-même le traitement. L'ignorance où l'on est des faits sur lesquels repose une méthode n'est point un argument contre elle; elle prouve seulement avec quelle légèreté l'on juge les questions les plus graves, et en particulier une médication dont on n'a pas la moindre idée, dont on n'est même pas en état de suivre les applications cliniques !

» Mais ce qui est plus fort, M. Guillot ne se souvient même pas du nom des médicaments qu'il a vu employer ! tous les malades ont pris l'arsenic à la sixième dilution ; aucun d'eux n'a pris de *craie*.

» Voici maintenant ce que M. Guillot omet de dire, je ne sais dans quelle intention :

» J'avais prévenu M. Guillot que les potions ne devaient pas porter le mot arsenic sur l'étiquette, attendu que ce mot pouvait effrayer ou les malades ou les visiteurs. Mon confrère me répondit : « La confiance » dont je jouis ici me garantit de cette éventualité. » — Le soir du troisième jour, une malade, employée de la maison, traitée par une potion arsenicale, fut visitée par sa fille. Celle-ci, effrayée par l'étiquette, poussa des cris, disant qu'on empoisonnait sa mère. Le bruit d'empoisonnement se répandit dans toute la maison. Ce fut alors que M. Guillot m'exprima ses craintes pour la tranquillité de son service et de l'hospice. Il était désolé, disait-il de ce contre-temps, et ne pouvait sans danger d'une *émeute* continuer la tentative commencée. Pour ôter tout prétexte à *l'émeute*, je cessai, d'accord avec lui, de venir dans le service de M. Guillot. Le traitement des malades fut interrompu, et je ne sus ensuite que par le pharmacien du service ce que les malades en traitement étaient devenus.

» Comparez l'histoire au roman de M. Guillot.

» Je sais qu'à cette époque l'*Union médicale* donna de la tentative maladroite de M. Guillot un récit complétement inexact. Je sais aussi que M. Guillot n'a pas eu le courage de rétablir la vérité. Le fait est que M. Guillot eut peur de perdre sa popularité en essayant une méthode aussi compromettante que l'homœopathie, et qu'il profita alors et profite encore de tous les échappatoires pour se concilier l'opinion.

» Suivant lui, *on* publiait merveille des succès obtenus à l'hôpital Sainte-Marguerite.

» Si ce *on* se rapporte à *moi*, je donne à cette assertion le plus formel démenti. — Je n'ai de ma vie publié *merveille* de rien.

» M. Guillot ajoute : « Lorsque j'eus connaissance de ces faits *annoncés* » si hautement dans les feuilles publiques... »

« Si M. Guillot veut faire entendre que j'aie, soit directement, soit indirectement, contribué en quoi que ce soit à ces *annonces*, dont j'apprends l'existence pour la première fois, je donne encore à cette assertion le plus formel démenti.

» M. Guillot dit encore : « Je ne sache pas que, depuis cette époque, » M. Tessier ait été tenté de parler de ses succès en pareille matière. »

» Ni avant ni après cette époque, jamais je n'ai parlé ni de succès ni de revers. J'ai publié des observations revêtues de tous les caractères de l'authenticité, recueillies et rédigées par les internes du service, sans y avoir ajouté ni en avoir retranché un seul mot, même pour des vices de forme.

» C'est là, je crois, la meilleure réponse à faire aux outrages dont on nous abreuve. Que l'on discute nos écrits, rien de mieux. Mais nous regrettons toujours le temps que nous passons à repousser les attaques de la duplicité, et nous ne nous sentons pas le courage de montrer tout ce qu'il y a d'inqualifiable chez un médecin qui se vante de ne rien savoir d'une méthode thérapeutique, et qui, après avoir étalé son ignorance et son incompétence, traite cette méthode d'*éhonté charlatanisme ?* Il est possible d'ailleurs qu'il ait lu cela dans les *feuilles publiques*, puisque c'est là qu'il puise ses opinions sur la valeur des méthodes thérapeutiques.

» Agréez, monsieur le rédacteur, l'expression de mes sentiments les plus distingués.

» J. P. TESSIER,
» Médecin de l'hôpital Beaujon. »

VI.

QUE FAUT-IL PENSER DE L'OPINION ÉMISE PAR LES CORPS CONSTITUÉS
ET PAR LES SAVANTS SUR L'HOMŒOPATHIE ?

Dans la Note de M. Gallard, l'opinion émise en 1835 par les corps constitués sur l'homœopathie se réduit à la résolution prise à cette époque par l'Académie de médecine de Paris. Cette résolution fut adoptée sur le rapport de Double, qui ne connaissait l'homœopathie que par le petit nombre de publications françaises qui existaient alors. Les expériences de M. Andral, celles de M. Bally, et les expériences faites à la clinique de Naples, furent les seuls documents sur lesquels fut ap-

7

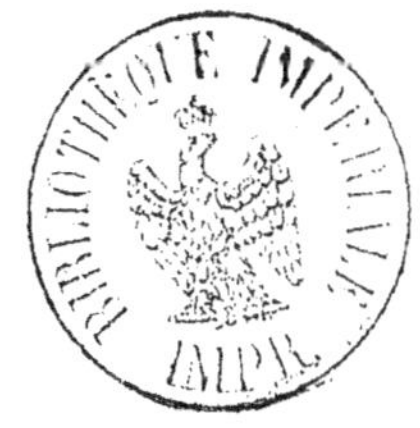

puyée la décision de l'Académie ; nous avons dit quelle était la valeur
de ces expériences. Celles de M. Andral ne méritent pas ce titre ; elles
ne portent aucun des caractères propres aux expériences scientifiques.
Celles de M. Bally sont contestées par une lettre de Currie, adressée à
M. Bally lui-même ; les expériences de Naples furent favorables. Sans
examiner les expériences dont on arguë, sans en faire de nouvelles, sans
discuter les témoignages, l'Académie s'arrêta à la résolution présentée
par Double et rédigée par lui. M. Andral dit à l'Académie : « J'ai fait des
expériences qui n'ont donné aucun résultat; » M. Bally vint après, qui
en dit autant et affirma avoir tenu un registre des expériences de Currie.
Sans se faire même représenter ce registre afin de donner au moins à
son jugement une apparence de justice, ce que M. Bally n'aurait pu faire
comme il en est convenu plus tard, puisque ce registre il l'avait égaré,
l'Académie accepte ce témoignage. A peine connut-on en France les expériences de Naples, que la presse médicale française s'empare de l'opposition
qu'y firent les allopathes, et répandit les bruits les plus calomnieux sur cette
clinique et ses résultats. Sans rechercher si la passion était pour quelque
chose dans ce qui avait été dit et écrit à ce sujet, malgré l'offre que firent
à l'Académie deux homœopathes français, MM. Croserio et Léon Simon,
de mettre à sa disposition tous les documents qui pouvaient éclairer sa
justice, comme il résulte d'une lettre écrite par eux à M. Pariset, alors
secrétaire perpétuel de l'Académie, et de la réponse de celui-ci, l'Académie passe outre et juge, sans plus ample informé, ce qu'elle ne connaissait pas. Pauvre homœopathie ! il est fait d'elle comme de ceux qui,
aux mauvais jours de notre histoire, étaient traînés devant nos tribunaux
révolutionnaires : elle fut condamnée sur la simple constatation de son
identité ! Est-ce là de la science, est-ce de la justice?

Nous n'entendons attaquer la probité scientifique de M. Andral ni celle
de M. Bally. Nous savons que ces deux médecins sont recommandables
au plus haut point par leur position et leur caractère, et que, sciemment,
il ne peut entrer dans leur pensée de tromper qui que ce soit. Mais ils
ne sont pas infaillibles, et l'Académie, appelée à donner son avis par le
ministre de l'instruction publique, ne pouvait ni ne devait s'arrêter à de
simples assertions. Sa résolution est donc frappée de la même nullité
que les expériences dont nous avons apprécié la valeur dans le paragraphe précédent; qu'ensuite l'Académie ait refusé les hommages qu'à
des époques différentes les médecins homœopathes ont pu lui adresser,
il n'est en ceci rien qui doive surprendre. L'Académie s'est trompée,
l'Académie a commis une faute dans le jugement qu'elle a porté, l'Académie n'a pas voulu et ne veut pas se déjuger. Les corps savants n'échappent pas aux faiblesses de la nature humaine.

Quoi qu'il en soit, ce fut au mois de mars 1835 que la résolution de
l'Académie fut transmise au ministre, et le 8 septembre suivant, Son
Excellence, ne se considérant pas comme enchaînée par la résolution de
l'Académie, fit à la demande qui lui avait été adressée, demande qui fut
le motif et l'occasion de la résolution académique, la réponse que nous
citons. Cette lettre est adressée à M. Petroz :

« Paris, le 8 septembre 1835.

» Monsieur le président,

» J'ai reçu la lettre que vous m'avez fait l'honneur de m'écrire pour me rappeler la demande formée par l'Institut homœpathique de Paris. Je n'avais point perdu cette affaire de vue ; mais, avant de prendre une décision définitive sur la demande de cette Société, j'ai dû examiner avec soin et discuter les avantages et les inconvénients que pourrait offrir son établissement. Parmi les conditions énoncées au projet de règlement que vous m'avez soumis, il en est que je ne puis approuver, du moins jusqu'à nouvel ordre. J'autoriserai donc l'Institut homœopathique à se réunir et à poursuivre les travaux dont il désire s'occuper, à la condition qu'il retranchera de son règlement les dispositions contenues dans les articles 25 et 26, et qui sont relatives à l'établissement d'un dispensaire et d'un hôpital homœopathiques. Je ne doute pas que la Société n'apprécie les motifs d'une pareille restriction. Il est juste, sans doute, de n'apporter aucun obstacle aux recherches purement scientifiques, quelle que puisse être leur nouveauté ; mais il est du devoir d'une sage administration d'attendre que le temps et l'expérience aient prononcé sur la valeur des nouvelles méthodes thérapeutiques avant d'en autoriser l'application dans des établissements publics et gratuits.

» Veuillez, en conséquence, monsieur le président, communiquer cette lettre à l'Institut homœopathique, et lorsque vous m'aurez transmis son nouveau règlement modifié, je m'empresserai de l'approuver et de lui transmettre l'autorisation qu'il sollicite.

» Agréez, monsieur le président, l'assurance de ma considération distinguée.

» *Le ministre de l'instruction publique,*

« GUIZOT. »

Que demandions-nous à cette époque au ministre de l'instruction publique ? La reconnaissance de l'Institut homœopathique en qualité de société savante ; l'autorisation d'ouvrir un dispensaire et la fondation d'un hôpital. Il accorde le premier point, ajourne les deux autres, mais ne les refuse pas. Le ministre réforme donc la décision académique.

C'est assez sur ce point ; terminons par un mot sur M. Lasègue, suppléant de M. Andral à la Faculté, et sur le passage inédit emprunté aux leçons qu'il prononça cet hiver, sur ou plutôt contre l'homœopathie. Pris en lui-même, ce passage n'a pas d'autre importance que la violence de ses expressions et les ridicules assimilations que fait l'auteur entre Hahnemann, Mesmer et Cagliostro. Ce sont de vaines déclamations auxquelles le tribunal nous permettra de ne pas répondre. Mais il ne peut entrer dans notre pensée qu'un homme du talent de M. Lasègue ait fait, dit-on, trois leçons sur l'homœopathie dans ce langage et sans donner de meilleures raisons. Sachant que ses leçons avaient été sténographiées, nous fîmes des démarches, par nos amis, afin de nous les procurer ; il

nous fut répondu qu'il n'existait qu'un exemplaire remis à M. Andral
fils pour les besoins de la plaidoirie qu'il prépare dans l'intérêt de
M. Gallard. Nous ne pouvons donc discuter ce que nous ne connaissons pas, et nous nous refusons à admettre que ces leçons puissent être
invoquées dans la discussion, puisqu'elles n'ont pas été communiquées.

VII.

DE L'INSUFFICIENTISME.

Nous n'avons qu'un mot à dire sur ce sujet. C'est l'homœopathie qui
se présente devant le tribunal , ce n'est pas l'insufficientisme ; nous ré-
clamons au nom de l'homœopathie , et non pas au nom de l'insufficientisme ; ne mettons pas en cause ceux qui n'y sont pas. Il s'agit ici de
Hahnemann et non pas de Griesslich. Du reste, l'insufficientisme a sa
raison d'être. M. Gallard admettra bien que pour l'homœopathie il doive
arriver ce qui est advenu pour l'allopathie, où d'une doctrine les uns
prennent une partie, d'autres deux, d'autres trois, tandis que d'autres
acceptent la vérité présentée dans son entier. S'il en était autrement, le
journal dans lequel écrit M. Gallard n'aurait aucune raison d'exister,
puisque l'allopathie en offre de plus anciens et d'aussi scientifiquement
rédigés que le sien.

VIII.

LANGAGE DES HOMŒOPATHES.

Nous ne relèverons pas non plus l'une après l'autre les diverses
citations empruntées aux divers ouvrages de Hahnemann, citations dans
lesquelles on prend soin d'isoler de ce qui le précède et de ce qui le suit le
passage ou la phrase cités, de façon à lui donner un sens susceptible de
justifier ou au moins d'atténuer les torts du défendeur.

Le tribunal n'a pas à juger les écrits de Hahnemann, ni ceux des médecins dont parle M. Gallard. Il a simplement à se prononcer sur la
diffamation et la calomnie que nous reprochons au défendeur.

Qu'il veuille bien se rappeler, en outre, que la controverse allemande
n'a ni les formes ni les limites de la controverse française ; que Hahnemann écrivait sous le poids des persécutions sans nombre dont il était
le sujet, persécutions qui allaient, il y a de cela un demi-siècle, jusqu'à
le poursuivre de ville en ville, et assaillir sa demeure à coups de pierre.
Est-il donc étonnant que de semblables persécutions aient donné à sa
polémique un ton qu'elle n'aurait pas eu si l'on avait été plus juste ou
plus modéré à son égard ? Et ces mêmes hommes qui poursuivaient ainsi
Hahnemann voulurent le retenir de force lorsqu'il annonça le projet de
venir à Paris terminer les jours qui lui étaient accordés. Le tribunal
appréciera.

IX.

SITUATION MORALE ET SCIENTIFIQUE DE L'HOMŒOPATHIE.

Nous serons bref sur ce point parce qu'il faudrait parler de nous et de nos amis, et qu'il est peu convenable de se louer soi-même. Cependant, nous ne pouvons accepter aucun des faits présentés par M. Gallard, comme donnant une idée de la situation morale et scientifique de l'homœopathie.

Il est connu, dit le défendeur, que l'homœopathie se recrute surtout parmi les officiers de santé. Sur un nombre de plus de cent cinquante médecins pratiquant l'homœopathie, il en est dix à peine qui ne soient pas revêtus du titre de docteur. Il est vrai qu'à Paris ses adeptes ont été repoussés des sociétés scientiques dont ils faisaient partie, et qu'on refuse de consulter avec eux. La Société anatomique et les Sociétés d'arrondissements ont donné ce scandale d'expulser de leur sein des hommes honorables pour cause d'opinion scientifique. Mais Paris a seul le privilége de cette énormité. A Bordeaux, Léon Marchant, membre de l'Académie de cette ville, continue à en faire partie, quoiqu'il soit homœopathe; à Bruxelles, les docteurs Varlez et Carlier, membres de l'Académie de médecine de cette capitale, malgré leur qualité d'homœopathes, sont admis à y défendre l'homœopathie. S'ils ne réussissent pas à convaincre leurs collègues, au moins sont-ils écoutés avec la déférence due à leurs titres et à leur caractère personnel. A Madrid, Nunez a toujours le titre et les fonctions de médecin de la reine ; à Londres, le docteur Quin possède le titre de médecin de S. A. R. la duchesse de Cambridge ; à Édimbourg, Anderson resta professeur de pathologie à l'université de cette ville, malgré sa conversion à l'homœopathie; de même qu'à Montpellier, d'Amador resta professeur de pathologie générale, et Andrieu, agrégé de la même faculté, jusqu'à ce que la mort les surprit l'un et l'autre. A Pétersbourg, Mandl resta le médecin de l'empereur Nicolas tant que ce souverain vécut. Ce n'est qu'à Paris où par une entente que nous ne qualifierons pas, on a voulu faire aux homœopathes une position dont ils souffrent, bien qu'elle soit imméritée.

Voilà pour la position morale. Quant à la position scientifique, toute jeune que soit encore l'homœopathie, elle peut se glorifier d'avoir fait déjà de solides conquêtes. N'est-ce donc rien d'avoir fait invasion dans l'université de Cleveland (Ohio), d'avoir fondé une université homœopathique à Philadelphie, d'avoir eu pendant plusieurs années deux hôpitaux homœopathiques à Londres, et d'en édifier un en ce moment à grands frais dans cette capitale, de posséder deux hôpitaux homœopathiques à Vienne?

N'est-ce rien encore d'être représenté dans l'université de Munich par le docteur J. Buchner? De plus, il s'est établi à Nice sous la protection de S. M. le roi de Sardaigne, un institut homœopathique avec dispensaire et hôpital ; S. A. R. madame la duchesse de Lucques autorise et maintient un hôpital homœopathique dans la capitale de ses États ; à Vienne, le docteur Wurm a été nommé depuis peu professeur à l'université de cette ville.

Enfin, puisqu'on nous oblige à parler des encouragements que reçut et que reçoit chaque jour l'homœopathie en pays étranger, nous donnerons les différents actes publics qui la concernent.

ROYAUME DE PRUSSE. — *Arrêté ministériel du 16 août* 1841, qui accorde une première somme pour l'érection d'un hôpital homœopathique, et une seconde pour son entretien, à la condition : 1° que le traitement sera exclusivement homœopathique ; 2° que le médecin, nommé par le gouvernement, fera publiquement des leçons de clinique homœopathique, auxquelles les étudiants de l'université seront admis, sous les mêmes conditions qu'aux autres hôpitaux.

Extrait de la lettre autographe de S. M. le roi de Prusse, au docteur MARENZELLER (*de Vienne*), *médecin en chef de l'armée autrichienne.*

« Monsieur,

» Je vous suis très obligé de la recommandation que vous m'avez faite, par votre lettre, d'accorder ma protection à la médecine homœopathique ; une telle recommandation faite par un homme qui, comme vous, a pratiqué cette doctrine pendant presque un âge d'homme, est d'un grand intérêt : j'accorderai à cette doctrine médicale tout l'appui nécessaire à son libre développement.

» Potsdam, le 3 janvier 1842. »

Le docteur OEgidi, homœopathe, a été nommé médecin ordinaire de Son Altesse Royale le prince de Prusse.

ROYAUME DE SAXE. — Les deux chambres, dans leurs sessions de 1839 et 1840, ont alloué diverses sommes, sur les caisses de l'État, pour l'entretien de l'hôpital clinique homœopathique de Leipzig.

Le prince Henri de Saxe a nommé le docteur Schwartze, homœopathe, son médecin ordinaire. Confirmation de cette nomination par le roi en 1841.

Le sénat de Leipzig, par son arrêté du 10 septembre 1832, autorise l'érection d'un hôpital homœopathique dans la ville.

DUCHÉ D'ANHALT. — Arrêté du 10 août 1839, qui nomme Hahnemann conseiller privé.

Lettre écrite à Hahnemann.

« Je suis heureux... Par la découverte et la fondation de la médecine homœopathique, répandue actuellement déjà dans toutes les parties du monde, vous avez rendu un si grand service à l'humanité, que je me réunis volontiers à vos admirateurs. Comme chef de l'État, je me sens en outre, doublement obligé de vous exprimer ma plus vive reconnaissance pour les biens si grands que moi et mon pays avons retirés de votre pratique médicale. Veuillez recevoir ce souvenir ci-joint comme preuve de ma souveraine satisfaction et de l'estime de vos services. »

DUCHÉ DE SAXE-MEININGEN. — « Prenant en considération les progrès continuels de l'homœopathie, et ne voulant pas qu'une doctrine basée sur la science et l'expérience, et exercée par des médecins en titre, soit gênée dans son développement, arrêtons, etc., etc. »

En 1840, nomination du docteur Stapf, homœopathe, médecin de Son Altesse.

GRAND-DUCHÉ DE WEIMAR. — *Manifeste.* — Charles-Frédéric, par la grâce de Dieu, etc., etc. Il accorde aux médecins homœopathes d'exercer librement l'homœopathie, et modifie les lois en faveur de l'homœopathie.

DUCHÉ DE BADEN. — La deuxième chambre des États a voté à l'unanimité, dans la session de 1838, une adresse au gouvernement pour qu'il établit une chaire d'homœopathie dans chaque université, et qu'aucun candidat ne fût autorisé à exercer la médecine s'il n'avait donné des preuves d'études homœopathiques. Même vote renouvelé en 1840.

DUCHÉ DE BRUNSWICK. — Sa Majesté a nommé le docteur Muhlenbein, homœopathe, son conseiller privé.

25 mars 1842. Rescrit du ministre d'État, qui arrête que, lorsqu'un médecin se proposera de pratiquer l'homœopathie, il subira son examen d'*exerceat* et un médecin homœopathe sera adjoint aux examinateurs.

ROYAUME DE WURTEMBERG. — 1829. Ordre qui défend de pratiquer l'homœopathie dans les hôpitaux publics.

1831. Révocation de cette défense, après avoir entendu le collége royal suprême de Stuttgart, et application de l'homœopathie dans les hôpitaux publics.

BAVIÈRE. — 1833 Adresse des deux chambres en faveur de l'homœopathie.

1837. Proposition aux chambres d'une allocation au budget, pour l'entretien de l'hôpital homœopathique.

1843. Dans la trentième séance de la chambre haute, sur la proposition d'un membre, que le gouvernement royal devait accorder le plus grand appui à la médecine homœopathique, la proposition fut votée, amendée, en ce sens que *le gouvernement accorderait à l'homœopathie un appui égal à celui qui a été accordé jusqu'à présent à l'allopathie.*

Dans la deuxième chambre, sur cette proposition, son président, le comte de Seinsheim, rapporta que, sur les cholériques traités allopathiquement à Munich, à l'hôpital d'essai, sur 42, il en est mort 40 ; à l'hôpital général, sur 320 il en est mort 149 ; dans la ville, sur 1808, il en est mort 893 ; à l'hôpital militaire, sur 129, il en est mort 52, pendant que sous le traitement homœopathique du professeur Reubell, sur 30, il n'y a pas eu de morts ; sous celui du docteur Widemann, sur 90, il en est mort 2, et dans l'hôpital homœopathique, sur 8, il n'y eut pas de mort ; à Vienne, sur 430, il en est mort 23. La chambre a adopté la proposition de la chambre haute.

ROYAUME DES DEUX-SICILES. — 1842, 12 juillet. Décret du roi qui accorde à la Société homœopathique tous les droits appartenant aux sociétés savantes.

1844, 25 mars. Décret qui ordonne l'impression des statuts de l'Académie homœopathique.

ESPAGNE. — Ordre royal qui établit une chaire homœopathique et autorise la formation de la Société homœopathique.

AUTRICHE. — 1819. Arrêté de la haute chancellerie qui interdit l'application de l'homœopathie.

1828. Révocation de cet arrêté, et arrêté impérial qui ordonne l'expérimentation de l'homœopathie dans l'hôpital militaire.

Aujourd'hui, c'est le pays où l'homœopathie est le plus généralement appliquée; tous les médecins et chirurgiens de l'armée sont homœopathes, à de très rares exceptions près.

HONGRIE. — En septembre 1844, *les deux chambres des États de Hongrie* accueillirent, presque à l'unanimité, d'après *les instructions expresses insérées dans les cahiers des délégués des comités de la Diète*, la demande de l'établissement d'une chaire et d'un hôpital homœopathiques dans la capitale de la Hongrie; le 9 octobre le vœu fut envoyé à S. M. l'empereur, et le 24 du même mois parut le rescrit impérial qui fondait l'hôpital homœopathique et établissait une chaire d'homœopathie.

RUSSIE. — 1838. Ordre de l'empereur au docteur Hermann d'ériger un hôpital militaire homœopathique à Tultschin, en Podolie ; il lui donne le rang de général d'état-major.

1833. *Ukase du sénat.* — S. M. l'empereur, sur la proposition du ministre de l'intérieur, et d'après l'avis du conseil d'État, par son décret du 28 (8) septembre a ordonné ce qui suit :

1° Que le traitement par la méthode homœopathique est permis aux médecins qui ont un droit légal de pratiquer la médecine ;

2° Qu'il sera établi des tableaux mensuels par le physicat et le conseil de médecine dans les capitales, et par les autorités médicales dans les districts des gouvernements, sur les traitements homœopathiques et sur leurs suites, pour pouvoir en publier des extraits dans le journal du ministère ;

3° Que les physicats et le conseil médical, et les magistrats médicaux du gouvernement, devront requérir des médecins homœopathes, lorsqu'il s'agira de porter une décision sur une affaire homœopathique.

Royaume de Sardaigne. — Sa Majesté Charles-Albert a protégé l'homœopathie contre les persécutions du proto-médical. Sa Majesté a ordonné qu'on respectât la liberté scientifique des homœopathes (1839; voir la patente royale en faveur de l'homœopathie).

Mais à Paris, dira-t-on, cette capitale du monde civilisé, quelle position y avez-vous? un service à l'hôpital Beaujon, service tout personnel, qui demain disparaîtrait, si, pour un motif ou pour un autre, M. Teissier qui l'a établi se voyait forcé de l'abandonner. C'est bien peu, nous en convenons, mais à qui la faute? Par tous les moyens en votre pouvoir, vous nous faites petits et vous nous insultez en disant que nous ne grandissons pas; vous nous liez les pieds et les mains, et vous vous étonnez que nous ne marchions pas! Vous nous demandez où sont les cours que nous professons. Vous oubliez, sans doute, que, de 1834 à 1848, l'un de nous, M. Léon Simon, en professa un chaque année; et qu'il l'interrompit en février 1848, au moment où d'autres préoccupations absorbaient les esprits. Il le fit avec l'autorisation du ministre de l'instruction publique et après une délibération du conseil royal. Depuis 1851, il s'adressa au ministre, M. Fortoul, qui déclara ne pouvoir accorder l'autorisation demandée que sur une décision du conseil impérial de l'instruction publique, décision qui ne serait prise que sur un avis conforme de la Faculté. M. Gallard croit-il que la Faculté donnerait un avis favorable? Lui ou ses amis se jugent-ils assez puissants pour obtenir ou faire obtenir l'autorisation exigée par les règlements universitaires en vigueur? M. Léon Simon est prêt à reprendre son enseignement.

CONCLUSION.

Arrivés au terme de la discussion que M. Gallard nous a forcés de parcourir, nous la résumerons en un mot. La Note remise au tribunal est une nouvelle injure faite aux homœopathes; elle aggrave la position de son auteur au lieu de l'atténuer. Tous les faits avancés dans cette discussion sont faux. L'auteur prétend exposer la doctrine homœopathique, il ne l'expose pas; faire connaître les conséquences du principe exposé, il ne les indique pas; il s'appuie sur des expériences qui n'en sont pas, sur une décision académique, véritable édifice sans base, et il trace de la situation morale et scientifique de l'homœopathie un tableau contraire à la vérité.

Tel est le résultat de la discussion de M. Gallard; et, cependant, fut-il jamais une époque où une réforme médicale fut plus nécessaire et plus généralement attendue? Si nous suivons attentivement les discussions académiques, ne voyons-nous pas la discorde régner sur tous les points? S'agit-il d'une question de doctrine? Il se produit autant d'opinions que de combattants. (Voyez la discussion sur le vitalisme.) Attaque-t-on des questions plus spéciales, le cancer, le rhumatisme, la fièvre typhoïde et en ce moment encore la fièvre puerpérale? tous ces problèmes d'un si haut intérêt pratique, agités en tous les sens, discutés pendant des mois entiers, retombent sur eux-mêmes plus enveloppés d'obscurités après la discussion qu'avant elle. Une science où l'accord n'est possible ni sur les questions de doctrine ni sur les questions pratiques, manque évidemment de méthode et de principes. Du moment où le dévouement, le savoir, l'intelligence, unis au travail le plus soutenu, ne suffisent pas à mettre de l'accord parmi les médecins sur les questions d'observation quotidienne, c'est qu'évidemment il manque un principe recteur aux intelligences d'élite qui siégent à l'Académie ; il leur manque aussi une méthode qui permette aux observations de chacun de concorder entre elles. Or une science dont les adeptes ne s'accordent ni sur la manière de juger les maladies ni sur celle de les vaincre, est dans l'enfantement d'un nouveau progrès ; elle n'a donc aucun motif raisonnable de repousser l'homœopathie, qui se présente avec sa méthode, ses principes et ses moyens ; méthode puisée aux sources où s'alimentent les autres sciences naturelles, principes qui découlent de l'observation et de l'expérience, moyens que jamais l'allopathie n'a appliqués en connaissance de cause.

Si M. Gallard, au lieu de nous diffamer et de nous calomnier, s'élevait jusqu'aux régions où s'aperçoivent les vides immenses de la science qu'il pratique, il serait plus juste envers une doctrine qu'il ne connaît pas ; et il saurait que les injures dont il nous accable, les calomnies dont il s'est rendu coupable envers les homœopathes, témoignent de l'impuissance où il est de discuter sérieusement contre nous. M. Gallard débute à peine dans la carrière ; les années mûriront son jugement, agrandiront son expérience ; il regrettera, nous voulons le croire, la faute dont il s'est rendu coupable. En attendant, l'homœopathie continuera patiemment sa course, sachant que sa rivale est en marche vers elle.

Ne voyons-nous pas les systèmes dichotomiques tomber en ruine, et l'idée de la spécificité des maladies reprise par un certain nombre ? les traitements ne viennent-ils pas se modifier en raison du changement qui s'opère dans les idées ?

Etait-ce donc sans raison qu'en 1853 M. Amédée Latour s'écriait dans l'*Union médicale.*

« Mes chers confrères, l'homœopathie GAGNE DU TERRAIN ; le flot monte, monte à vue d'œil.... De temps en temps nos sociétés médicales voient s'éloigner de leur giron des membres jusque-là restés fidèles. Le mois dernier, encore, une de ces sociétés a été affligée par une lettre de démission, basée sur une *désertion vers l'homœopathie* et adressée par un confrère qui avait donné des gages à la science sérieuse. OU ALLONS-NOUS? OU ALLONS-NOUS ? »

Vous allez à l'homœopathie ; que vous le veuilliez ou que vous ne le veuilliez pas.

PÉTROZ, GASTIER, LÉON SIMON père, CHARGÉ, LEBOUCHER, LOVE, CRETIN, L. MOLIN, ESCALLIER, GUEYRARD, AUDOUIT, DESTERNE.

SOCIÉTÉ MÉDICALE DU PREMIER ARRONDISSEMENT.

Séance du 5 août 1858.

— —

RAPPORT SUR UNE BROCHURE INTITULÉE :

RÉPONSE A LA NOTE SCIENTIFIQUE

SUR LA DOCTRINE HOMOEOPATHIQUE, ETC.,

PAR M. J. BÉHIER,

PRÉSIDENT DE LA SOCIÉTÉ, AGRÉGÉ DE LA FACULTÉ DE MÉDECINE DE PARIS,
MÉDECIN DE L'HÔPITAL BEAUJON, ETC.

Messieurs,

La Société médicale du 1er arrondissement de Paris a pris une trop vive part aux premiers actes du procès intenté à M. Gallard, l'un de ses membres, par des médecins qui se déclarent attachés à ce qu'ils appellent la doctrine homœopathique ; elle a manifesté trop hautement sa communauté d'opinion avec notre honorable collègue, pour n'avoir pas voulu être renseignée très exactement sur les moindres détails de cette affaire.

Par une délibération formelle et spéciale, vous avez prié M. Gallard de vous instruire de tous les incidents de ce procès, et il est venu déposer dans les mains de votre président une *Réponse* de ses adversaires à la *Note* dont vous avez voté par acclamation l'impression en nombre égal à celui des membres de la Société. L'existence de cette *Réponse* constitue un fait important, dont il était utile que vous fussiez informés aussi promptement que possible, et pour que l'information fût plus complète, votre bureau a décidé qu'en vous signalant l'existence de cette *Réponse*, on vous en rendrait en même temps un compte sommaire. Il a bien voulu confier ce soin à votre président.

J'ai accepté pleinement cette mission. Dans votre dernière séance, vous avez entendu notre honorable collègue, M. Caffe, analyser la brochure de M. le docteur Gallard ; il l'a fait avec cette netteté de vues et cette franchise d'opinion qui donnent la mesure de la loyauté et de la sûreté bien connues de son caractère, et qui nous le rendent, à tous tant que nous sommes, si sympathique et si estimé. Il paraissait naturel de renvoyer à son examen la réponse à la note scientifique qu'il avait analysée ; si votre bureau ne l'a pas fait, ce n'est pas le moins du monde parce qu'il a pensé que votre président ferait mieux que n'avait fait M. Caffe : il ne le croit nullement ; mais c'est parce qu'il a estimé que le choix de votre président pourrait témoigner plus hautement de l'ensemble, de l'unité et de la vivacité de vos opinions, puisque votre président n'occupe le poste où il a l'honneur d'être placé que par votre choix et par la réunion de vos suffrages.

Je m'efforcerai de m'acquitter de cette tâche avec la dignité et la modération qui conviennent à la Société. Ce travail ne sera pas toujours rendu facile par le mode d'argumentation des adversaires de M. Gallard, qui sont les nôtres, comme ceux de tous les médecins loyalement dévoués à la science. En effet, par mégarde et sans dessein, nous le croyons, les auteurs de la *Réponse* ont émis, à l'appui de leur argumentation, des propositions qui, presque toutes, offrent ce caractère particulier de pouvoir paraître très sensées aux yeux des gens du monde, dans l'ignorance où sont ces personnes des questions qui se trouvent ainsi travesties, tandis qu'au contraire ces propositions ne peuvent être un seul moment acceptées par quiconque est au courant de notre science et compétent pour apprécier la valeur de ce qui sert de point de départ à l'argumentation des auteurs de la *Réponse*.

Un mot d'abord sur le procès : il importe, pour avoir une juste idée de ce que vaut l'action intentée contre M. Gallard, de ne pas perdre de vue la façon dont les faits se sont passés. Notre collègue a présenté l'analyse d'un livre qui, par cela même qu'il était publié, rentrait dans le domaine de la critique. En agissant ainsi, il n'a pas fait autre chose que ce qui se fait chaque jour pour toute œuvre de l'esprit humain dès qu'elle est présentée devant le public. Or jusqu'à présent il n'y a pas encore de loi qui exempte les ouvrages afférents à l'homœopathie de ce contrôle, lequel constitue pour les lettres et pour les sciences une espèce de sauvegarde et d'encouragement. M. Gallard, dans l'article attaqué, en même temps qu'il rendait compte du livre de M. Magnan, n'a pas traité autre chose que la question de la valeur scientifique et morale de l'homœopathie envisagée d'une façon générale, sans acception et sans désignation de personne. C'est une question de doctrine qu'il a traitée ; il l'a fait dans un journal purement médical, qui, par son titre, l'*Union médicale*, ne s'adresse pas en quoi que ce soit au public. Il est difficile alors d'y voir, comme les auteurs du factum que j'analyse, « *un acte de rivalité » confraternelle poussée jusqu'à la passion, jusqu'à la haine;* » car notre collègue, en s'adressant à des médecins qui, seuls, lisent l'*Union médicale*, n'a rien fait qui puisse lui être utile comme avantage de clientèle, rien qui puisse desservir qui que ce soit auprès du public àuquel il n'a pas parlé, rien qui sente le métier. Il a traité scientifiquement d'une chose qu'on présente comme une doctrine scientifique, et cela dans un journal scientifique. Y-a-t-il, dans cette appréciation purement scientifique, matière à un procès du genre de celui qui est intenté, alors qu'aucune personne n'est attaquée nominativement et directement? C'est l'affaire du tribunal de prononcer sur ce point ; seulement les signataires de la plainte, qui sont les mêmes que ceux de la *Réponse*, auront beau dire, ils ont quitté, par le fait même de leur action judiciaire, le terrain scientifique et doctrinal. En venant demander 50 000 fr. de dommages-intérêts pour le préjudice porté par un article purement scientifique, publié dans un journal purement médical, à l'exercice de leur profession, ils font, qu'ils me permettent de le remarquer, exactement ce que ferait un commerçant forcé de sauvegarder le débit de sa marchandise. Ils sont sortis de la science; ils ont même déserté l'art pour se confiner dans le métier. Ils sont tombés à la question d'argent.

Ce serait chose onéreuse que de débattre et d'apprécier les questions de la science, si la controverse était au prix que lui assignent ces messieurs. Et voyez-vous ce que la médecine aurait déjà coûté aux médecins, si les procédés de discussion adoptés par les adversaires de M. Gallard avaient eu cours dans la science, depuis Hippocrate, qui attaquait l'école cnidienne, jusqu'à Broussais, faisant sa croisade contre la doctrine de Brown ! Heureusement ce mode d'argumentation n'a pas été, et n'est pas employé d'ordinaire ; il n'y a pas apparence qu'il prévaille : il aurait pour premier inconvénient de ranger les personnes qui l'adopteraient au nombre des commerçants en médecine, et la médecine, grâce à Dieu, n'est pas encore tombée pour nous à l'état de pur négoce.

Commencé comme une question de brevet d'invention ou comme une question d'annonces injurieuses par les personnes qui prennent le titre de médecins homœopathes, le débat a été continué par notre confrère sur le terrain scientifique qu'il avait choisi par son article, et dont il n'est pas sorti dans la *Note* que vous avez entre les mains. C'est à cette *Note* que les adversaires de M. Gallard ont voulu répondre.

La question étant posée dans ces termes, qu'on me permette de le dire en toute franchise, le rôle du tribunal va s'effaçant, sa compétence diminue de plus en plus à notre sens, puisqu'il s'agit seulement d'une question de doctrine médicale. Mais si le rôle du tribunal est moindre, le nôtre commence, et nous devons à tous comme nous nous devons à nous-mêmes de peser la valeur des réponses faites à notre collègue, et de bien mettre en saillie ce que signifient réellement les faits qui sont avancés, et de prouver que, ici encore, il ne faut pas

« .... Rendre même honneur au masque qu'au visage,
» Égaler l'artifice à la sincérité,
» Confondre l'apparence avec la vérité,
» Estimer le fantôme autant que la personne
» Et la fausse monnaie à l'égal de la bonne. »

(*Tartufe*, ACTE I, SCÈNE VI.)

C'est là surtout le côté de la *Réponse* que j'analyse, que je veux vous présenter, c'est celui qu'il est important, par respect pour la vérité, de bien revoir et de réduire à sa juste valeur.

Il est, toutefois encore, un point que je veux établir tout d'abord : c'est la position que prennent à plaisir les personnes qui pratiquent ce qu'on appelle l'homœopathie. En outre, quand elles parlent des médecins qui repoussent leur doctrines, elles ont coutume de prêter à ceux-ci une foule de motifs pour expliquer leur opposition. Elles disent toutes comme disent les auteurs de la Note que nous analysons ici :

Une affirmation prononcée et soutenue d'un pôle à l'autre par des

» personnes ayant fait une étude sérieuse de la doctrine qu'ils pratiquent,
» par des personnes qui ne se connaissaient pas jusqu'au moment où la
» communauté de doctrine et de pratique les réunit, peut bien entrer
» en balance avec les négations d'autres hommes plus nombreux, il est
» vrai, que la doctrine homœopathique blesse, nous en convenons, dans
» leurs opinions et dans leur manière de faire, dont elle menace l'édifice
» séculaire et les positions scientifiques qui s'abritent à son ombre ; sur-
» tout lorsque ces hommes n'ont étudié ni théoriquement ni pratique-
» ment la doctrine qu'ils condamnent (p. 73). »

Il semblerait, d'une part, que la doctrine homœopathique excite la
colère et fait le désespoir de ceux qui ne la partagent pas..., qu'elle at-
tire à ceux qui la suivent persécution sur persécution ; qu'ils souffrent
pour elle une sorte de martyre, et que, enfin, c'est surtout par les difficultés que présente la connaissance de cette doctrine à ceux qui veulent
y être initiés qu'elle soulève les répugnances dont elle est l'objet de la
part de ceux qui ne l'acceptent pas.

Mais qu'on nous permette de faire remarquer que ces accusations sont
tellement gratuites et surtout tellement mal établies, qu'elles ont l'inconvénient, pour qui sait le vrai des choses, d'avoir presque l'air d'un
moyen évasif.

La doctrine homœopathique, si doctrine il y a, nous blesse, dit-on,
dans nos opinions et dans nos manières de voir ? Mais s'il n'y avait entre
nous et les sectateurs de Hahnemann que des différences de doctrines,
nous discuterions, et, selon que les opinions nous paraîtraient bonnes ou
mauvaises de part ou d'autre, nous les accepterions ou nous les rejette-
rions, selon l'appréciation de chacun. Voilà tout. Il y a en médecine, il
y a en toute science, même en mathématique, des opinions différentes
qui sont présentées en opposition les unes aux autres par ceux qui les
soutiennent, mais on n'est pas, à vrai dire, *blessé* dans ses opinions pour
cela. On n'accepte pas la doctrine opposée à celle que l'on soutient, et il
n'en est pas davantage. Quand nous avons affaire aux adeptes, non pas
de la doctrine, mais de la médecine homœopathique, ce qui excite, je ne
dis pas la colère, car je suis, comme vous tous, des plus calmes en tout
ceci, mais bien un sentiment très inférieur à la colère, ce n'est pas la
doctrine (toutes encore une fois sont respectables), c'est la conduite des
hommes qui, faisant métier d'une opinion tout à fait excentrique, se
placent à ce point de vue exceptionnel pour nier la conscience et la
loyauté de ceux qui ne les imitent pas, et les traitent de *menteurs*, de
brouillons, d'*empoisonneurs*, de *coupables de lèse-humanité*, etc., etc., avec
Hahnemann ; les accusant de *cacher sous terre leurs bévues*, d'être *inhumains* avec M. Audouit ; de *torturer et de martyriser les pauvres malades,
d'être coupables de larcin* avec M. Chargé, demandent, à titre d'argument scientifique, 50 000 francs de dommages-intérêts, dès qu'on leur
dit que le temps n'est pas venu, comme le croit l'un d'entre eux, où on
peut « appliquer la méthode de Hahnemann sans être un ignorant ab-
» ject, un pauvre illuminé ou un misérable charlatan. » Ces catégories,
il importe de bien le remarquer, sont de création homœopathique, puis-

qu'elles ont été indiquées par M. Magnan, et elles n'appartiennent pas à notre collègue, M. Gallard, comme semblerait le faire croire le passage de la *Réponse* où on les a citées.

De plus, est-ce que la doctrine homœopathique est bien difficile à saisir, bien longue à étudier, et est-ce cette difficulté qui nous en écarte? Assurément, nous savons tous qu'il n'en est rien ; autrement, comment tant de fruits secs de la médecine traditionnelle seraient-ils devenus de brillants homœopathes? Faut-il une révélation particulière, une initiation spéciale, pour posséder cette nouvelle puissance? Vous savez bien, et les personnes qui font de l'homœopathie savent aussi bien que nous qu'il n'en est rien, et que nous parvenons tous les jours à apprendre, sans trop de peine, des choses bien plus difficiles.

Que parlent-elles enfin de positions scientifiques abritées à l'ombre d'un édifice séculaire qui serait menacé par leurs révélations? Mais si les hommes qui occupent ces positions auxquelles on fait allusion, venaient, avec leurs titres à la confiance publique, faire de l'homœopathie, qu'est-ce donc qui leur arriverait de si terrible? Tout d'abord ils tireraient de cette manœuvre un produit matériel bien supérieur à celui qu'ils obtiennent ; ils gagneraient beaucoup plus d'argent, en un mot. La somme de leur revenu serait certainement triplée au moins. La pratique homœopathique satisferait donc amplement à leur intérêt. S'ils ne l'adoptent pas, si tous les médecins n'imitent pas les auteurs de la *Réponse*, s'ils ne s'adressent pas sous cette bannière à ce public dont on sait la crédulité, s'ils renoncent à ces bénéfices, il faut bien qu'ils aient un motif plus élevé que leur intérêt matériel. Ce motif c'est la loyauté de leur caractère, la force de leurs convictions, mais ce n'est pas le moins du monde la nécessité de sauvegarder leurs positions scientifiques. Les homœopathes le savent parfaitement, puisqu'un des leurs n'a rien quitté de ses positions en adoptant leur manière de faire. Il est resté là où il était ; il n'a subi aucune gêne, aucune entrave ; il fait, selon son désir, l'une ou l'autre médecine, couvert par l'esprit libéral de l'administration. Quand il agit ainsi, fait-il preuve d'un grand courage? On le laisse absolument libre. Il n'a, en fait de courage, que celui de renoncer à l'estime de ses collègues. Non, sérieusement, on ne persécute personne pour ses opinions médicales. Une fois pour toutes, donc, les personnes qui servent les dieux homœopathes devraient cesser ces allusions à des nécessités de position qui n'existent pas, et elles pourraient épargner leurs phrases mélodramatiques et à effet (page 72) sur les *prétendues hostilités* et sur les *partis pris* qu'elles imaginent et dont elles se présentent comme les martyrs. *On ne frappe personne d'ostracisme, on ne met personne au banc de l'opinion*, il n'y a nullement persécution ; il y a absence de toute estime, parce que, devant les faits de chaque jour, on ne croit malheureusement pas toujours à la sincérité des convictions. L'estime ne se commande pas, elle s'acquiert ; qui tient à la conserver doit savoir la mériter au prix qu'elle coûte.

Abordons d'autres points. Les auteurs de la *Réponse* émettent cette opinion :

« Nous le répétons : l'action des doses infinitésimales sur l'organisme
» malade est un fait; et leur action bienfaisante, lorsque la substance
» est bien choisie, est un autre fait. C'est à l'expérience qu'il appartient
» de prononcer ; le raisonnement n'y peut rien. Cependant, le raisonne-
» ment... »

Mais, en vérité, la difficulté est grande. Des expériences! toutes les
fois qu'on vous en présente, vous les déniez, dès l'instant qu'elles amè-
nent à des résultats différents des vôtres.

M. Andral fait des expériences sur 35 malades. Vous les repoussez.
Voici vos motifs : elles ne remplissent pas un certain programme que
vous posez, et d'après lequel les expériences ne sont authentiques que
lorsqu'elles sont dirigées, conduites et discutées quant à leurs résultats,
par ceux qui sont en position de le faire, ce qui veut dire pour vous, par
ceux qui sont déjà édifiés et convaincus.

« Ici quelques réflexions préliminaires sont nécessaires. L'authenticité
» des expériences ne ressort pas seulement de la publicité qui leur est
» donnée, ni des témoins qui y sont appelés. Si les témoins d'une expé-
» rience sont préalablement familiarisés avec le problème qu'il s'agit de
» résoudre, l'expérience est publique sans être authentique. Si on appelle
» à l'expérience ceux qui sont en position de la diriger, de la conduire et
» d'en discuter les résultats, alors seulement on peut la dire authentique.»
(Page 88.)

Ces réflexions préliminaires sont habilement formulées, comme vous
le voyez, messieurs. Elles ont même, dans leur énoncé, un air de calme,
de modération et de précision tout à fait capable de séduire; mais elles
cachent en réalité une doctrine plus que contestable, et de laquelle il
résulterait tout simplement qu'on ne pourrait faire des expériences solides sur l'homœopathie que lorsqu'on est devenu homœopathe. Ce serait
une condition préliminaire presque onéreuse, à notre sens! Dans toute
science, quoi qu'en veuillent dire les auteurs de la *Réponse*, les conditions
nécessaires à une expérience sont les connaissances et la bonne foi. Niera-
t-on les connaissances et la bonne foi de M. Andral? On nierait alors ce
qui est hautement reconnu de tous et partout. M. Andral n'a pas expéri-
rimenté au hasard et sans connaître, comme le disent les auteurs de la
Réponse, les ouvrages de Hahnemann qui étaient traduits, au moins dès
1832 (les *Maladies chroniques* et l'*Organon*). Ces deux guides à la main,
M. Andral pouvait marcher, et, quand il n'a rien trouvé, c'est que rien
n'a pu être observé. On prétend que l'homœopathie repousse les principes que M. Andral a suivis, qu'il a eu tort de se décider dans le choix
d'un médicament d'après un seul symptôme, puisque la doctrine veut
que l'agent médicamenteux soit choisi d'après l'ensemble symptomatique. Mais d'abord, pour avoir indiqué le symptôme prédominant chez
les malades soumis aux expériences, M. Andral n'a pas dit qu'il n'avait
absolument tenu compte que de ce seul symptôme, quand il a choisi tel
ou tel médicament, et, en supposant même qu'il n'ait pas fait tout ce
qu'il fallait faire, selon vos dires du moment, il n'en est pas moins vrai
qu'il n'a jamais rien observé nulle part qui soit analogue à ce que Hahne-

mann a signalé. Si une dose unique est, selon vous, incapable de guérir une maladie (page 89), une dose unique doit toujours produire, sinon la curation du mal, du moins un effet quelconque, même après plusieurs jours. J'ouvre en effet, au hasard, un volume des *Maladies chroniques*, le premier, et j'y vois, page 276, que, après plusieurs jours, la baryte détermine « une longue hésitation entre des partis opposés (après plusieurs » jours) (sympt. 281). » Ce qui n'a rien de bien extraordinaire dans un médicament qui a été administré de la façon suivante. Je copie textuellement :

« Un grain de ce sel est traité comme j'ai dit dans le chapitre consacré » à la préparation des médicaments antipsoriques, c'est-à-dire porté » d'abord au millionième degré d'atténuation sous forme de poudre, » après quoi on la porte successivement en dissolution jusqu'au sextillio- » nième degré (VI) de dilution.

» On imbibe de cette liqueur médicamenteuse deux petits globules de » sucre, qui, mêlés avec un peu de sucre de lait en poudre, forment une » dose dont l'action salutaire dure bien au delà de quarante à quarante- » huit jours, lorsque la substance a été choisie parfaitement homœopa- » thique au cas pour lequel on l'administre.

» La baryte est d'un grand secours dans une multitude de circonstances, » et surtout lorsque les maladies chroniques qu'il s'agit de guérir offrent » pour symptômes prédominants ceux qui suivent : mal de tête immé- » diatement au-dessus des yeux, calvitie..., secousses isolées des dents..., » élancements brûlants dans une dent creuse lorsqu'on met dessus un » corps chaud... toux pendant la nuit... douleur au sacrum, etc., etc. » (*Loc. cit.*, p. 251.) Cette baryte, selon Neumann, enlève aussi aux enfants le goût de lire et l'envie d'apprendre.

D'après cette citation, il semble, messieurs, que M. Andral, pour le dire en passant, n'est pas tout à fait aussi coupable de lèse-homœopathie qu'on pourrait le croire d'après les auteurs de la *Réponse*, quand il s'en est tenu à une dose unique pour rechercher les effets des substances qu'il a expérimentées, puisqu'une proportion de baryte représentée par deux globules imprégnés d'une solution qui contient une fraction du grain, dont le dénominateur est l'unité suivie de 23 zéros, exerce encore son action après quarante-huit jours. Il semble aussi qu'il n'a pas tout à fait manqué de raison et de connaissances même en homœopathie, s'il s'est dirigé d'après un symptôme dominant, puisque Hahnemann admet quelque peu ce principe, comme vous avez pu le voir dans le passage que je viens de rapporter, passage que Hahnemann n'a pas écrit assurément pour innocenter à l'avance la conduite de M. Andral.

Quoi qu'il en soit, j'accepte qu'on puisse lire sérieusement des passages comme celui qui précède, j'accepte que M. Andral n'ait pas fait ce qu'il fallait pour *guérir* les maladies que présentaient les sujets qu'il a étudiés ; mais encore une fois les médicaments employés auraient dû produire quelques symptômes remarquables, les malades avaient bien quelque dent creuse qui pût subir un élancement, quelque partie du corps qui pût subir un tiraillement ou un prurit, symptômes si fréquemment

produits dans toutes les expériences de S. Hahnemann. Rien. M. Andral
n'a rien vu. S'il eût vu, il eût dit. Personne, même parmi les gens du
monde qui le connaissent, n'en doutera; à plus forte raison, le doute
est-il impossible pour tous les médecins, et surtout pour moi qui ai eu
l'honneur d'être son élève. Non-seulement donc les divers médicaments
employés sous forme homœopathique par M. Andral n'ont pas guéri les
malades traités par ces moyens, mais encore ces médicaments n'ont déterminé aucun phénomène remarquable... ou autre. Aucun des individus qui prirent le mercure, par exemple, n'eut envie de prendre les gens
par le nez dans la rue (sympt. 1262, *Mat. méd. pure*); aucun de ceux qui
prirent de l'opium n'eut de hoquet continuel, ou des rêves tristes, ou des
rêves gais, etc.

Les auteurs de la *Réponse* se plaignent encore que le rédacteur d'un
article du *Bulletin de thérapeutique* ait énoncé, sous forme très laconique
dans sa note, le diagnostic des maladies traitées homœopathiquement par
M. le professeur Andral (c'est encore là un reproche fait par eux aux expériences de M. Andral). En vérité, ces auteurs n'ont pas bonne grâce
à se servir de cette échappatoire (p. 89), lorsqu'ils disent que ce diagnostic est porté en termes tellement généraux, qu'il est impossible de
l'apprécier. Entre eux et M. Andral, en fait de diagnostic, il n'y a pas
grand mérite à parier pour lui contre eux, et les diagnostics établis par
l'honorable professeur en un seul mot sembleront à tous au moins aussi
nets et aussi sûrs que les énoncés des symptômes relevés par Samuel
Hahnemann sur tel ou tel médicament.

Aussi on peut être bien convaincu que quand M. Andral est venu à
l'Académie communiquer, au milieu des applaudissements, le résultat
de ses expériences et formuler son opinion sur l'homœopathie, on a cru
sincèrement et sur tous les points en sa parole, et les auteurs de la *Réponse*
sont seuls à avoir l'étonnement non désintéressé qu'ils énoncent, page 89 :

« Nous ne sommes donc étonnés que d'une chose, c'est que M. Andral
» se soit prévalu de semblables expériences devant l'Academie, et
» qu'elles aient pesé d'un grand poids dans la décision qu'elle prit. »

Mais enfin, quand on a donné à ceux qui sont, comme disent les auteurs
de la *Réponse, en position de diriger* des expériences, la liberté d'en faire
quelques-unes publiquement, que s'est-il passé? Sans doute la scène a
changé, tout a réussi! Non, les expériences ont échoué. Alors sont venus
les motifs de ces échecs, motifs toujours tirés des assistants et des adversaires; car pour ce qui est de l'homœopathie, il paraît qu'elle est infaillible, qu'elle réussit toujours, plus heureuse en cela que notre médecine, dont nous confessons souvent l'insuccès.

Je voudrais pouvoir insister ici, messieurs, sur ce que disent les auteurs
de la *Réponse*, touchant toutes ces expériences qui ont si peu réussi.
A l'Hôtel-Dieu, chez M. Bally, dont le caractère loyal est aussi à l'abri
de toute hésitation, « au bout d'un mois, M. Léon Simon, jugeant que
» les expériences proposées n'étaient qu'un simulacre pur et simple, ne
» voulut pas se prêter plus longtemps à ce semblant d'impartialité. »

Voilà le langage adopté. Il y a loin de cela à ce qu'a dit M. Bally à l'Académie, et nous tous qui connaissons l'homme, nous savons avec quelle vigueur et quelle netteté il serait venu défendre les doctrines homœopathiques, si les expériences l'avaient convaincu ; tous nous savons l'indépendance de cet esprit loyal et ouvert à toutes les vérités.

A Marseille, que s'est-il passé (page 91) ? Les auteurs de la *Réponse* commencent par attribuer aux faits une valeur qui n'est pas exacte, lorsqu'ils disent que les tentatives faites à l'Hôtel-Dieu de Marseille prouvent au moins que l'opinion publique était, en cette ville, favorable à l'homœopathie. Ils s'abusent ; la preuve n'est pas bien évidente. N'était-il pas plutôt arrivé dans la cité phocéenne un peu de ce que M. Escallier conseille quelque part : *ne s'étaient-ils pas insinués dans l'intérieur des ménages ?* ils avaient fait une certaine agitation autour de quelques personnes ; on a voulu les mettre aux prises avec les faits. Il faudrait vous relire, messieurs, la lettre si précise, si ferme et si honnête du maire de Marseille, pour vous la mettre en regard des passages de la page 91 et suivantes, qui, après une laborieuse manœuvre dans des équivoques et au milieu de chiffres dont la valeur est plus que contestable, aboutissent à une accusation de mensonge envers l'honorable magistrat municipal, le tout sous l'affirmation de qui ?... De M. Chargé, qui est justement celui qui a quitté le terrain.

Enfin, à Paris, à cette lettre si nette de M. Natalis Guillot, les auteurs opposent une autre lettre de laquelle il résulte que M. Guillot lui-même a demandé de faire cesser les expériences, parce que les malades se croyaient empoisonnées et qu'il redoutait une émeute. L'opinion publique, notons-le en passant, n'était pas, à la Salpêtrière, aussi favorable pour l'homœopathie qu'à Marseille. Je ne puis, messieurs, après informations nouvelles, révoquer en doute le témoignage de M. Natalis Guillot, et j'avoue que la fin de l'autre lettre où M. Guillot est représenté comme ne voulant pas perdre sa popularité en essayant une méthode aussi *compromettante* que l'homœopathie et comme profitant de toutes les échappatoires pour se concilier l'opinion, est aussi loin que possible du caractère que nous connaissons à M. Natalis Guillot et de la démarche de l'honorable professeur allant, en présence de l'épidémie, chercher, au su de tous, un homœopathe pour le mettre en demeure.

Vous le voyez, messieurs, quand les expériences sont défavorables, on met toujours en avant quelque motif d'insuccès, étranger à l'homœopathie et aux homœopathes. Tantôt c'est l'incompétence de M. Andral, tantôt la mauvaise foi de M. Bally, ailleurs celle du maire de Marseille et des confrères de M. Chargé, lequel avait été cependant mis bien à l'aise ; enfin c'est la pusillanimité et l'amour de popularité de M. Natalis Guillot.

Quant à l'élève en pharmacie qui, à Marseille, a brouillé les fioles des médicaments, sans que personne pût s'en apercevoir d'après les effets produits, et quant à celui qui, à Paris, donna seulement de l'eau claire, voici ce qu'en disent les auteurs de la *Réponse* (p. 87) :

« Enfin on nous objecte que, dans une pharmacie de Marseille (la » pièce est, dit-on, au dossier), les flacons ont été bouleversés de telle

» sorte que les étiquettes ne répondissent plus aux substances contenues
» dans chaque flacon, et que les médicaments ont été administrés les
» uns à la place des autres, sans que ni malades ni médecins s'en soient
» aperçus. On ajoute que, même à Paris, un élève en pharmacie se serait
» *amusé* (sic), à titre d'expérience ou de *simple espièglerie* (sic), à donner
» de l'eau pure parfaitement filtrée à la place des médicaments prescrits,
» sans que ni malade ni médecin aient songé à s'en plaindre. Voir un
» amusement ou une espièglerie dans l'infidélité d'un pharmacien et
» d'un élève; transformer en gentillesse un acte de patente improbité,
» c'est vraiment trop d'indulgence de la part de M. Gallard. Dire qu'il
» entend appuyer sa défense sur de pareils faits, c'est chose inconce-
» vable! »

Je me permettrai faire de remarquer que cette indignation est peut-être
vertueuse, mais qu'elle ne prouve rien contre les deux faits, au point de
vue de la valeur des médicaments homœopathiques. M. Gallard, les auteurs
de la *Réponse* auraient dû ne pas l'oublier, n'était pas chargé de la moralité
des deux élèves en pharmacie. On pourrait peut-être parler comme on le
fait à notre collègue, s'il avait conseillé ces démarches. Mais il a trouvé la
chose accomplie; il l'a prise sans avoir à rechercher si le péché commis
était véniel ou mortel, ou même s'il y avait péché réel. Que le fait soit
coupable ou non, il n'y en a pas moins un fait important et qui a sa
valeur, pour montrer ce qu'il faut penser de la puissance des médicaments homœopathiques, et pour prouver à quel degré ils correspondent
bien exactement à des symptômes spéciaux.

Des médicaments homœopathiques ont été distribués à tort et à travers par un pharmacien, et les médecins homœopathes, pour qui les
diverses substances doivent avoir chacune des effets bien délimités et
tout à fait spéciaux, ont été satisfaits des résultats. De l'eau claire, sans
aucune dilution, a été administrée à toute prescription, et les médecins
homœopathes ont eu assez de satisfaction des effets obtenus par ces médicaments pour continuer leur course, comme le dieu du poëte. M. Gallard, trouvant ces épreuves, auxquelles il est étranger quant à leur per-
pétration, était dans son droit de les relever comme preuve du peu de
fondement des assertions homœopathiques. L'indignation des auteurs de
la *Réponse* ne répond nullement au fond même de ces faits, qui demeu-
rent tout entiers.

Du reste, si des constatations qui ont donné lieu, dans une circonstance récente, à un procès-verbal, arrivent jusqu'à un tribunal, les auteurs de la *Réponse* auront, nous dit-on, à exercer probablement de nouveau leur indignation sur la conduite suivie dans une des pharmacies
homœopathiques, dans laquelle on a peut-être exécuté les prescriptions de plusieurs d'entre eux, et cela sans que M. Gallard ait rien à se
reprocher, tout le mal ayant été conseillé par le propriétaire, restaura-
teur à Paris.

Quoi qu'il en soit de ce dernier point, messieurs, vous voyez que toutes
les expériences tentées pour vérifier la valeur des faits avancés par les
partisans de la médecine homœopathique sont niées par eux dès l'instant

qu'elles ne leur sont pas favorables, sous ce prétexte qu'elles ne sont pas faites par un d'entre eux. Ils ne veulent que des expériences confirmatives, et ils sont seuls capables de se contrôler eux-mêmes. Dans la médecine ordinaire, la nôtre, on ne procède pas ainsi : quand on avance un fait, avec des expériences à l'appui, chacun peut le contrôler et répéter les expériences, même en dehors de l'auteur. Il est vrai que, selon les remarques pleines d'aménité du grand S. Hahnemann, dans la médecine non homœopathique, « la santé et la vie des hommes ont été livrées à » quelques brouillons dont l'imagination faisait tous les frais de ce qu'on » appelait la matière médicale (*Organon*, p. 352). »

Quant aux faits accomplis en dehors des expériences, comme ceux des pharmaciens cités par M. Gallard, l'indignation sur une telle conduite est la seule réponse, réponse qui ne répond rien sur la valeur homœopathique de l'incident.

Enfin, je pourrais raconter ici une expérience dont j'ai été témoin. Un commerçant en soie, d'une nation étrangère, pensa un beau matin à se faire médecin homœopathe. Je n'invente ni ne brode rien ici, messieurs. Il vint à Paris, et, comme de juste, ne pouvant y obtenir le diplôme de docteur en médecine, malgré la connaissance de madame Hahnemann, qui continuait ici de traiter les malades, avec l'aide de qui vous savez, notre commerçant tourna ses regards vers une université étrangère. Sans quitter Paris, moyennant une somme désignée, il fut reçu docteur de cette docte université. Il voyait alors, à la campagne, dans une maison tierce, un médecin avec lequel il tentait toujours sans succès, mais au grand ennui de ce dernier, de causer médecine. Un jour, fatigué par une telle insistance, notre confrère conduit le fâcheux vers une réunion de dames, et là : « Vous avez certainement de l'aconit sur vous, lui dit-il. — Oui ! » Et l'homœopathe bien en règle tire de sa 'poche une petite boîte contenant plusieurs petites fioles, dont une qu'il présente renfermajt environ cent cinquante petits globules de ceux dits d'aconit. Notre confrère verse le tout dans sa main gauche, pour que les assistants puissent bien voir. « Si l'on avalait tout cela, selon vous, ajoute-t-il, on serait » bien malade ? » — « Oh ! on serait perdu ! » Le médecin non homœo pathe avala alors la totalité. On était deux heures avant dîner. Le pauvre homœopathe, de bonne foi, était dans une anxiété grande et suivait l'autre partout. Il se rassura à dîner en voyant combien peu le terrible aconit, préparé cependant sous les yeux de madame Hahnemann, avait altéré un appétit allopathique. On avait procédé par doses massives, comme il faut le faire, de l'aveu même des auteurs, quand on procède sur l'homme sain (p. 74), et l'on n'éprouva rien, pas même quarante-huit jours après. Heureusement, notre confrère avait eu affaire à des médicaments homœopathiques de bonne foi ; si j'en crois certains discours, je ne voudrais pas recommencer cette expérience, les alcaloïdes extraits de substances très violentes pouvant revêtir la forme de globules d'aussi faibles dimensions que les globules dits homœopathiques, et pouvant leur être substitués, tout à fait par mégarde, à doses très médicales.

Je ne rapporte ce fait, dont je puis garantir l'exactitude, que pour montrer que, dans ce cas, les conditions données plus haut ont été bien observées, puisque la personne autorisée par l'université de *** et par les leçons de madame Hahnemann assistait à l'expérience pour la rendre *authentique ;* et cependant aucun effet appréciable n'a été produit. Le médecin n'a éprouvé ni tiraillements, ni déchirements, ni rèves tristes ou gais, ni prurit quelconque. Je suis convaincu que les auteurs de la *Réponse* trouveraient cent raisons pour ôter au fait toute valeur ; peut-être même s'indigneraient-ils de l'espièglerie, car, en avalant le tout, notre confrère n'avait d'autre pensée, il l'avoua, que d'imposer à son fâcheux une petite amende, en absorbant une provision qu'il croyait, peut-être à tort, d'un prix un peu élevé.

Mais poursuivons. Les auteurs de la *Réponse* font à M. Gallard le reproche d'avoir méconnu entièrement la façon dont Hahnemann avait procédé pour arriver à la découverte de l'homœopathie, découverte qui leur semble si grande. Je comprends mal, je l'avoue, la façon dont ils formulent leurs reproches. Notre collègue (page 20 de la *Note scientifique sur la doctrine*, etc.) avait dit que Hahnemann s'était posé cette question : Pourquoi les médicaments guérissent-ils? Et voulant rendre plus vive et plus sensible, sous une forme plaisante, la pensée qu'il poursuivait, il ajoute, entraîné par le nom de Molière, auquel il fait allusion plus haut : *Pourquoi l'opium fait-il dormir ?* C'est une manière d'indiquer que cette question implique la recherche d'un problème insoluble, selon lui. Et plus loin (même page), quand il expose que Hahnemann, peu satisfait de la réponse modeste d'Orgon, en arrive à conclure que les médicaments guérissent, non pas parce qu'ils ont une vertu curative, mais parce qu'ils ont en eux un principe morbifique capable de donner justement la maladie qu'ils sont destinés à guérir, il ajoute: « *L'opium n'endort pas parce* » *qu'il a une vertu dormitive, mais parce qu'il a en lui une vertu excita-* » *trice capable de chasser le sommeil.* »

' Nul de nous n'a pris, à coup sûr, ce qui a trait dans ce passage à l'opium comme le résumé d'expériences prêtées à Hahnemann. Je m'étonne que les auteurs de la *Réponse* en aient fait un grief sérieux contre M. Gallard, comme ils le font page 62, quand ils le mettent « au défi de citer » un texte, un seul texte positif qui soit favorable, sous quelque rapport » que ce soit, à ses allégations. Jamais Hahnemann n'a dit que l'opium » faisait dormir parce qu'il y a en lui une vertu excitatrice capable de » chasser le sommeil; et nous prions le tribunal de n'ajouter aucune foi » aux mots soulignés ou guillemetés dans le passage cité en tête de ce » paragraphe; M. Gallard les a inventés. Nous lui en laisserons l'hon- » neur et surtout la responsabilité. »

Je m'étonne d'autant plus de cette accusation que, plus bas, dans sa brochure, M. Gallard fait remonter la découverte de la doctrine homœo-pathique à l'interprétation de l'effet du quinquina, et que les auteurs de la *Réponse* ont vivement récriminé sur ce passage même. Comment alors ont-ils pu prendre le change sur la plaisanterie de notre collègue? Je conçois qu'elle put ne pas être de leur goût; mais de là à la considérer comme une citation de mauvaise foi, il y a loin. M. Gallard n'a jamais prêté cette opinion et ces phrases à Hahnemann. On ne prête qu'aux riches, dit le proverbe ; notre collègue n'a même pas été jusque-là. C'est une erreur pure des auteurs de la *Réponse*, et je doute qu'il y ait un tribunal qui puisse porter ce grief au compte de M. Gallard.

Selon les auteurs de la *Réponse*, voilà comment est née l'homœopathie (page 62) :

« L'origine de l'homœopathie n'est donc pas où la place M. Gallard. » Pour la trouver, il faut remonter à la source de toutes les découvertes » scientifiques.

» Tout le monde connaît l'histoire devenue populaire de la chute » d'une pomme qui aurait révélé à Newton la grande loi de la *gravita-* » *tion universelle.* Un de ses amis le consultant à ce sujet, Newton lui fit » cette réponse bien simple : *Je la trouvai en y pensant toujours.* La re- » cherche persévérante de la loi ou des lois physiques qui président à » l'harmonie des mondes fut la cause de la découverte newtonienne ; la » chute d'une pomme n'en fut que l'occasion.

» Une fois aux prises avec les difficultés de la pratique médicale, » Hahnemann conçut d'abord des doutes sur la puissance de la méde- » cine. Du doute il passa à la négation ; et, ne pouvant se résoudre à » pratiquer un art qui n'avait plus sa foi, il l'abandonna ; acte de cou- » rage et de probité que tous ses biographes ont célébré à l'envi. Mais » un temps vint où de graves maladies attaquèrent ses enfants. Alors il » se demanda s'il serait possible que Dieu eût abandonné l'homme, sa » créature, sans secours certains contre la multitude d'infirmités qui » l'assiégent incessamment, et il se dit : « Non, il y a un Dieu qui est la » bonté, la sagesse même ; il doit y avoir aussi un moyen créé par lui » de guérir les maladies avec certitude. — Pourquoi, continue-t-il, ce » moyen n'a-t-il pas été trouvé depuis vingt siècles qu'il existe des » hommes qui se disent médecins ? C'est parce qu'il était trop près de » de nous et trop facile, parce qu'il ne fallait, pour y arriver, ni brillants » sophismes ni séduisantes hypothèses !... je chercherai tout près de moi » où il doit être, ce moyen auquel personne n'a songé, parce qu'il était » trop simple. » Hahnemann se mit à la recherche, et, comme Newton, » eut toujours l'esprit dirigé vers l'objet de ses poursuites. Comme » Newton, il y pensa toujours. Telle fut l'origine véritable de l'homœo- » pathie ; la traduction de Cullen et le quinquina n'en furent que l'oc- » casion. »

Vous trouverez peut-être avec moi, messieurs, qu'à mettre la naissance de l'homœopathie en parallèle avec la découverte des lois de la gravitation, Hahnemann à côté de Newton, il y a bien quelque peu d'exagération. Mais l'enthousiasme légitime tout. Seulement, comme moi, vous trouverez qu'il y a une certaine différence entre l'idée que poursuivait Newton, quand il disait : « Il doit y avoir une loi qui préside à l'harmonie des mondes, » et l'idée de Hahnemann : « Il doit y avoir un remède à tous les maux. » Newton raisonnait *a posteriori*, si l'on peut ainsi dire, il observait et constatait l'harmonie des mondes comme un fait accompli, réel, démontré, constant, immuable ; il lui restait à l'expliquer.

Hahnemann, en supposant un moyen de guérir les maux de l'humanité, de cette humanité qui a pour fin en ce monde la mort, commençait par une hypothèse pure. Il faisait preuve de bonne volonté plutôt que de génie, et mettait en jeu son imagination plutôt que son bon sens. De même, en disant je chercherai ce que les autres n'ont pas trouvé, il a fait preuve d'un certain degré de confiance en soi plutôt que de grande simplicité de raisonnement. D'autant que, je ne sais si je m'abuse, et si vous êtes de mon avis, mais il me semble que l'idée qui fait le fond de la doctrine hahnemanienne (les médicaments guérissent un désordre justement parce qu'ils sont aptes à le produire) est une idée qui n'est pas de la première simplicité, qui n'est pas tout à côté de l'esprit humain, pas *trop près de nous* et pas *trop facile à trouver*.

Sortant du parallèle élevé que leur vénération leur a dicté, les auteurs reprochent à M. Gallard de tomber dans trois erreurs tout dès le début.

Suivant eux, dès 1805, Hahnemann avait expérimenté vingt-six substances, etc., etc. (page 64). Mais notre collègue ne leur a jamais nié ce fait. Il leur a dit que le fait premier duquel était née l'idée hahnemanienne était l'interprétation des effets du quinquina, et que c'était en 1790 que Hahnemann avait été frappé de la similitude qui existait, selon lui, entre la fièvre et les effets du quinquina. Or, les auteurs de la *Réponse* disent eux-mêmes (page 65) : « Dès 1796, Hahnemann écrivait ce » qui suit : « Dans les articles que j'ai ajoutés à la matière médicale de » Cullen, j'ai déjà fait observer que le quinquina, administré à fortes » doses, provoque chez les sujets impressionnables, jouissant d'ailleurs » d'une bonne santé, un véritable accès de fièvre qui offre beaucoup » de ressemblance avec celui de la fièvre intermittente ; et que c'est pro- » bablement à cette propriété qu'il doit de surmonter et de guérir ainsi » cette espèce de fièvre. L'expérience que j'ai maintenant me permet d'af- » firmer positivement cette assertion. »

Il me semble que M. Gallard n'a pas dit autre chose que ce que dit Hahnemann lui-même. Est-ce que notre collègue a nié les expériences consécutives à l'idée première ? Point du tout ! Il a seulement signalé le point de départ. Qu'est-ce que cela fait qu'en 1805 Hahnemann ait publié de nouvelles observations ? La première pensée formulée date de l'édition de Cullen, comme l'a dit M. Gallard ; elle en date si bien, et elle a si bien l'importance que notre collègue lui a attribuée, que les auteurs de la *Réponse* eux-mêmes, en finissant ce dithyrambe dans lequel vous venez de voir Hahnemann placé côte à côte avec Newton, disent : « Telle fut l'origine véritable de l'homœopathie ; la traduction de Cullen » et le quinquina n'en furent que l'occasion. »

M. Gallard n'en a pas dit davantage ; et il n'y a pas là de quoi prétendre qu'il n'a pas une connaissance même superficielle de la doctrine qu'il combat.

Notre collègue a contesté la similitude qui avait frappé Hahnemann, et qui l'avait guidé ; les auteurs de la *Réponse* veulent la rétablir. Ici encore je retrouve ce que je vous signalais en commençant : des faits et un langage que les gens du monde pourront regarder comme probants, et que nous autres nous pouvons difficilement accepter.

Ainsi (page 65) les auteurs demandent ce qu'il faut pour caractériser un accès de fièvre intermittente légitime ; ils se répondent, à l'aide de l'indication des caractères généraux des trois stades, indication donnée par M. Gallard ; puis ils ajoutent : « Nous répondons, à notre tour, en » disant que les trois groupes de symptômes indiqués offrent un tableau » trop général de la maladie qu'on prétend caractériser ; et qu'il n'est pas » *un élève en médecine* qui ne sache que des malades atteints de fièvre » intermittente offrent de bien autres symptômes aussi déterminants » pour le choix du médicament que ceux indiqués plus haut. L'existence » ou la non-existence de ces derniers font que le quinquina guérit ou ne » guérit pas la fièvre à laquelle on l'adresse ; autrement, le sulfate de » quinine guérirait toutes les fièvres intermittentes , ce qui n'est pas, » comme le savent, et de reste, même les étudiants en médecine. Si les » groupes symptomatologiques indiqués plus haut forment un tableau » général de la fièvre intermittente, il faudrait se souvenir que la méde- » cine ne traite pas des abstractions, mais des êtres vivants ; et que, par » conséquent, les indications thérapeutiques ne doivent pas être déduites » uniquement des symptômes prédominants, mais de l'ensemble des » symptômes morbides ; non pas seulement de ceux que tous les malades » atteints d'une même maladie présentent en commun, mais encore des » symptômes particuliers à chacun d'eux. »

Nous sommes à notre tour, et pour un peu, de l'avis des auteurs. Tout le monde sait ce qu'ils disent là, et ils n'en ont pas l'invention, comme ils le reconnaissent eux-mêmes. Mais ce sont là des banalités pures qui n'empê- chent pas que, pour reconnaître l'existence d'une fièvre intermittente, il faille la réunion des trois stades indiqués, abstraction faite des épiphéno- mènes particuliers à chaque malade. Chacun, en effet, peut avoir la même maladie que son voisin, avec des phénomènes secondaires propres à sa personnalité morbide ; mais ces épiphénomènes, souvent très importants pour le traitement, ne changent rien pour la caractéristique de la ma- ladie. Une fluxion de poitrine, pour être une fluxion de poitrine, doit toujours présenter les mêmes signes fondamentaux, quelque forme qu'elle revête. Cette forme est un point très important, souvent une condition prédominante pour le traitement ; cela est reconnu de tous, nul ne le nie, et faire à un médecin sérieux le reproche contraire, c'est se battre contre un château de cartes élevé à plaisir par soi-même pour le renverser ensuite triomphalement. Mais ces vérités, admises par tous à propos de la valeur des épiphénomènes, ne veulent pas dire pour cela que le quin- quina donne lieu à un état fébrile offrant *exactement les caractères de la fièvre intermittente légitime.*

Le quinquina, comme tout moyen tonique et stimulant pris à doses exagérées, comme le café, comme le vin, cause une fièvre analogue à la fièvre de digestion, dont on observe alors l'exagération. Comme dans une digestion laborieuse, il y a sensation de froid tout d'abord, chaleur fébrile, puis sueur ; cette dernière surtout, si le sommeil survient. Tous ceux qui ont vu des ivrognes cuver leur vin dans nos hôpitaux ont observé ces faits. Le tableau de M. Bretonneau, celui de MM. Trousseau et Pidoux sont très exacts, mais ils ne sont pas autre chose que le tableau de l'ivresse quinique, si bien connue, depuis surtout qu'on traite certaines formes de rhumatisme par le sulfate de quinine à hautes doses. Mais ce n'est pas là un accès légitime de fièvre *intermittente ;* ce dernier terme a déjà une haute valeur dans la question. C'est cette intermittence devenant périodique, avec des types connus, tantôt fixes, tantôt se convertissant en d'autres types également connus, qui fait un des points essentiels de la fièvre intermittente légitime. La présence de cette intermittence, de cette périodicité, établit déjà un grand caractère, un *caractère caractéristique,* si je puis m'exprimer ainsi, qui isole la fièvre intermittente des autres formes fébriles, et qui n'est pas produit par le quinquina. Ce qu'il s'agit donc de prouver, ce n'est pas que le quinquina puisse produire un mouvement fébrile, c'est que cet état fébrile offre exactement les caractères de la fièvre intermittente légitime. Mais d'ailleurs, est-ce que dans la citation faite par les auteurs de la *Réponse* (page 67), M. Bretonneau dit le moins du monde que le quinquina donne lieu à un accès de fièvre intermittente ou analogue à la fièvre intermittente? Voici ce passage :

« L'observation de chaque jour, dit Bretonneau, prouve que le quin-
» quina donné à haute dose détermine, chez un grand nombre de sujets,
» un mouvement fébrile très marqué. Les caractères de cette fièvre et
» l'époque à laquelle elle se manifeste varient selon les individus. Le
» plus souvent, des tintements d'oreille, la surdité et *une sorte d'ivresse*
» précèdent l'invasion de cette fièvre. Un léger frisson s'y joint, une
» chaleur sèche, accompagnée de céphalalgie, succède à ces premiers
» symptômes, s'éteint graduellement et se termine par de la moiteur.
» Loin de céder à de nouvelles et à de plus fortes doses de ce médica-
» ment, la fièvre causée par l'absorption du principe actif du quinquina
» ne manque pas d'être exaspérée. »

Il n'y a rien là qui ressemble à une comparaison. Que M. Bretonneau ait constaté que le quinquina donne lieu à un mouvement fébrile très marqué, cela ne veut pas dire que M. Bretonneau doit être placé à la suite de Hahnemann. Les auteurs de la *Réponse* n'ont pas, je crois, le droit de tirer une telle conclusion de l'étude de M. Bretonneau, et de faire (pages 67 et 69) cette situation à l'illustre médecin de Tours. Il importe qu'on le fasse bien remarquer, ils sont plus habiles qu'exacts. Le fait enregistré par M. Bretonneau, qui mentionne un léger frisson, une chaleur sèche terminée par de la moiteur, n'établit, même quand on veut l'interpréter à toute force, que la plus lointaine analogie avec l'accès de la fièvre intermittente, même en laissant de côté le caractère de la périodicité.

Dans cette dernière, le frisson très vif, la chaleur violente et les sueurs profuses que l'on observe sont loin du léger frisson, de la chaleur et de la moiteur indiqués par Bretonneau et par quelques autres auteurs comme résultat de l'action du quinquina à hautes doses.

C'est une analogie très lointaine qui a été présentée ici comme une similitude. Il y a là abus réel de l'analogie ; et quand (page 68) les auteurs disent : « Le quinquina a-t-il ou n'a-t-il pas puissance de développer sur » l'homme sain un état fébrile offrant exactement les caractères de la » fièvre intermittente légitime, » on peut répondre sans hésiter et sans crainte d'être contredit par ceux qui sont compétents dans cette question : Non, il n'a pas cette puissance ! Il détermine à des doses exagérées des accidents fébriles qui ne sont pas semblables à ceux d'une fièvre intermittente légitime, qui ne lui sont pas plus analogues que ce qu'on observe dans un accès fébrile symptomatique du début d'une maladie aiguë, d'un simple mal de gorge, par exemple, et enfin, par-dessus tout, ces symptômes ne sont pas intermittents dans leurs manifestations.

Les auteurs (p. 68) ont encore cherché à présenter à titre de preuve un travail qu'ils auraient pu se dispenser de citer. C'est le mémoire de M. Chevalier sur la maladie des ouvriers en quinquina rapportée par M. Zimmer, propriétaire d'une fabrique de sulfate de quinine. Rien, dans la citation, n'est de nature à établir les caractères exacts de la fièvre observée sous le nom de *China feber*, et les accidents locaux produits chez les ouvriers en quinquina ont ici une valeur purement négative, qui est plutôt opposée à l'idée d'une fièvre analogue à l'intermittente légitime.

Cette citation, vous le voyez, messieurs, pourrait paraître habile en vue des gens du monde tout à fait étrangers à la médecine. Elle est de nature à les intéresser, car elle leur révèle un fait nouveau pour eux, l'action du sulfate de quinine sur ceux qui le préparent ; ensuite, présentés à titre de faits semblables de tous points à la fièvre intermittente légitime, ces exemples sont de nature à frapper l'esprit. Mais nous autres, qui savons mieux et qui ne pouvons pas nous payer d'à peu près, nous ne pouvons accepter pour des démonstrations ces parallèles trop forcés ; nous ne pouvons voir dans les mots *une fièvre particulière*, les caractères d'une fièvre intermittente. Nous persistons à penser et à soutenir que la fièvre quinique ne présente pas exactement les mêmes symptômes que la fièvre intermittente légitime, et qu'elle est seulement l'exagération de la fièvre d'ivresse et de la fièvre de digestion, comme après un repas trop copieux ; en un mot, qu'elle est liée à une stimulation très violente de l'économie rayonnant de l'estomac comme point de départ. Nous croyons aussi que les passages empruntés à MM. Bretonneau, Chevalier et Zimmer n'ont pas la signification qu'on a cherché à leur donner, et qu'il n'est pas permis de présenter ces honorables personnes comme solidaires de l'idée de Hahnemann.

Les auteurs de la *Réponse* ajoutent un argument que nous ne pouvons accepter davantage, et qui cependant paraît avoir un grand poids à leurs yeux. C'est l'opinion de Hahnemann. Selon eux (page 66), en ouvrant, à l'article quinquina, la *Matière médicale pure* de cet auteur, on a, du symptôme 374 au 388, et du 647 au 634, les variétés du frisson et de l'horripilation, comme aux autres séries qu'ils indiquent on trouve la chaleur et ses variétés, la sueur et ses nuances, le tout confirmé par des disciples de Hahnemann.

Tout d'abord, ils nous permettront une fois pour toutes de ne pas considérer les assertions de Hahnemann comme des preuves. Hahnemann, à notre sens, à nous qui ne sommes pas homœopathes, s'est trompé. C'est même parce que nous croyons qu'il est dans l'erreur que nous n'acceptons pas ses doctrines. Nous répondre à l'aide de son autorité, comme le font ailleurs encore les auteurs de la *Réponse*, c'est répondre en quelque sorte à la question par la question. Ce mode d'argumentation est sans valeur.

Mais bien plus, en supposant que ce soit là une autorité qui puisse peser de quelque poids sur nous, notre embarras pourrait devenir grand, en nous en tenant à cet appui ; car si j'ouvre le *Traité des maladies chroniques* de Hahnemann, et si je compulse les symptômes notés comme propres aux divers médicaments, je trouve, pour presque tous, une série de frisson, une série de chaleur, une série de sueur.

Ainsi, l'*ammoniaque* (t. I, p. 250) offre cette série, du symptôme 153 au 158. Les rêves variés précèdent l'indication de ces symptômes, et la mention d'un caractère chagrin suit immédiatement.

La *baryte* (p. 274), du symptôme 262 au symptôme 270, frisson, chaleur, sueur ; et avant, toujours les rêves (251 à 261); après, la disposition triste de l'esprit (271 et suiv.).

La *chaux* (p. 356), après les songes tristes, offre, du symptôme 1015 au symptôme 1041, la succession des stades fébriles ; l'irritabilité du caractère, la morosité viennent également, comme symptômes notés, à la suite.

Graphite (p. 400). Songes variés ; puis, du symptôme 555 au symptôme 571, frissons, chaleur, sueurs ; symptôme 572, vive susceptibilité, puis disposition à la peur.

Iode. Ce médicament n'a que 133 symptômes notés : 127, rêves vifs et pénibles ; 128, sueur la nuit ; l'étude est moins complète.

Lycopode. Ce médicament, dont je vous dirai tout à l'heure l'énergie, après les songes et les malaises de la nuit (p. 472), détermine, du symptôme 825 au symptôme 852, frisson, chaleur, sueur; 852, anxiété, puis les nuances tristes de caractère.

La *magnésie* n'a que 128 symptômes, et page 486, symptôme 122, froid, depuis quatre heures (jusqu'au coucher), jusqu'à 126, sueur ; puis, 127, mauvaise humeur, etc.

Muriate de magnésie, 68 symptômes, une seule fois les frissons sont indiqués.

La *soude.* Symptômes nombreux non chiffrés ; page 514, toujours après les rêves, plusieurs variétés de frissons, puis la sueur, puis l'agitation, l'anxiété, la mauvaise humeur.

L'*acide nitrique.* Symptôme 751, rêve d'abord agréable, puis affreux ; 752 à 807, frisson, chaleur et sueur ; 781, « beaucoup de mauvaise humeur en sortant du lit le matin ; » et suivent plusieurs variétés de mauvaise humeur.

Pétrole (t. II, p. 40), symptôme 574 à 584, rêves ou troubles nocturnes ; 585 à 604, frisson, chaleur, sueur ; 605, « malaise au milieu d'une assemblée, » puis disposition à s'effrayer, et plus loin, paresse, mauvaise humeur.

Phosphore (p. 105), la série des rêves et des troubles nocturnes, puis du symptôme 945 au symptôme 980, la série du frisson, de la chaleur et de la sueur, suivie de l'inaptitude, de la morosité et de l'irritabilité.

La *sépia* (p. 192), après les rêves et la lassitude nocturne, du symptôme 1158 au symptôme 1205, frisson, chaleur, sueur de toutes nuances ; symptôme 1205, apathie, paresse d'esprit, et toutes les variétés de découragement et de mauvaise humeur.

La *silice* (p. 241), après les rêves variés, symptômes 551 à 559, frissons, chaleurs et sueurs, 560, agitation, impatience, etc.

Zinc (p. 293), après des rêves dégoûtants ou désordonnés (*sic*), symptômes 713 à 717, frissons, chaleur, sueur ; 718, hypochondrie, chagrin.

Charbon végétal (p. 357), après les rêves et les symptômes, dus au sommeil, comme celui-ci, symptôme 889, « sommeil plus long qu'à l'or-
» dinaire ; le matin prurit à l'anus, qu'on augmente en se grattant ; après
» qu'on s'est gratté, cuisson » (au bout de trente-deux heures de l'usage du médicament), nous trouvons du symptôme 890 à 906, les frissons, la chaleur, la sueur, et 907, « dérangement de l'humeur, en sortant de
» table, » etc.

Charbon animal. Comme il n'y a que 189 symptômes, on n'a que peu de paragraphes pour les variétés de frissons, de chaleur et de sueur, qui sont compris sous les nᵒˢ 182 à 188, précédés des rêves et suivis d'abord de l'indifférence, puis de beaucoup de disposition à se passionner.

Caustique (p. 437), après les rêves et les agitations nocturnes, on trouve du symptôme 950 à 971, frissons, froid, chaleur et sueur ; 972, « inaptitude au travail, long silence de dépit, caractère fâcheux. »

Ciguë (p. 484), toujours après les rêves, symptômes 635 à 671, frissons, chaleur, sueur ; 672, anxiété, puis vient la mauvaise humeur.

Potasse (p. 546), rêves voluptueux ou autres, puis symptômes 890 à 902, frissons, chaleur, sueur ; 903, « avant que le sujet s'en aperçoive
» lui-même, on reconnaît à sa mine qu'il est très affecté, etc. »

Sel commun (p. 608), du symptôme 853 à 854, série des études fébriles ; 854, « grande irritabilité ; 855, on se gratte la tête d'impatience. »

Enfin, pour le *soufre* (p. 675), après les rêves et les idées fantastiques, dès que le malade ferme les yeux, du symptôme 964 au symptôme 1005, nous trouvons les frissons, la chaleur et la sueur suivis encore des troubles moraux, « le sujet est lambin, irrésolu, il s'imagine qu'il mai-
» grit, » troubles très nombreux qui sont des symptômes du soufre.

Comment faire maintenant pour attacher une valeur péremptoire aux variétés de frissons, de chaleur et de sueur indiquées dans les collections de symptômes que citent les auteurs comme ayant été notés par Hahnemann à titre d'effets du quinquina, quand nous voyons tous les médicaments étudiés dans le *Traité des maladies chroniques* produire plus ou moins cette même collection de symptômes ? Remarquez en outre que cette réunion de symptômes fébriles est toujours encadrée d'une façon idêntique, toujours précédée des troubles du sommeil et toujours suivie de la morosité, groupes qui les uns et les autres sont produits également par tous les médicaments, les uns après les autres. Toutes les cases des cadres symétriques sont toujours remplies, et il est difficile de préciser une différence bien réelle. Quant à moi, après une longue étude de toutes ces séries, je demeure frappé de la coupe uniforme des énoncés et de la similitude à peu près complète des actions des médicaments divers, qu'il me paraît de plus en plus difficile de différencier en présence d'effets tellement semblables. Je ne puis m'empêcher de me rappeler un autre novateur aussi peu heureux que Hahnemann, et, en lisant ces divers énoncés symptomatiques, je suis toujours tenté de me dire, avec Jacotot, tout est dans tout.

Donc, messieurs, en même temps que nous ne pouvons accepter, comme preuve de l'action fébrifère du quinquina, les assertions de Hahnemann que citent les auteurs de la *Réponse*, puisque ce sont ces assertions qu'il s'agit de vérifier selon nous, nous aurions quelque peine à faire une part unique au quinquina, en tant que médicament capable de déterminer la fièvre intermittente, et, partant, de la guérir, puisque bien d'autres agents, selon Hahnemann lui-même, comme je viens de vous le montrer, déterminent une série fébrile qui pourrait aussi justement que le *China feber*, être dite exactement semblable à une fièvre intermittente légitime, si l'on acceptait comme fièvre intermittente ce que les auteurs de la *Réponse* ont cherché à donner sous ce nom.

Je n'insisterai pas sur l'énumération historique des passages de divers auteurs qui ont dit quelque chose capable de venir en aide au principe *Similia similibus;* tous ces auteurs sont loin d'être aussi probants en faveur de la cause homœopathique véritable qu'on pourrait le croire en lisant la *Réponse*. Tous ces auteurs, en parlant des semblables, n'ont pas entendu dire, comme les homœopathes, des moyens capables de déterminer positivement des symptômes identiques, dans le détail, à ceux qui existent chez les malades ; ils ont seulement voulu indiquer des agents ayant la propriété de déterminer un effet général, analogue à la forme générale des symptômes observés : tels sont, par exemple, les stimulants dans les cas de spasmes, les irritants, comme le vésicatoire ou le cautère actuel dans les cas d'inflammation. Mais il y a loin de cette idée générale, admise de tout temps, même du temps d'Hippocrate, comme le prouve la note de la page 70 de la *Réponse* (note qui, contrairement au passage de cette réponse qu'elle complète, prouve qu'Hippocrate avait la prétention d'émettre dans cette circonstance un principe général de thérapeutique) ; il y a loin de là, dis-je, au *Similia similibus très détaillé*, que les homœopathes admettent. Les témoignages qu'ils présentent n'ont donc qu'une valeur très éloignée, si je puis m'exprimer ainsi ; car en les invoquant ils comparent des choses qui ne se ressemblent pas plus que les hommes ne se ressemblent entre eux, par cela seul qu'ils sont hommes. La citation de M. Chevreul n'a pas non plus la portée qu'ils veulent lui assigner. Cette citation est habilement enchâssée, et les auteurs la présentent de telle façon, qu'il semblerait que l'illustre académicien plaide leur cause en quelque sorte. Mais relisez-la bien (page 71), et vous verrez, messieurs, que M. Chevreul a seulement voulu dire que les homœopathes n'ont fait du neuf « que pour les ignorants et pour les » gens qui ne lisent que des journaux ; » c'est-à-dire qu'il a voulu témoigner par là que leur découverte est vieille, et que leur médecine nouvelle n'est pas neuve : ce n'est pas là une adhésion assurément.

Pas plus que le passage qu'ils empruntent à MM. Trousseau et Pidoux. Ces auteurs ont en effet bien nettement formulé leur opinion par l'étude de ce qu'ils appellent l'inflammation substitutive, interprétation très différente du dogme homœopathique et qui s'appuie sur des expériences microscopiques, que j'ai nombre de fois répétées pour ma part.

Le *Similia similibus* des homœopathes n'a donc qu'un faux air de parenté avec le *Similia similibus* des auteurs anciens et avec la méthode substitutive des auteurs plus modernes. C'est encore ici une exagération des analogies. Nous acceptons pleinement tous le *Similia similibus* des auteurs anciens, non pas comme une loi qui domine la médecine tout entière, non pas comme un axiome unique, puisque nous voyons souvent les faits plaider en faveur de l'autre axiome d'Hippocrate, *Contraria contrariis curantur*, mais comme une formule pouvant servir à rappeler certains faits plutôt qu'à les interpréter nettement, et comme une formule qui n'a rien d'absolu et qui ne doit pas et ne peut pas être généralisée à tous les faits médicaux.

Le *Similia similibus* des homœopathes ne reçoit donc qu'un renfort d'une valeur douteuse, par tout ce qui a pu être dit sur le *Similia similibus* d'Hippocrate et des auteurs qui ont précédé S. Hahnemann.

Mais pour être le point d'appui premier, la base originaire de l'homœopathie, l'axiome que nous venons d'examiner n'est pas toute l'homœopathie. Il reste la question des doses infinitésimales, qui constitue, à proprement parler, une doctrine dans la doctrine, tant elle a d'importance. Les doses infinitésimales, ou comme on le dit encore, les infiniment petits, ont fini même par absorber une forte part de l'attention et des soins des homœopathes, et ce côté de la question est, dans les divers débats, devenu le point prépondérant.

Les auteurs de la *Réponse* ont abordé ce sujet que M. Gallard avait traité comme tant d'autres, et comme M. Saurel que citent les auteurs, page 72 : notre collègue n'a pas accepté les doses infinitésimales.

Comment procèdent ses adversaires dans leur *Réponse* ?

Ils concèdent que M. Gallard, dans la *Note scientifique*, etc., a bien exposé le mode de préparation des médicaments, d'après S. Hahnemann et Hartmann ; mais ils lui reprochent avec trop d'ardeur, selon nous, d'avoir rapporté le calcul qui a été fait sur la quantité d'alcool nécessaire pour obtenir la trentième dilution, en supposant qu'on ne procédât pas à l'aide de l'unité goutte pour dividende. Ce n'est là en effet, sous la plume de notre collègue, qu'une manière de montrer ce qui serait la conséquence de l'application complète et rigoureuse du système des dilutions. Puisque M. Gallard, selon les auteurs de la *Réponse* eux-mêmes, a bien exposé le mode de préparation des médicaments homœopathiques, il n'a pu ignorer qu'on procédait par l'unité goutte pour dividende. Il n'y a donc pas à lui reprocher si vivement ce qu'il dit ensuite. A tout prendre, il n'a fait que se servir dans ce cas d'un mode d'argumentation fort usité dans les discussions philosophiques, et qui consiste à montrer que si le raisonnement que l'on combat était poussé à ses dernières limites, il amènerait à un résultat que la raison repousse. Ce procédé de discussion a même reçu un nom particulier, tant il est d'un usage fréquent.

Ils ajoutent, page 73 : « Oui, les préparations homœopathiques s'ob-
» tiennent de la manière indiquée dans la *pharmacopée* de Hartmann.
» Comme le dit cet auteur, on les pousse jusqu'à la 30ᵉ dilution, et même
» au delà. La véritable et l'unique question entre le défendeur et nous
» peut donc être ramenée à des termes fort simples. Se peut-il que, par
» le procédé décrit, des médicaments ainsi divisés aient une action sur
» l'homme malade? En fait, cette action existe-t-elle? »

Voilà qui est net, en tant que question posée. Voyons les preuves :

Les auteurs, comme premier argument, ajoutent :

« Il faut bien que la chose soit possible, puisqu'elle est; et il faut bien
» qu'elle soit, puisque des milliers de médecins, répandus dans les cinq
» parties du monde, l'affirment et emploient journellement ces prépa-
» rations dans le traitement des malades qui leur sont confiés. »

Vous trouverez probablement comme moi, messieurs, que la preuve est faible, et que la démonstration est peu convaincante. — Cela est-il? — Oui! il le faut bien, puisque cela est.

C'est justement ce *cela est* qu'il faut établir, et s'il y a des médecins faisant de l'homœopathie dans les cinq parties du monde, et même dans mille autres lieux, ce n'est pas une preuve de la validité de la doctrine hahnemanienne.

Il y a des milliers de gens qui, dans les cinq parties du monde, commettent une même faute, et ce consensus n'en fait pas une vertu. En supposant donc l'existence des *milliers* de médecins homœopathes, cela ne démontre pas l'exactitude de la doctrine. Il y a bien plus de milliers (puisque milliers il y a) de médecins qui ne l'acceptent pas.

Cette simple affirmation n'est pas une preuve. Les auteurs le reconnaissent bien, plus loin, quand ils disent, page 73 : « Dans une discus-
» sion de la nature de celle-ci, il faut toujours arriver, en fin de compte,
» à des négations et à des affirmations réciproques, puisque la preuve
» ne peut pas être produite devant le tribunal. » Nous ne croyons pas les affirmations plus acceptables dans la science que devant le tribunal.

Les auteurs reprochent beaucoup à M. Gallard de repousser comme peu concluantes, et même comme spécieuses, les analogies, qui, selon eux, sont si puissantes en pareille discussion. Mais quelles sont donc les analogies si puissantes, les *preuves analogiques* que les auteurs présentent?

Suivant eux, M. Gallard aurait dit : « Au delà de la dixième dilution,
» les préparations homœopathiques ne contiennent pas la moindre par-
» celle de substance médicinale. » Et alors ils s'écrient : « Qu'en savez-

» vous? si c'est une concession de votre part, pourquoi n'allez-vous pas
» plus loin, et pourquoi allez-vous jusque-là? »

Cela semblerait impliquer que notre collègue accepte presque la dixième dilution ; ce serait une sorte de point acquis. Il n'en est absolument rien. M. Gallard dit : Si vous me montrez la sapidité d'une substance, la coloquinte ou autre, à la dixième dilution, et *à fortiori* à la trentième, je me déclarerai converti. Il n'a pas fait de concession, il n'a pas été *jusque-là*, et il n'a pas par conséquent à aller *plus loin*. D'ailleurs, en thèse générale, de ce qu'on est allé jusqu'à un point, ce n'est pas une raison pour aller *plus loin*, par cela même que *plus loin* est encore *plus loin*, et finirait par devenir *trop loin*. Mais notre collègue a été moins *loin* encore, car il a trouvé le *jusque-là trop éloigné* et n'a pas accepté la dixième dilution.

Ils ajoutent, page 74 : «Direz-vous que vous niez la présence du mé-
» dicament dans les préparations homœopathiques, parce que la *science*,
» le *raisonnement*, la *logique* et le *simple bon sens* sont d'accord pour re-
» pousser le système homœopathique? Mais il s'agit d'un fait nouveau in-
» connu à la science que vous savez, à l'art que vous pratiquez. Com-
» ment voulez-vous que la science telle qu'elle est faite le comprenne et
» l'explique? Constatez le fait, et vous lui donnerez sa place dans la
» science; la logique, le raisonnement et le simple bon sens viendront
» à la suite pour l'expliquer. »

C'est, comme vous le voyez, messieurs, toujours la même marche : constatez le fait, et puis quand on recherche cette constatation et que le fait n'est pas favorable à la doctrine homœopathique, on repousse à l'aide des fins de non-recevoir que vous avez vues plus haut les expériences tentées en toute bonne foi, et l'on nous renvoie aux expériences faites entre adeptes, à ces expériences de famille, les seules acceptées par les homœopathes comme exactes et comme probantes, c'est-à-dire qu'il faut croire sur parole, et si bien croire sur parole, que, selon les auteurs de la *Réponse*, « le raisonnement n'y peut rien » (p. 74).

Les auteurs abusent encore ici de préceptes et de données parfaitement justes. Quand on a démontré un fait, la présence de l'électricité par exemple (et certes il en est peu qui soient plus extraordinaires pour les gens qui ignorent toute notion de physique), on peut dire devant le fait *démontré* « la logique, le raisonnement et le simple bon sens vien-
» dront après pour l'expliquer.» Mais ici le fait premier, l'action des doses infinitésimales, n'est justement pas démontré, selon nous. Vous dites : « Nous le répétons, l'action des doses infinitésimales est un fait; et » leur action bienfaisante, lorsque la substance est bien choisie, est un » autre fait. » Mais comment voulez-vous que je vous croie? Lorsque j'expérimente, je n'obtiens rien ; lorsque des hommes de haute science et d'un caractère digne et élevé expérimentent, ils n'obtiennent rien ! Et si l'on présente ces faits négatifs, on crie à la mauvaise foi, à la persécution; on dit : « Il s'agit d'un fait nouveau, inconnu à la science que vous » savez, à l'art que vous pratiquez. Comment voulez-vous que la science » telle qu'elle est faite le comprenne et l'explique? » Oh! c'est là un

singulier langage. C'est donc une chose bien mystérieuse, bien étrange, bien difficile? Il faut donc une clef particulière, un « Sésame, ouvre- « toi! » pour comprendre et saisir le fond des préceptes. J'avais cru, et vous avez cru sans doute avec moi, messieurs, que cela était plus simple, quand vous avez vu que S. Hahnemann avait cherché justement tout près de lui cette chose que personne *n'avait trouvée parce qu'elle était trop simple, trop facile* (*Réponse*, p. 63). Maintenant que la révélation est faite, nous devons pouvoir comprendre, nous qui sommes tous habitués à une science complexe, difficile, et à une science dans laquelle surgissent tous les jours des découvertes nouvelles. Est-ce que, par exemple, pour la science telle que nous la savons, l'action hyposthénisante du chloroforme n'était pas un fait nouveau, inconnu? Est-ce que le bon sens, le raisonnement nous ont beaucoup éclairé sur l'action de cet agent? Non, assurément! Seulement le fait était réel, exact, et nous avons tous répété l'expérience, et nous avons accepté le fait. Quelle que fût *notre disposition d'esprit, nous n'avons pas méconnu les effets qui se sont produits.*

Non, on devrait le confesser, il est peu de sciences plus ouvertes à tout fait, à toute doctrine, que ne l'est la médecine, par cela même que c'est une science qui est loin d'être achevée. Mais aussi de ce qu'elle est largement ouverte, elle n'accepte pas des affirmations pour des preuves, et elle n'accepte pas pour valables des expériences qui ne réussissent jamais qu'entre adeptes, sous le manteau de la cheminée. Car nous croyons, sans vanité, qu'il y a chez nous autant de loyauté et d'honneur, autant de connaissances, autant de libéralisme scientifique que chez nos adversaires.

Quand nous échouons dans nos expériences loyales et quand nous voyons les homœopathes échouer dans celles qu'ils tentent devant tous, force nous est bien de nous adresser à notre raisonnement, à notre simple bon sens, pour apprécier ce que nous disent les sectateurs du nouveau prophète. En l'absence de la démonstration précise des faits, nous n'avons plus que la critique de ceux qui sont avancés. Or, en bonne conscience, en oubliant le peu de la science que je peux savoir, est-ce que je puis admettre pour acceptables les assertions que voici. Et ici, messieurs, je cite textuellement, je lis tout haut dans les *Maladies chroniques* de S. Hahnemann :

Ammoniaque (t. I, p. 239 et suiv.). Symptômes. « Cerveau presque en » tièrement vide de pensées. »

Symptôme 35. « Le malade ne peut point, à dîner, manger sans » boire (au bout de dix jours de l'emploi de la dose infinitésimale). »

S. 79. « Un accès d'asthme tous les huit jours. »

S. 114. « Roideur dans le mollet (par l'effet du refroidissement). »

S. 127. « Il s'échauffe très facilement en marchant au grand air. »

S. 142. « Plus il se couche de bonne heure, plus il dort ; plus il se couche tard, moins il peut dormir. »

Vous trouverez probablement, messieurs, que cela est arrivé à beaucoup d'entre vous sans le moindre usage préalable d'ammoniaque.

Ajouterai-je le « gonflement de l'amygdale gauche produit par l'usage
» de la baryte » (S. 76), médicament qui produit aussi une multitude de
tiraillements, « dans les os du bras et de l'avant-bras droit (S. 192). Le
» matin, en se mettant au lit, tressaillement lent, ondulatoire, intermit-
» tent dans le condyle interne du poignet (S. 195). Petits, mais vifs élan-
» cements çà et là à la peau (S. 237). Une petite blessure a de la peine à
» guérir; un doigt, duquel on a retiré une écharde qui s'y était intro-
» duite, devient le siége d'un abcès et de battements douloureux qui
» empêchent de dormir la nuit (S. 241)... » Combien de gens en éprouvent autant sans l'usage de la baryte. « ... Irrésolution portée au plus haut
» degré. Il se propose de faire un petit voyage, et dès qu'il veut pren-
» dre des dispositions pour cela, il change d'avis et préfère rester. »
(S. 280.)

La *chaux* détermine entre autres symptômes, « un léger gazouillement
» dans les deux oreilles, toute la tête étant entreprise (S. 210). Une tache
» rouge au bout du nez (S. 246). Élancements isolés dans les dents
» creuses, par accès, revenant toutes les demi-heures; ces élancements
» ne sont jamais plus forts que quand on prend quelque chose de chaud,
» et se font sentir même la nuit; il y a des élancements dans toute la
» joue (S. 303). Mauvaise odeur qui s'exhale des dents (au bout de cinq
» jours) (S. 311). Après avoir pris du lait, de l'eau revient de l'estomac
» à la bouche (S. 379). Le lait semble bon (au bout de trois heures)
» (S. 381). Coryza humide intense (presque tout de suite et au bout de
» quatre jours)(S. 622). Légères convulsions dans le bras gauche au bout
» d'un quart d'heure (S. 748). Inquiétudes dans les jambes (avec beau-
» coup de secousses) (S. 795). Accès d'épilepsie... (S. 925). Le sujet fut
» tellement effrayé d'une petite piqûre au doigt, qu'il se trouva mal...
» (S. 947). Le soir, envie de dormir de très bonne heure (au bout de trois
» heures) (S. 963). »

Le *lycopode*, qui, comme vous le savez, messieurs, sert à peu près uniquement à empêcher les jeunes enfants de *se couper*, comme disent les
nourrices, au niveau des plis articulaires : « Lorsque la poudre de lyco-
» pode a été soumise au traitement que l'art homœopathique fait subir
» à toutes les substances naturelles brutes...; lorsqu'on en a réduit un
» grain au millionième degré d'atténuation en le broyant pendant trois
» heures avec trois fois cent grains de sucre de lait, qu'on a dissous un
» grain de cette poudre dans cent gouttes d'alcool aqueux et qu'on a
» imprimé deux secousses du bras à la liqueur, il résulte de là un mé-
» dicament qui, même à la plus petite dose possible, celle d'un à deux
» globules de sucre qu'on en imbibe, agit encore avec beaucoup plus de
» violence pour qu'on puisse l'administrer dans les maladies où il con-
» vient d'y recourir. On ne saurait même se servir de la dilution au bil-
» lionième, à cause de sa trop grande énergie; c'est seulement au sextil-
» lionième degré de dilution que le médicament devient applicable : en-
» core même ne doit-on donner aux malades irritables et faibles que
» celles à l'octillionième et au décillionième. La dose est d'un ou tout au
» plus deux globules de sucre qu'on en imbibe. » (Tome I, p. 414.)

En vérité, messieurs, est-il possible à un esprit un peu sérieux d'accepter de semblables symptômes, et de croire à l'action d'une préparation de lycopode faite de cette manière, et contenant ce que l'on peut se figurer au décillionième degré de dilution, c'est-à-dire une fraction du grain représentée par 1 pour numérateur avec un dénominateur à trente-six chiffres. Il n'y a pas besoin, tout le monde en conviendra, d'être prévenu par la science que nous savons pour être difficile à convaincre. Les gens du monde eux-mêmes doivent trouver cela assez singulier pour exciter leur défiance. Si encore les expériences faites devant tous avaient, à cette dose, donné des résultats positifs, on aurait alors pu croire, tout incroyable que la chose pût paraître ; mais rien ! On affirme la chose, elle s'accomplit entre adeptes ; devant les profanes on ne l'a pu reproduire. Chacun a le droit alors de faire appel à son bon sens, et j'ai grand' peine à accepter ces faits autrement que comme des erreurs naïves.

Je poursuis. Ce lycopode à cette dose, « quand il est bien choisi, agit » avantageusement pendant quarante, cinquante jours, et même quel- » ques jours de plus. » J'avoue de nouveau toute mon incrédulité. — « Celui qui en a pris peut causer régulièrement sur des sujets élevés, » même abstraits, mais s'embrouille quand il s'agit de choses ordinaires ; » prononce, par exemple, le mot *prune* quand il voudrait dire *poire*. » Ne croyez vraiment pas, messieurs, que je ne fais qu'analyser, je cite textuellement (S. 9, p. 419). « Davantage de taches de rousseur sur le côté » côté gauche de la face et sur le nez (S. 78). Yeux cernés de bleu (au » bout de douze jours) (S. 87). En se mouchant, on éprouve des élance- » ments dans l'oreille, et l'on a ensuite de la peine à parler (S. 137). » Élancement et douleur térébrante dans une dent creuse (au bout de » douze heures) (S. 206). » Plusieurs autres douleurs de dents sont signalées comme la suivante : « Élancements isolés, violents, qui se succèdent » avec lenteur dans une dent creuse, et qui cessent après qu'on s'est » échauffé dans le lit (S. 208). Goût de fromage dans la bouche (S. 242). » Il mange avidement, avec beaucoup d'appétit (au bout de quatre heu- » res) (S. 275). Quand il mange jusqu'à satiété, il se sent mal à son aise » et gonflé (S. 283). Violent coryza avec gonflement du nez (S. 488). »

J'abrége, messieurs, de peur d'abuser de votre temps et de votre attention par l'énumération de toutes ces remarques. Je pourrais vous montrer au nombre des symptômes de presque tous les médicaments expérimentés par Hahnemann, les mêmes tiraillements, les mêmes prurits, comme je vous ai montré plus haut les rêves, les mouvements fébriles et la disposition à la tristesse et à la morosité au nombre des effets signalés pour chaque substance à son tour.

Laissez-moi cependant ajouter encore quelques citations, je les choisis parmi les plus excentriques. « Une femme (après la dose de lycopode que » vous savez) redoute d'être seule (S. 860). Aliénation mentale (*sic*), et » fureur, qui s'exprime par de la jalousie, des reproches, des préten- » tions, un caractère impérieux (au bout de douze jours) (S. 889.) »

La *soude*, qui produit aussi les maux de dents, les prurits, etc., entraîne des symptômes comme celui-ci : « Le sujet urine pendant la nuit

» (p. 503). Gonflement strumeux du col (p. 507). Gerçures aux mains
» (au bout de treize jours) (*ibid.*). — Dartre sur la main gauche (au bout
» de quatorze jours). — A l'époque de la pleine lune, la nuit, une espèce
» de cauchemar ; le sujet, quoique éveillé, ne pouvait pas se remuer (au
» bout de dix-huit jours) (p. 514). — Grande disposition à fredonner et
» chanter à voix basse pendant plusieurs jours (au bout de vingt-quatre
» heures) (p. 316). »

Acide nitrique aux mêmes doses. « Érysipèle de la joue gauche (S. 140).
» Gonflement semblable à un goître du côté droit du cou (S. 149). Dia-
» bètes (*sic*) (S. 360). Engelures aux orteils (S. 622). Le sujet est de suite
» très échauffé par un temps chaud et après un léger exercice (au bout
» de vingt-trois jours) (S. 652). Un orage inspire plus de crainte qu'à l'or-
» dinaire (au bout de quinze jours) (S. 798). »

Pétrole. « Les deux canines deviennent trop longues le matin (S. 159).
» Lassitude avant de manger ; on se trouve mieux en sortant de table
» (S. 226). *Fistule à l'anus* (S. 288). Asthme le soir pendant quelques
» heures (S. 365). Ampoule au talon (S. 503). Douleur brûlante dans
» les cors (S. 508). Élancement dans les cors (S. 510). Tout paraît trop
» dur en s'asseyant ou se couchant dessus (S. 516). Pouls fort, surtout en
» marchant et montant un escalier (S. 531). »

Phosphore. « Mal de dents en allant à l'air (S. 212). Une dent devient
» creuse (S. 218). L'amygdale gauche est très enflée, elle empêche d'ava-
» ler et de remuer la tête (S. 245). Pas d'appétit (S. 297). Vif appétit,
» faim canine (S. 298). En réfléchissant, respiration anxieuse (S. 567).
» D'anciens cors commencent à devenir douloureux au petit orteil, qui
» se gonfle aussi (S. 785). Pesanteur dans les membres pendant les
» orages (S. 812). On se sent mal à son aise en allant loin au grand air
» (S. 813). Coryza à la suite d'une promenade (S. 815). Frisson dans la
» matinée et chaleur ensuite, avec soif de bière... (S. 965). »

Sépia. « Un ongle d'orteil déformé depuis longues années tombe par
» l'effet de la suppuration, et, à sa place, il en vient un autre bien con-
» formé (S. 998). Élancements dans les cors, même quand on se tient
» tranquille ; élancements dedans, à faire crier, quand on les choque
» contre un corps dur (au bout de quarante-huit heures) (S. 998). »

Avouez, messieurs, qu'il serait plus extraordinaire qu'il en fût autrement, et qu'il n'est pas besoin d'avoir pris de la sépia pour éprouver un
tel effet du choc d'un cor contre un corps dur.

Charbon végétal. « Prurit dans l'œil gauche, et quand on s'est frotté
» cuisson, surtout dans l'angle interne (S. 107). » Comment en peut-il
être autrement, *surtout* dans l'angle interne ? Tout le monde sait que trop
gratter cuit, le mot est devenu proverbial, et cela sans charbon végétal,
lequel détermine aussi le prurit dans l'œil « droit (S. 110), après trente-
» six heures. Violente secousse tiraillante dans une dent molaire creuse
» (S. 201). Les dents saignent pendant qu'on les nettoie (S. 223)...» Ce qui
est, vous en conviendrez, assez simple. « ... Répugnance pour le beurre
» (S. 290). Obstruction de la narine gauche pendant une heure (S. 495).
» La nuit, dans le lit, les cors font éprouver une sensation douloureuse

» (S. 867). Dérangement de l'humeur, en sortant de table (S. 907). »

Caustique. « La nuit, le côté, la hanche et la cuisse sur lesquels on a
» été couché, causent une douleur continuelle, et l'on est obligé de se
» retourner souvent (S. 915). »

Il eût été bon de savoir si le lit était dur, circonstance qui pourrait
peut-être bien avoir eu autant de part à la production du symptôme que
la chaux caustique au décillionième.

La *ciguë* produit « coqueluche et asthme (S. 388), coqueluche la nuit
» (S. 389), couleur bleue du corps entier (S. 545), hydropisie (S. 546),
» pétéchies (S. 547), dissolution putride des humeurs (S. 548), phthisie
» pulmonaire (S. 549). »

Le *soufre*, qui, lui aussi, produit des « élancements violents et fréquents
» dans les cors » (S. 820 et suiv.), détermine aussi un « panaris deux fois
» de suite (S. 725), comme il est aussi cause d'une vive frayeur, même
» quand on est appelé par son nom (S. 864). »

Vous le voyez, messieurs, il est impossible d'accepter pour des observations bien faites et rigoureuses, capables de servir de base à une révélation médicale nouvelle, ces collections de symptômes dans lesquelles
on voit l'observateur avec la crédulité la plus naïve enrégistrer les coïncidences les plus bizarres sans discussion, sans examen, tout droit devant soi. Une amygdalite accidentelle, une douleur dans une dent cariée,
dans un cor aux pieds, sont notées comme symptômes du médicament.
Que dites-vous aussi de la cessation d'une sensation pénible de l'estomac
par le fait du repas? est-il besoin d'un médicament spécial pour amener
cet effet?

Non, encore une fois, mon bon sens, en l'absence de faits démonstratifs, ne me permet pas d'accepter l'efficacité des doses indiquées, et la
forme des observations de Hahnemann ne me permet de leur accorder
aucune créance; et je ne puis voir dans la quantité de dissolution au
décillionième de ciguë qui est nécessaire pour imprégner un globule de
sucre, un moyen capable de déterminer la coqueluche, l'hydropisie et
la phthisie pulmonaire. Il me faudrait des expériences bien précises,
bien critiquées et bien solidement assises, pour me faire accepter de tels
faits, que repousse le sens commun.

Les auteurs de la *Réponse* ont dit, le bon sens, le raisonnement n'y
peuvent rien. Mais ils ne devraient pas tant repousser le bon sens et le
récuser ainsi, même pour la question qui les intéresse; car pour saisir les
analogies qu'ils appellent des *preuves analogiques,* et qu'ils trouvent *si
puissantes en pareille discussion* (p. 73), c'est au bon sens qu'il faut avoir
recours; c'est lui qui peut, ainsi que le raisonnement, servir à juger la
valeur des analogies indiquées. Voyons donc ce que dira le bon sens à
propos des analogies présentées par les auteurs de la *Réponse* comme
propres à servir leur doctrine.

Suivant eux, « la science n'est pas aussi éloignée des préparations
» homœopathiques qu'on le suppose (p. 75). » Et alors ils donnent l'indication des expériences de M. Charles Mayrofer, qui a trouvé à l'aide du
microscope que le platine et huit autres métaux étaient divisibles de un

million à un trillion de fois; celles de Boyle, qui a trouvé sensible à la réaction chimique une dissolution d'un grain de cuivre dans l'ammoniaque, divisé en cent seize millions de parties visibles. Enfin, ils donnent un tableau emprunté à l'ouvrage de Jos. Buchner, docteur en philosophie, en chirurgie et en beaucoup d'autres sciences, tableau duquel il résulte que la présence de quarante substances peut être décelée, à l'aide de certains réactifs, dans de très minimes proportions. Mais qu'est-ce que cela prouve? Absolument rien dans la question, car, d'une part, ces proportions, bien que très petites, ne sont encore équivalentes qu'à la cinquième dilution, et c'est la dixième qui est en cause, alors que Hahnemann prescrit la trentième, que les auteurs acceptent pleinement aussi (p. 73).

A ce point de vue, l'analogie n'a donc aucune valeur. Assurément, ces proportions déjà minimes pourront paraître extraordinaires aux gens du monde, mais elles ne sont pas les doses homœopathiques habituelles; elles sont trois fois ou deux fois plus considérables. C'est ce qu'il faut bien savoir, afin d'éviter de croire, avec les auteurs, que la science n'est pas éloignée des préparations homœopathiques. La science n'est encore qu'à moitié chemin, et cela est si exact, que les auteurs ajoutent immédiatement (p. 76) : « Il est vrai que la physique, la chi» mie et même le microscope, ne permettent de constater la présence » réelle du médicament dans les préparations homœopathiques que dans » une limite très restreinte. »

Puisqu'il en est ainsi, puisque vous le reconnaissez, pourquoi donc avoir présenté les tableaux qui précèdent comme de bons arguments? C'est un abus de l'analogie, qui ressemble à un étalage de preuves, et que nous ne pouvons laisser passer sans le signaler avec son juste caractère.

En outre, d'autre part, qu'importerait que la chimie, que la physique et que le microscope démontrassent, dans ces dissolutions très étendues, la présence des substances expérimentées? Ce qui nous intéresse, ce qui est en question, c'est l'action de ces doses si minimes sur l'homme sain ou malade. Cela, on l'affirme, on assure l'avoir constaté, mais on ne peut le produire devant tous, et l'on nous renvoie à Hahnemann et aux exposés symptomatiques que nous examinions tout à l'heure ; c'est-à-dire que rien à ce sujet n'est démontré. Or, cette action des doses infinitésimales , qui est la question tout entière, n'emprunte aucune lumière aux tableaux et aux expériences cités par les auteurs comme des *preuves analogiques*. La citation de ces tableaux et de ces expériences est donc seulement propre à faire prendre le change aux gens du monde, et à leur faire croire que la science que les auteurs de la *Réponse* savent, et qui, suivant eux, n'est pas la science que nous savons, prête un appui solide à la doctrine des infiniment petits; et cela pourrait aussi faire penser que nous sommes des ignorants, des ennemis du progrès. Nous tenons à bien prouver qu'il n'en est rien, comme on a pu le voir.

Les auteurs disent encore que si la chimie et les autres moyens « d'in » vestigation ne peuvent reconnaître la présence réelle du médicament,

» cela dépose de l'impuissance de ces sciences et ne prouve absolument
» rien contre les préparations homœopathiques (p. 76). » Ils citent ensuite M. Chevreul, qui admet qu'il peut y avoir dans l'air une matière
délétère qui échappera au chimiste; Thouret, Tenin, Parent-Duchâtelet,
qui admettent qu'il peut y avoir dans l'eau de la Seine des principes
d'infection qui se révèlent seulement par leurs effets sur l'organisme, qui
devient alors un réactif de puissance supérieure et de beaucoup à ceux
que la chimie possède. Puis, par surcroît, ils font allusion aux recherches de Davy, de Volta, de Fourcroy, de Gattoni, de Moscati, de Rigaud,
de Delisle, de Vauquelin et *autres*, qui n'ont pu constater la présence de
l'agent infectieux que les émanations marécageuses renferment très certainement. Ils en concluent « que M. Gallard, en accordant (comme ils
» le prétendent) la présence du médicament dans la dixième dilution, est
» généreux sans avoir motif de l'être, et que lorsqu'il nie le fait pour les
» préparations qui dépassent cette dilution, il est trop parcimonieux,
» sans avoir plus de raison de répandre ses largesses que de les retenir
» (p. 77). »

Vous remarquerez, messieurs, que les auteurs présentent encore ici
des analogies tout à fait inacceptables. L'analyse chimique ne trouve
rien de spécial dans un air infectieux, elle ne trouve rien de particulier
dans un virus. Le pus syphilitique ne diffère en rien, pour nos moyens
d'investigation, du pus le plus innocent; cela est positif. Mais il faut
bien savoir qu'il n'est pas démontré du tout que cette impuissance de
nos moyens d'analyse résulte, ainsi que semblent le dire les auteurs, de
ce que les proportions de l'agent actif sont, comme dans les préparations homœopathiques, beaucoup trop petites pour pouvoir être retrou-
vées à l'aide de la chimie ou du microscope. Cela n'est pas le moins du
monde prouvé. Tout tend au contraire à établir qu'il y a là non pas une
question de quantité, mais bien une question de qualité, et que si les divers moyens d'analyse ne réussissent pas à reconnaître et à isoler l'agent
qui cause les effets observés, c'est que nous ne connaissons pas jusqu'ici
de réactif capable de le déceler. Les médicaments homœopathiques ne
sont pas dans ce cas. Les moyens d'analyse capables de retrouver la substance dont ils portent le nom ne manquent pas lorsqu'on s'adresse à
des solutions véritables. Pour ces médicaments, ce qui rend l'analyse
stérile, ce n'est pas la nature particulière de la substance, mais c'est sa
très grande division, c'est sa quantité très petite, si petite même qu'on
n'en retrouve rien, et qu'on peut, sans trop d'incrédulité, conclure que
ce qui est renfermé dans telle quantité donnée d'une solution au décillionième, dans ce qu'il en faut, par exemple, pour imbiber deux globules
de sucre de lait, équivaut à zéro. En comparant leurs agents médicamenteux aux agents morbides qu'ils indiquent, les auteurs comparent
donc encore des choses qui ne sont pas comparables ; leur analogie cloche.

Enfin quand nous examinons l'action que les agents morbides cités
par les auteurs exercent sur l'organisme humain, le réactif par excellence, nous trouvons des effets sur lesquels personne n'élève un doute
en tant que phénomènes réels. Le miasme paludéen produit la fièvre

intermittente, le virus syphilitique détermine habituellement l'évolution de la syphilis, cela ne fait question pour personne. On ignore pleinement en quoi consiste l'agent ; mais par ses effets toujours les mêmes, par l'ensemble habituel des phénomènes produits, on est conduit nécessairement à admettre son existence individuelle, on arrive même à avoir quelques données sur le siége habituel et sur les conditions probables de son application.

Pour les médicaments homœopathiques il n'en est pas ainsi ; ce qu'il s'agit de démontrer c'est, non pas le rapport qui peut exister entre telle ou telle circonstance voulue et la production de tel ou tel symptôme, ou de tel ou tel groupe de symptômes bien constatés, mais c'est l'existence même des phénomènes, c'est l'action réelle des doses infinitésimales sur le réactif par excellence, sur l'organisme humain, qu'il faudrait prouver. C'est là ce que les auteurs n'établissent que par des affirmations, et c'est là ce que nous contestons, parce que nous voyons tous les jours des doses de ces mêmes médicaments, très faibles, selon nous, et très exagérées selon les homœopathes, n'être suivies d'aucune action appréciable, et que notre bon sens s'oppose, d'une part, à accepter qu'en diminuant encore fabuleusement la dose, l'action des médicaments s'augmente, et, d'autre part, à voir dans les sympômes relevés par Hahnemann comme démonstratifs, et dont je vous citais quelques exemples, le résultat véritable de cette action, et non des illusions pleines de naïveté, ou de pures coïncidences, méconnues dans leur véritable caractère, et interprétées comme des effets médicamenteux.

A cela les auteurs de la *Réponse* ajouteraient que ce qu'ils recherchent c'est surtout l'effet dynamique des médicaments, et que cet effet dynamique est obtenu surtout par la diminution des doses, et suivant eux (p. 77) « une solution étendue aura plus d'action qu'une solution con- » centrée. »

En voici les raisons :

« L'action des médicaments est relative à plusieurs conditions. D'a- » bord, et pour les préparations allopathiques, à la dose, puis à la forme » sous laquelle le médicament est donné.

» La dose du médicament administré sous une forme donnée entraîne » après elle une action d'autant plus énergique que sa quantité est plus » considérable ; mais le dosage est toujours, en médecine, une question » secondaire absolument subordonnée à la seconde condition, celle de » la forme sous laquelle le médicament est administré. La preuve de ce » que nous avançons se trouve dans l'administration de l'émétique » donné sous la forme et à la dose ordinaire, comparée à l'administration » du même médicament donné selon la formule rasorienne. Dans un » cas, vous obtenez un effet perturbateur, appelé vomissement, et dans » certains cas et chez certains sujets, évacuation par bas ; et l'un et l'au- » tre de ces effets sur un troisième sujet. Si vous administrez l'émétique » en solution étendue, comme le feraient Rasori, Tommasini, Laënnec et » toute l'école italienne, les effets perturbateurs ne se produisent plus ; » il arrivera que vous obtiendrez la guérison de rhumatismes et de

» pneumonies sans le cortége d'effets perturbateurs. A ne juger des cho-
» ses que par leur effet le plus sensible, il y aurait plus d'énergie dans le
» grain ou les deux grains d'émétique qui procurent au malade des vo-
» missements et des évacuations, que dans les douze grains de la même
» substance donnés en solution étendue, comme le faisait l'école ita-
» lienne. S'il était possible d'établir une équation entre l'effet extérieur
» ou sensible d'un médicament et son effet curatif, il faudrait raisonner
» de cette façon. Mais n'est-il pas vrai que, dans le traitement d'une
» maladie, l'action curative la plus énergique est celle qui conduit le
» plus directement au but, celle qui atteint la maladie dans sa totalité et
» la transforme le plus directement en l'état de santé, et non pas l'action
» perturbatrice, qui ne donne jamais que des effets indirects? N'est-ce
» pas de cette manière que s'expliquent les guérisons si rapides dues au
» sulfate de quinine dans le traitement des fièvres intermittentes, lors-
» qu'elles sont de l'espèce que le quinquina guérit, et l'effet si complet,
» si doux, et relativement si prompt, des préparations mercurielles dans
» le traitement de la syphilis aux périodes de cette maladie où le mer-
» cure est également indiqué ? »

Est-ce que vous concédez, messieurs, tout d'abord que le dosage est
une question secondaire, principalement subordonnée à la forme sous
laquelle le médicament est administré? Je ne le crois pas, et pour ma
part, je repousse cette assertion. La dose est subordonnée, bien évidemment, avant tout, à l'énergie d'action du médicament, et pour ceux qui
ne croient pas que la thérapeutique consiste uniquement à administrer
le médicament selon une certaine concordance entre son étiquette et la
maladie qu'on veut guérir, et qui voient dans la thérapeutique, non pas
la science des formules et des bocaux grands ou petits, mais la science
des indications, pour ceux-là la dose est encore subordonnée à l'indication que l'on veut remplir. Aussi les faits présentés par les auteurs
sont mal choisis. Aux yeux des gens du monde, ils pourraient d'abord
signifier, ce qui n'est pas exact, que nous nous dirigeons quelque peu, dans
l'emploi de l'émétique à hautes doses, d'après les principes analogues à
ceux des sectateurs de Hahnemann ; ensuite ils établissent une comparaison entre des faits qui ne peuvent être comparés. Quand nous administrons, nous autres, l'émétique à dose vomitive, nous ne demandons pas
seulement à ce médicament un effet perturbateur, soit direct, soit révulsif,
nous lui demandons souvent aussi d'évacuer, de chasser certains produits dont la présence est nuisible; nous lui demandons ailleurs de provoquer des secousses dans un appareil voisin de l'appareil digestif. C'est
pour dégager les bronches et réveiller les fonctions de l'appareil pulmonaire, chez les enfants et chez les vieillards, que nous leur administrons
des vomitifs. Comme on le voit, nous remplissons des indications différentes avec les mêmes moyens selon les cas différents, et nous ne voulons pas seulement obtenir un effet perturbateur indirect, puisque, au
contraire, c'est une action directe que nous cherchons souvent. Quand
nous employons le même agent à hautes doses, est-ce donc que nous
entendons ne pas perturber l'économie? est-ce que, comme le disent les

auteurs, on obtient la guérison sans le cortége des effets perturbateurs?
Mais pour dire cela, pour interpréter ainsi l'action de l'émétique à hautes
doses, il faudrait n'avoir jamais vu un seul des malades qui sont soumis à ce mode de traitement. Comment! il n'y a pas perturbation chez
ces pauvres individus qui sont étendus sur le dos sans forces, couverts
d'une sueur visqueuse, presque sans pouls et sans parole, et profondément déprimés par l'action violente mais salutaire du moyen de traitement, action qui, souvent, si elle ne produit pas le vomissement, entraîne une diarrhée abondante. Il y a là perturbation violente de l'économie. Seulement cette perturbation offre une autre forme que la première. Pour les gens du monde, le trouble est plus grand alors qu'il y a
vomissement, l'expression est plus active, si l'on peut dire ainsi; mais
pour l'œil du médecin éclairé, la seconde perturbation, celle de la haute
dose, est beaucoup plus profonde et demande plus de surveillance. Le
cortége des effets perturbateurs est différent, mais il n'y en a pas moins
le résultat d'un trouble profond.

Certainement il est vrai « que dans le traitement d'une maladie, l'ac-
» tion curative la plus énergique est celle qui conduit le plus directe-
» ment au but. » Cela est une vérité que M. de la Palisse ne récuserait
pas. Mais les auteurs de la *Réponse* avancent une chose qu'il leur est impossible de démontrer, quand ils semblent dire que l'émétique à hautes
doses atteint, *dans sa totalité*, la pneumonie qu'il modifie avantageusement. Ils ne savent pas si c'est dans sa totalité ou dans l'une de ses parties. Le seul rapport qu'on puisse saisir dans la réalité des choses, c'est
l'amélioration survenue après les effets violents que produit la dose
élevée du médicament, effets, répétons-le, plus violents en réalité que
les vomissements obtenus dans d'autres cas. Or, dans tel autre exemple
de pneumonie de même forme, cette même amélioration sera obtenue
par les mêmes doses, alors que les vomissements seront répétés et abon-
dants, et que, par conséquent, l'effet perturbateur des auteurs aura été
à son comble. Est-ce que, dans ce cas-là, l'émétique n'aura pas atteint
la maladie *dans sa totalité?* Est-ce qu'il n'aura eu que des effets indirects
parce qu'il aura eu une action perturbatrice? Enfin, est-ce que dans les
affections que l'émétique à dose vomitique guérit si rapidement, l'embarras gastrique, certaines diarrhées, etc., etc., il n'a pas atteint, *dans
sa totalité*, la maladie qu'il guérit si complétement? Il a cependant produit là l'effet que les auteurs considèrent comme purement perturbateur,
et que nous ne pourrions éviter et réduire à son minimum, comme le
prescrivent les auteurs de la *Réponse* (p. 78), sans manquer le but que
nous nous proposons. Je ne conseillerais, en effet, à personne de donner
aux enfants et aux vieillards atteints de bronchite capillaire, et déjà si
profondément affaiblis par la maladie et par leur âge, l'émétique à
hautes doses qui leur causerait grand dommage, tandis que l'effet perturbateur que l'on doit éviter, selon les auteurs, les soulagera et même
les sauvera.

Poser ces questions, c'est, vous le voyez, messieurs, y répondre dans
un sens opposé à ce que disent les auteurs de la *Réponse*. C'est donc

moins la forme sous laquelle le médicament est employé, que le but qu'on se propose qui règle la dose dans le cas qui est représenté à titre d'exemple.

Enfin, en vérité, est-il possible, je vous le demande à vous qui savez les choses, de comparer, comme le font les auteurs en finissant ce paragraphe, l'action du sulfate de quinine dans la fièvre intermittente, et l'action du mercure dans la syphilis, avec celle de l'émétique à hautes doses dans le traitement de la pneumonie et dans celui du rhumatisme. L'émétique à dose rasorienne n'est pas un *spécifique* de ces deux affections, comme le sulfate de quinine l'est pour la fièvre intermittente et le mercure pour la syphilis. Cette action spécifique de ces deux derniers médicaments est un fait particulier dans la science, et qui est d'un ordre tout différent de l'action qu'exerce l'émétique sur les maladies contre lesquelles on l'emploie.

Il faut bien qu'on le sache, malgré la façon dont les faits sont présentés, il y a là un abus de l'analogie, plus grand encore que tous ceux que nous avons vus jusqu'ici.

Enfin, pour en finir avec ce point, je ne sais si vous comprenez plus que moi que l'émétique administré à douze grains, selon la méthode de Laënnec et de Rasori, soit alors, comme le disent les auteurs de la *Réponse*, plus étendu que lorsqu'il est administré à dose vomitive. Dans ce dernier cas, à dose vomitive ou *perturbatrice*, un grain ou deux grains (5 ou 10 centigrammes) sont étendus dans un verre d'eau (160 grammes). Pour l'autre cas, d'ordinaire dans les hôpitaux, c'est, selon la formule habituelle, dans 150 grammes d'eau distillée que sont placés six ou huit grains (30 ou 40 centigrammes) d'émétique. Rasori prescrivait vingt-quatre grains (1 gramme 20 centigrammes), et même 30 grains (1 gramme 50 centigrammes) matin et soir, soit, soixante grains (3 grammes) dans deux livres d'eau (1 kilogramme). (*Archives de médecine*, 1824, tome IV, pages 426 et suivantes.)

Je ne vois pas comment on pourrait admettre que dans cette dernière pratique, le médicament donné à de telles doses soit plus étendu que lorsqu'il est employé à dose vomitive. Les chiffres prouvent, par le seul rapprochement, que le contraire est la vérité. Il y a là une erreur, dont le résultat est de présenter la méthode rasorienne comme une méthode diluant considérablement le médicament, ce en quoi elle se rapprocherait (quoique encore de loin) de la méthode hahnemanienne, et permettrait de dire que la forme sous laquelle est donné le médicament détermine la dose que l'on doit employer.

Il n'en est absolument rien, comme on le voit. C'est alors qu'il détermine l'effet *perturbateur* des auteurs de la *Réponse*, c'est-à-dire le vomissement, que l'émétique est plus étendu ; plus concentré et à plus haute dose, la perturbation qu'il produit est plus forte, mais différente, et représente ce que les auteurs appellent une action dynamique.

La solution étant plus concentrée dans ce dernier cas, ce résultat dynamique n'est pas obtenu ici « en favorisant autant que possible l'ab-
» sorption et la diffusion du médicament, c'est-à-dire en le diluant de

» plus en plus. » Ce serait là, cependant, selon les auteurs de la *Réponse*, le moyen le plus efficace.

« *Trituration, dilution, succussion*, disent-ils (page 78) : que M. Gal-
» lard nous indique un meilleur moyen d'amener la division aussi grande
» que possible d'un médicament et son mélange intime, c'est-à-dire mo-
» lécule à molécule, avec l'excipient. »

Ils ajoutent :

« Veut-on avoir des preuves empruntées à la thérapeutique allopa-
» thique elle-même, on les trouvera dans les deux faits suivants. Le
» quinquina en poudre est de difficile absorption sous cette forme ; le
» sulfate de quinine est beaucoup plus soluble et s'absorbe plus facile-
» ment, et le citrate de quinine l'est plus encore. Eh bien, à mesure que
» vous donnez ce médicament sous une forme qui augmente sa so-
» lubilité, vous êtes forcé de baisser la dose. Et l'éther, cet antispasmo-
» dique de l'ancienne école, dont on fait journellement un usage plus
» abondant qu'utile, ne voyons-nous pas des femmes nerveuses le prendre
» par cuillerées, et cela tous les jours, sans autre effet qu'un soulagement
» passager aux douleurs qui les tourmentent, tandis qu'une quantité
» beaucoup plus faible, réduite en vapeur et divisée par son mélange
» avec l'air atmosphérique d'abord, et ensuite par l'absorption pulmo-
» naire, produit les effets anesthésiques dont les chirurgiens ont souvent
» tiré un si grand profit, jusqu'au moment où le chloroforme a paru ?
» Les rédacteurs de l'*Union médicale* ne devraient-ils pas se rappeler
» aussi l'observation d'asthme publiée dans leurs colonnes par le docteur
» Michéa, qui guérit sa malade avec le *valérianate d'atropine*, donné à la
» dose d'un demi-milligramme (ce qui revient à la deuxième dilution
» homœopathique). »

Il y a ici une erreur flagrante ; ce n'est pas du tout parce que le sulfate de quinine est plus soluble que le quinquina, qu'on le donne à moins forte dose que ce dernier.

On a vu les malades rebutés par les doses considérables de quinquina en poudre qu'il fallait prendre pour obtenir une action réelle ; on a alors cherché à concentrer en quelque sorte les vertus du quinquina, et l'on a fait l'extrait sec déjà beaucoup plus actif. Mais comme il n'agissait en-core qu'à doses très fortes, on a cherché mieux que cela ; on a décom-posé avec soin le quinquina, et l'on s'est aperçu qu'il contenait plusieurs substances douées de propriétés différentes. On a reconnu alors, *par l'expérimentation*, que c'était dans la quinine que résidaient au plus haut degré les propriétés antipériodiques. C'est donc là une sorte de quin-tessence de quinquina, si l'on peut s'exprimer ainsi, que l'on a isolée de la gangue inerte, que représenteraient, au point de vue de l'antipério-dicité, les autres parties constituantes. On conçoit alors que les doses de cette préparation, véritable principe actif du quinquina, soient moindres que celles de la substance première de laquelle on l'extrait : de même, pour prendre une comparaison vulgaire, on peut moins boire d'alcool que l'on ne peut boire de vin, duquel l'alcool a été extrait, bien que les deux soient facilement absorbés. Il y a là une question de propriété différente, d'énergie plus grande dans un cas que dans l'autre, et non pas une question de solubilité et de facilité d'absorption.

Ce que disent les auteurs, de l'éther, est-il aussi très rigoureux ?

Personne dans la science n'oserait soutenir que l'éther, administré à l'intérieur par l'estomac, n'est pas très facilement absorbé. Il l'est au contraire avec une extrême rapidité ; vous en connaissez tous, messieurs, une preuve convaincante, et dont tout le monde peut apprécier la valeur. Rappelez-vous en effet ce qui se passe lors de l'administration des perles d'éther préparées par notre confrère Clertan. Aucune odeur d'éther n'est perceptible quand on prend une de ces perles, elle pénètre jusque dans l'estomac sans que cette odeur se manifeste, puis tout à coup, au moment où l'enveloppe gélatineuse amollie se brise dans l'estomac, la personne qui a pris l'éther sous cette forme ressent une chaleur marquée à l'épigastre, et une demi-minute ne s'écoule pas que des effluves éthérés s'échappent de sa bouche, effluves qui ne viennent pas de l'estomac, il faut bien le remarquer, car aucun mouvement de régurgitation ne se produit, mais qui viennent des poumons, et prouvent que l'éther absorbé dans l'estomac avec une promptitude prodigieuse est éliminé rapidement par la surface pulmonaire. L'éther porté dans l'estomac est donc absorbé avec une rapidité et une facilité excessives. Maintenant, est-ce que les auteurs de la *Réponse* sont suffisamment dans le vrai quand ils donnent l'effet anesthésique de l'éther employé sous forme d'inhalation comme le résultat d'une absorption plus complète, plus entière, qui serait la conséquence de la forme du médicament plus facile à assimiler à l'état de vapeur ? Non, assurément. La question est loin d'être aussi claire que les auteurs le disent. Le mécanisme de l'action de l'éther, du chloroforme, de l'amylène et des autres substances employées sous forme d'inhalation, est loin d'être connu avec précision. C'est une action spéciale, toute différente de celle de l'éther administré à l'intérieur. Rien ne prouve qu'il n'y ait là qu'une question de degré. Nul de nous n'acceptera ces deux faits comme comparables, il y a là une erreur ou une inadvertance.

Enfin, messieurs, que veulent dire les auteurs quand ils rappellent aux rédacteurs de l'*Union médicale*, que M. Michéa a dit avoir guéri un asthme avec un demi-milligramme de valérianate d'atropine, « ce qui, » ajoutent-ils, revient à la deuxième dilution. »

Ils n'établissent nullement, pour ce fait, que c'est dans la solubilité particulière du médicament que réside la cause de son efficacité. Le valérianate d'atropine est un médicament des plus énergiques ; cela se conçoit sans peine quand on remarque qu'il a pour base l'atropine, qui est le principe actif, l'espèce de quintessence, comme je disais plus haut, de la belladone, dont tout le monde connaît les propriétés toxiques et dont les baies ont coûté la vie à tant d'enfants. Quoi d'étonnant que ce principe, ainsi concentré, soit énergique? Il est tout naturel alors d'en donner des doses très petites ; nous en faisons autant pour la morphine, pour la strychnine. M. Michéa affirme que l'union de cette base, l'atropine, avec un acide extrait de la valériane (l'acide valérianique), constitue un médicament capable d'agir à la dose d'un demi-milligramme ;

cela n'a pas encore été vérifié, cela reste jusqu'ici sous la responsabilité de M. Michéa seul. Que cette dose corresponde à la 2ᵉ dilution homœopathique, cela peut être exact ; mais qu'est-ce que cela prouve pour la dixième et pour la trentième ? La dose d'un demi-milligramme est encore une dose pondérable, et il s'agit d'un médicament d'une grande énergie, énergie qu'il tient, encore une fois, non pas de sa plus grande facilité d'absorption, mais de sa nature même, qui est telle, qu'à faible dose, il tue, ainsi que l'hydrogène sulfuré, ainsi que l'acide cyanhydrique, que les auteurs présentent, aussi à tort, comme devant leurs propriétés toxiques et leurs effets si immédiatement dangereux à leur forme gazeuse. Non, encore une fois, la raison de l'action des substances diverses est dans leurs propriétés mêmes, et non dans la facilité avec laquelle elles sont absorbées ; autrement l'éther en vapeur serait aussi dangereux que l'acide cyanhydrique, puisqu'il est sous la même forme et aussi facile à absorber, comme aussi l'eau aurait l'action du vin, puisqu'elle est aussi rapidement assimilée. C'est donc bien évidemment à la qualité, à la propriété individuelle des agents, qu'il faut attribuer les différences d'action, et non pas à leur forme seulement.

Ici encore les *preuves analogiques* que les auteurs empruntent à notre médecine sont peu favorables à la *science* qu'ils *savent*, et ils ont tort, après ces énoncés, de dire « ce qui précède ne pouvant être nié... ». Vous voyez en effet, messieurs, que nous le nions complétement ; et nous croyons qu'il est démontré, après ce que nous venons de dire, que c'est avec de bonnes raisons, et non par fantaisie, que nous agissons ainsi.

Je ne suivrai pas en détail les auteurs dans ce qu'ils disent ensuite. Certainement, quand nous donnons une dose considérable de substances comme le charbon de peuplier ou le sous-nitrate de bismuth, tout n'est pas absorbé. D'abord, pour le premier de ces deux corps, nous pensons qu'il absorbe au contraire, lui, et qu'il décompose des produits que nous désirons modifier, et auxquels nous présentons amplement matière à leur décomposition. Pour ce qui est des médicaments plus absorbables, lorsque nous augmentons les doses, c'est que nous voulons permettre à l'économie de s'approprier le plus possible de la substance que nous lui présentons ; pour cela nous allons très loin, quant à la dose, si le médicament est innocent. Une partie n'est pas absorbée et reste sans emploi ? D'accord. Dirons-nous avec les auteurs de la *Réponse*, que c'est là « un » luxe inutile ? » Plaisant argument en vérité ! Non, cela n'est pas inutile, puisque cela permet à l'économie animale d'aller jusqu'où elle peut aller en fait d'absorption, ce que nous ne pouvons savoir à l'avance. On en perd ! Qu'importe ! Faire cette remarque, c'est mêler une question d'infiniment petite épargne financière à une question de thérapeutique ; c'est se montrer sagement économe, mais ce n'est pas prouver que nous avons tort de fournir à l'absorption une plus large surface, si l'on peut s'exprimer ainsi. Nous ne croyons pas, en présence des réactions chimiques, qu'il soit bien démontré, comme semblent le dire les auteurs (p. 80), que les parties périphériques seules des molécules médicamenteuses aient action ; mais sans discuter ce point impossible à trancher, nous croyons bien faire en multipliant ces parties périphériques par l'introduction d'une quantité croissante de molécules, quand nous voulons accroître l'action.

Les auteurs, avec Hahnemann, prétendent au contraire que le moyen d'augmenter ces actions, c'est de diviser, autant que possible, les molécules et de les réduire au plus petit volume.

Nous n'avons jamais nié le principe. Tous les jours, pour faciliter l'absorption, nous faisons pulvériser en poudre, dite impalpable, nos médicaments ; nous les dissolvons, s'ils sont solubles, soit dans l'eau, soit dans l'alcool, soit dans l'éther, ou dans telle autre substance incapable de gêner l'action du médicament. Ce que nous nions, ce que nous voudrions voir démontrer, mais pas seulement affirmer, c'est le degré de division que préconisent S. Hahnemann et son école. Par-dessus tout, comme les preuves manquent, selon nous, et qu'alors, en l'absence des preuves, notre bon sens se refuse à accepter ce qu'on nous affirme, ce que nous refusons de croire, c'est que « le frottement exerce une in-
» fluence si puissante, que, non-seulement il développe les forces physi-
» ques internes des corps de la nature, comme le calorique, l'odeur, etc.;
» mais encore, ce qu'on avait ignoré jusqu'à présent, il exalte à un point
» étonnant la puissance médicinale des substances naturelles. »

Nous ne partageons même pas l'avis des auteurs quand, en parlant de Hahnemann et de la découverte qui précède, ils s'écrient (p. 80) « avec
» quelle modestie il s'explique à ce sujet. » En effet, quand Hahnemann ajoute : « Il paraît que c'est moi qui ai découvert cette dernière propriété
» dont l'influence est telle, qu'à sa faveur, des substances auxquelles on
» n'avait jamais reconnu de propriétés médicinales, acquièrent une vertu
» surprenante, » ne vous semble-t-il pas, messieurs, comme à moi, qu'il prend un ton qui sent bien plus la vanité câline et satisfaite que la modestie? « Il paraît que c'est moi ? » Avait-il du doute à cet égard ? En lisant la préface de l'*Organon* et plusieurs morceaux du *Coup d'œil sur la médecine*, etc., etc., on ne peut absolument pas le penser, car il se promène l'encensoir sur le front avec autant de componction qu'il met d'ardeur à frapper le dos de ses adversaires.

Telle est cependant la découverte en raison de laquelle il nous faudrait accepter que le charbon de bois, le lycopode, le carbonate de chaux, la silice, et tant d'autres agents, ont les propriétés *surprenantes* dont je vous ai donné plus haut des échantillons, extraits du livre de Hahnemann lui-même, et cela aux doses que je vous ai indiquées pour ce terrible lycopode ! Je ne suis pas encore parvenu à acquérir cette conviction. Les auteurs reprochent à M. Gallard de ne pas croire au fait ; mais, abusant encore ici de ce qu'ils considèrent comme des *preuves analogiques*, ils ajoutent : « Nous dirons en passant que la pharmacie ordinaire et la
» thérapeutique de l'ancienne école ne sont pas aussi ignorantes que
» M. Gallard le suppose des propriétés actives de ces substances. »

De ce passage il résulterait deux choses : 1° Que M. Gallard pourrait ignorer l'usage que l'ancienne médecine, qui est la médecine de nos jours, a fait de ces divers agents. Je n'insiste pas sur ce point, c'est l'affaire de notre confrère ; et d'ailleurs les auteurs se réfutent eux-mêmes, à ce sujet, à la page suivante.

2° Que la conduite des homœopathes touchant le lycopode, le charbon, etc., est bien simple, puisque ces moyens sont tous en usage en médecine.

C'est encore, vous le voyez, messieurs, le même procédé. Les gens du monde pourront prendre cela pour un fait démontré et pour un argument, mais nous savons parfaitement qu'il n'en est rien. S'il s'est trouvé quelques individus qui ont employé ou conseillé le lycopode à l'intérieur contre l'épilepsie, le rhumatisme ou la rage, cela ne veut pas dire que la médecine tout entière l'emploie journellement dans ce but. Ce sont, au contraire, des tentatives individuelles, et si bien oubliées, que les cinq sixièmes des médecins les ignorent. On ne demande au lycopode aucune action réelle, on n'en fait aucun usage ; c'est là le vrai. Le carbonate de chaux, qu'il vienne ou non de la coquille d'huître, est aussi abandonné, même en topique. Tout cela a été reconnu inefficace, et en outre il y a toujours eu, même dans ces essais, la question des doses qui différaient notablement des doses homœopathiques. C'est comme absorbant, comme capable d'exercer une action chimique neutralisante, que ce moyen a été employé. Ce n'est pas la propriété médicinale qu'on a recherchée en lui, pas plus qu'on ne l'a recherchée dans le charbon de bois quand on l'a donné dans la gastralgie avec production d'acides, pour absorber et neutraliser ces derniers par un simple effet chimique. Les auteurs de la *Réponse* peuvent rappeler ce fait, bien qu'ils n'y fussent nullement obligés, à notre sens. Il ne prouve nullement que si la médecine emploie les agents qu'ils indiquent, c'est qu'elle leur attribue des propriétés d'un ordre qui puisse légitimer les vertus que les homœopathes leur prêtent.

Le charbon administré à doses considérables, que les auteurs disent abusives bien qu'il n'en soit jamais résulté aucun dommage réel pour les malades, ne peut en aucune façon être comparé au charbon administré à la dilution au décillionième, que Hahnemann déclare la *meilleure* (*Maladies. chron.*, t. II, p. 297). Il y a encore là un abus réel de l'analogie, une comparaison entre choses très différentes capable seulement d'abuser les gens du monde, et l'usage fait de ces substances en médecine ne prête aucun appui à la façon dont les homœopathes prescrivent ces mêmes moyens, et ne prouve en rien qu'ils puissent avoir les effets qu'ils affirment sans démonstration, et qui nous paraissent inacceptables. Il y a à en dire autant sur le sel marin et sur les eaux minérales.

Plus loin, les auteurs de la *Réponse* présentent encore un fait de telle façon que les gens qui ne savent pas pourraient penser que, dans de certaines circonstances, nous nous rapprochons, quant aux doses, de la conduite des homœopathes. Ils disent page 82 :

« M. Gallard conseillera-t-il à Bretonneau, qui est un *savant*, un *phi-*
» *losophe* et un *honnête homme*, d'abandonner la méthode qu'il suit dans
» le traitement des fièvres intermittentes, ou de baisser sa posologie en se
» rapprochant des doses infinitésimales, ce que déjà il pratique assez

» souvent ? L'allopathie est bien obligée d'en venir là, maintenant qu'elle
» fait un usage assez fréquent de ce qu'elle nomme les *alcaloïdes*. Chacun
» de nous se souvient des accidents produits par la *vératrine* et même le
» sulfate de quinine, lorsqu'on a voulu en faire usage dans le traitement
» des affections rhumatismales. »

D'abord, messieurs, et je me crois bien informé, l'illustre médecin de
Tours ne s'est jamais rapproché, pas même de très loin, des doses infinitésimales. Sur l'autre fait, les auteurs se trompent. Quand, en médecine, on se sert des alcaloïdes et de la vératrine, on ne baisse pas les
doses, parce qu'on croit rendre les médicaments plus efficaces en les
rendant plus absorbables par une extension plus grande. Si nous baiss-
sons les doses, pour ces médicaments, c'est tout au contraire parce que
ces préparations sont douées d'une énergie très vive, puisqu'elles ne sont
que les principes actifs des médicaments dont elles sont extraites. Ici
encore ce sont les propriétés des agents qui nous forcent à baisser les
doses, parce que les doses plus élevées seraient mortelles ; et de ce que
nous employons par milligramme (ce qui est une dose non homœopathique et non infinitésimale) la vératrine, médicament très violent, ce ne
sera pas une raison pour que deux globules imprégnés de dissolution de
lycopode et le charbon de bois au décillionième soient efficaces à produire les effets que les homœopathes leur assignent avec Hahnemann.
C'est le point qu'il faut démontrer, et le point que nous ne pouvons accepter en présence de l'innocuité des fortes doses de ces deux dernières
substances. Cela ne veut pas dire non plus que le frottement soit capable de développer, dans une même dose d'un même médicament, la
puissance exagérée que Hahnemann affirme dans plusieurs passages, et
notamment dans le suivant :

« Cela est si vrai, qu'il faut prendre garde de ne pas trop exalter les
» vertus des médicaments par ce moyen (le frottement). Une goutte de
» *drosera*, au trentième degré de dilution, à chacun desquels elle a été
» secouée vingt fois, met en danger la vie d'un enfant atteint de coque-
» luche à qui on la fait prendre ; tandis que quand on a donné deux se-
» cousses seulement à chaque flacon, il suffit d'une dragée de la gros-
» seur d'une graine de pavot qu'on en imbibe pour procurer une guéri-
» son prompte et facile. » (*Organon*, p. 339.)

Vous avouerez, messieurs, qu'on n'est pas très coupable quand on ne
croit pas de semblables choses ; quand on ne veut pas que les affirmations de cette nature deviennent des preuves suffisantes.

Enfin, rien dans cela ne prouve que les doses peu élevées que nous
employons quand nous choisissons les alcaloïdes soient une raison aux
doses infinitésimales des homœopathes, doses qui, pour procéder *de l'unité
de grain*, comme les nôtres, n'ont avec ces dernières qu'une parenté tellement éloignée, que les divers moyens d'investigation permis à l'homme ne
peuvent plus constater la présence de la substance, quand on est arrivé
au degré de dilution prescrit par les auteurs, ainsi qu'ils le confessent,
comme vous l'avez vu plus haut. Or, de ce que ces doses (qui procèdent
du grain par une filiation à peu près semblable à celle qui nous sépare

d'Adam notre premier père) ne laissent constater aucune trace de la substance première, il est bien permis, pour le dire en passant, de croire que *nihil*, comme effet, puisse résulter *è nihilo*, comme quantité appréciable de la substance prescrite.

Ainsi, messieurs, l'action des doses infinitésimales, qu'affirment, mais que ne prouvent nullement les auteurs de la *Réponse*, n'est pas plus confirmée par ce qu'ils considèrent comme des *preuves analogiques*, que le *Similia similibus* à leur usage n'est confirmé par ce qu'entendaient dire les anciens quand ils formulaient cet axiome; pas plus que l'idée doctrinale qui fait de la *gale rentrée* le point de départ de la plus grande partie des maladies chroniques, n'est possible à soutenir, à plus forte raison à démontrer; et aucun des emprunts qu'ils ont tenté de faire à la médecine ordinaire, aucune des comparaisons qu'ils ont essayé d'asseoir avec les faits que nous observons tous les jours, ne peuvent être acceptés comme exacts et comme probants.

Je n'insisterai pas, messieurs, sur la façon dont les auteurs de la *Réponse* traitent des expériences de M. Seidlitz et de celles de M. Trousseau. « Elles n'intéressent en rien, disent-ils, l'homœopathie, puisqu'elle n'y » est pas intervenue. » Voilà, vous en conviendrez, une réponse bien démonstrative. Des effets étranges ont été produits par le charbon donné à doses infinitésimales, mais ils sont tout à fait en désaccord avec les données homœopathiques; des pilules de mie de pain ont causé des effets variables et singuliers; ces faits prouvent certainement que l'imagination des malades peut déterminer des phénomènes insolites et tout à fait étrangers à l'action des médicaments. On cite ces exemples pour montrer que peut-être bien il en est ainsi dans l'emploi des substances homœopathiques. Avouez, messieurs, que lorsqu'on lit la série des symptômes attribués aux substances par Hahnemann, on a bien quelque droit de penser aux effets de l'imagination. Pour moi, j'ai vu les pilules de mie de pain amener un effet purgatif ou un effet diurétique, selon l'indication que je donnais aux malades. Aujourd'hui encore, j'ai vu ces pilules produire chez une hystérique des symptômes que je lui signalais à l'avance, alors que ceux qu'elle éprouvait avant étaient atténués. Des influences du même genre n'auraient-elles pas pu être exercées par les médicaments homœopathiques? Comment répond-on à cela? En enregistrant à l'avantage de l'homœopathie les accidents extraordinaires indiqués par M. Seidlitz (p. 86), et en disant, pour les seconds, qu'ils ne peuvent intéresser l'homœopathie, puisqu'elle n'y est pas intervenue. Il me semble que c'est se méprendre étrangement pour le premier cas, et que c'est ne rien dire pour le second.

Prendrons-nous encore, messieurs, comme convaincante la citation suivante que, selon moi, les auteurs auraient mieux fait de ne pas rapporter, tant elle pourrait prêter à plaisanter :

« Je traitais du mercure et des effets physiologiques de cette substance, » lorsque tout à coup je m'aperçois que je fais la description à peu près » exacte de la maladie vénérienne. Cette idée me traverse l'esprit comme » un éclair, me frappe et m'interdit au point que je suis forcé de plier

» mes notes et de terminer brusquement ma leçon, à la grande stupé-
» faction de mon auditoire.

» Rentré chez moi, je fais renvoyer tout visiteur pour ne pas être dis-
» trait, et, dans un état de vive agitation, je me mets à réfléchir à la
» découverte importante que je venais de faire. Je ne connaissais l'ho-
» mœopathie que d'une manière très imparfaite, et j'avais contre elle les
» préventions communément partagées par ses adversaires. Cependant
» son principe des semblables me vint naturellement à l'esprit, et je
» cherchai avidement dans cette doctrine l'explication et la vérification
» générale de la particularité qui m'avait si vivement frappé dans les effets
» du mercure. Je vérifiai pour toutes les substances médicamenteuses la
» réalité de cette merveilleuse loi des semblables, loi thérapeutique gé-
» nérale et fondement de l'art de guérir. J'ai adopté depuis lors, sans
» restriction, la méthode homœopathique. »

En vérité, dans ce cas, le degré de similitude n'est pas tel qu'on ait
un émoi comparable à celui de notre confrère, et il ne fait pas, dans ce
récit, preuve de connaissances assez complètes et d'un tact médical assez
fin pour qu'on puisse être tenté de se laisser aller à suivre son exemple.
Cette analogie, plutôt apparente que réelle, de certains symptômes physiologiques du mercure avec la maladie vénérienne, maladie virulente
par excellence, est loin d'être un fait nouveau. Elle a déjà été indiquée
depuis longtemps, et elle a déjà été assez discutée, surtout en Angleterre,
pour pouvoir être rangée très sûrement au nombre des faits exagérés. Il
serait à souhaiter pour le genre humain qu'il n'y eût jamais parmi les
hommes d'autre maladie vénérienne que celle que donne, *à peu près*
exactement le mercure, même employé à une dilution homœopathique.
Je doute qu'elle puisse alors jamais devenir redoutable.

Enfin, messieurs, notre collègue avait, dans sa *Note*, traité sans grand e
considération les hommes qui pratiquent tantôt la médecine homœopathique et tantôt l'autre. A juste titre, il les considérait comme moins
honorables que les médecins qui se tiennent uniquement à la doctrine de
Hahnemann. On peut en effet accepter une conviction franche et loyale
et la respecter quelque entachée d'erreur qu'elle soit.

Il n'en est plus de même pour ceux qui prétendent servir deux maîtres
à la fois, et faire tantôt l'une et tantôt l'autre des deux médecines. Il y
a là incompatibilité absolue, il faut bien le savoir. Hahnemann lui-
même l'a fort nettement établi, il est impossible d'allier les deux doctrines.

Or, que disent les auteurs de la *Réponse* touchant ces médecins à double
face? Nous voyons avec peine qu'ils évitent tout à fait de se prononcer,
car voici tout ce qu'ils répondent touchant l'insufficientisme, page 100 :
« .... Ne mettons pas en cause ceux qui n'y sont pas. Il s'agit ici de
» Hahnemann et non pas de Griesslich. Du reste, l'insufficientisme a sa
» raison d'être. M. Gallard admettra bien que pour l'homœopathie il
» doive arriver ce qui est advenu pour l'allopathie, où d'une doctrine
» les uns prennent une partie, d'autres deux, d'autres trois, tandis que
» d'autres acceptent la vérité présentée dans son entier. S'il en était au-

» trement, le journal dans lequel écrit M. Gallard n'aurait aucune raison
» d'exister, puisque l'allopathie en offre de plus anciens et d'aussi scien-
» tifiquement rédigés que le sien. »

Je regrette beaucoup, pour les auteurs, qu'ils n'aient pas trouvé d'autres paroles sur un sujet qui les intéresse à un si haut degré. Quoi qu'ils
en disent, l'insufficientisme ne peut pas être séparé de l'homœopathie à
titre de doctrine particulière. De deux choses l'une, ou l'homœopathie
est une chose excellente, et alors il faut la pratiquer dans tous les cas
sans exception comme sans réserve ; ou elle est mauvaise, et il faut la
repousser tout à fait et toujours.

Il n'est pas possible de faire un compromis. La distance entre la médecine traditionnelle et l'homœopathie est trop grande pour qu'elles
puissent se retrouver sur un terrain neutre, et qui soit de libre pratique
pour l'une et pour l'autre. Ceux qui viennent dire aux gens du monde
que telle maladie peut être guérie par l'homœopathie, et telle autre par
les moyens de la médecine ordinaire, ceux-là ne me paraissent pas agir
en conscience, je ne crois pas à leur véracité, et je doute de leur conviction. La chose est impossible. L'intelligence humaine n'a pas place en
même temps et à la fois pour deux idées aussi disparates. Là encore les
auteurs font une comparaison inacceptable quand ils mettent en parallèle l'insufficientisme et les variations de doctrine observées dans la médecine ordinaire. Les doctrines diverses et variées que l'on peut compter
dans la médecine traditionnelle sont loin d'offrir entre elles des différences comparables à celle qui existe entre la médecine ordinaire et l'homœopathie ; entre ces deux dernières il n'y a pas même un fond commun
qui serve toujours de canevas à des nuances si heurtées qu'elles soient.
C'est une dissemblance radicale. Non, je suis de l'avis de Hahnemann (sur
ce point) : il faut être tout l'un ou tout l'autre, et l'insufficientisme, par
cela même qu'il existe, prouve le peu de confiance qu'inspire l'homœopathie à ceux qui le pratiquent, en même temps qu'il démontre clairement le peu d'honorabilité de leur caractère.

Quant à moi, je le déclare hautement, si demain j'étais convaincu de
la vérité de la doctrine homœopathique, je la prendrais seule pour guide,
pénétré de l'incompatibilité complète qui existe entre elle et la médecine
traditionnelle. Et si j'avais cette croyance, aucune puissance ne pourrait
m'empêcher de me diriger en tout et toujours selon les préceptes de la
foi hahnemanienne. Je m'y conformerais pour sauvegarder ma vie et
pour protéger celle des miens, qui m'est bien plus précieuse encore que
la mienne.

On pourrait m'empêcher de faire de la médecine ; mais tant qu'on me
laisserait cette licence, je ne pratiquerais que la médecine homœopathique, et tout en me tenant pour obligé de propager ma foi nouvelle,
je me garderais bien de poursuivre de mes demandes en dommages-
intérêts quiconque critiquerait ma doctrine et ma pratique médicales.

Réfugié dans ma conviction et fort de ma conscience, je suivrais ma
course, bien persuadé que les meilleurs moyens de propagande sont la
fermeté des opinions sincères et la loyauté de la conduite.

Je m'arrête, messieurs, et vous demande pardon d'avoir abusé aussi longtemps de votre attention ; mais je tenais à bien vous montrer que, ainsi que j'avais eu l'honneur de vous le dire en commençant, les affirmations et les assertions des auteurs de la *Réponse* ne peuvent être acceptées ; que leurs analogies sont mal établies ; que les comparaisons qu'ils font pour leur défense clochent de tout point et ne peuvent être un moment présentables que pour les gens du monde qui, ne connaissant pas plus l'un que l'autre des faits qu'on avance, doivent tout naturellement penser que ce qu'on leur affirme avec une telle apparence de précision repose sur des bases fermes et bien établies.

Il n'en est rien, comme vous avez pu le voir. J'ai pris soin, pour vous mettre à même de bien juger, de placer toujours le texte des auteurs à côté de l'examen que j'en faisais ; cette manière peut être un peu plus longue, mais elle a le grand avantage de ne pas admettre d'équivoque. On ne peut pas prétendre alors que les paroles auxquelles on répond ont été mal interprétées, comme on le peut dire à qui résume et analyse seulement les opinions ou les passages qu'il veut réfuter.

Ainsi, messieurs, rien des faits avancés par les médecins homœopathes n'est démontré jusqu'ici, tout est affirmé par eux. Les expériences tentées par des médecins savants, honnêtes, consciencieux, n'ont jamais rien produit ; en l'absence de toute preuve, le bon sens repousse les affirmations de ces auteurs, comme il repousse tout ce qui, dans la *Réponse*, était présenté comme des *preuves analogiques si puissantes en semblable matière*.

Je n'ajouterai rien, je ne m'étendrai pas, par exemple, sur tout ce qu'a de peu fondé et presque de ridicule le rôle que Hahnemann fait jouer à la gale rentrée, à la sycose et à la syphilis ; je ne suivrai pas non plus les auteurs de la *Réponse* dans l'énumération qu'ils font des divers lieux où, selon leur expression (page 101), ils ont fait *invasion*, depuis l'*université de Cleveland (Ohio)* et le duché d'*Anhalt* jusqu'à *Tultschin* en *Podolie*. Je leur ferai remarquer seulement qu'ils ont tort de trouver mauvais que, à Paris, on les repousse des Sociétés médicales ou anatomiques. Comment en effet peuvent-ils demander à rester côte à côte avec ceux qui, selon l'expression de leur maître, sont des *brouillons* et des *menteurs?* Le scandale n'est pas dans la position franche que les médecins ont prise à leur égard. On leur a dit : Il ne se fait ici rien de compatible avec vos idées ! Point d'équivoque ! Entre vous et nous, il n'y a de communauté d'opinion possible sur aucun point ; nous ne parlons plus la même langue. Ce que nous trouvons bon, vous le trouvez coupable ; ce que vous trouvez bon, nous le trouvons faux, et jamais plus rien ne pourra nous rapprocher. Retirez-vous ! Le vrai scandale, c'est qu'ils se soient fait rappeler cette nécessité et qu'ils ne se soient pas retirés d'eux-mêmes des réunions dans lesquelles ils ne pouvaient plus rien apprendre et plus rien enseigner.

Je ne sais, messieurs, quelle sera l'issue du procès intenté à notre collègue, ni même s'il y aura procès ; mais ce que je sais très bien, c'est que la *Réponse* faite à sa Note ne répond rien de satisfaisant. C'est au

moins là ma conviction bien profonde, j'espère vous l'avoir fait partager.
Je m'y suis employé loyalement, comme loyalement je serais venu vous
dire mes croyances nouvelles en vous offrant ma démission, si cette
nouvelle étude sur l'homœopathie avait changé mes opinions et m'avait
fait homœopathe.   Dʳ J. Béhier.

TRIBUNAL CIVIL DE LA SEINE

(1ʳᵉ CHAMBRE).

PRÉSIDENCE DE M. LE PREMIER PRÉSIDENT BENOIT-CHAMPY.

Audience du 17 novembre 1858.

Ainsi que nous l'avons dit plus haut (p. 6), Mᵉ Émile Ollivier, assisté
de Mᵉ Lesage, avoué, se présente pour les demandeurs ; Mᵉ Andral, assisté
de Mᵉ Adam, avoué, se présente pour M. Gallard ; Mᵉ Victor Lefranc,
pour M. Amédée Latour ; Mᵉ Bethmont, pour M. Richelot. M. Sallantin
occupe le siége du ministère public.

Au cours des débats les demandeurs se désistent de leur action contre
M. Amédée Latour.

PLAIDOIRIE DE Mᵉ ÉMILE OLLIVIER.

Messieurs,

M. Gallard a écrit dans l'*Union médicale*, journal de médecine dirigé par
M. Amédée Latour, un article contre la méthode que Hahnemann a créée et
qui a pris le nom de médecine homœopathique. Les médecins qui professent
cette doctrine ont trouvé l'article injurieux et diffamatoire. Pour en obtenir
justice, ils auraient pu s'adresser à la police correctionnelle ; mais voulant
respecter leur art jusque dans la personne de leurs adversaires, ils se bornent
à vous demander une réparation civile aux termes de l'article 1382.

Permettez-moi de bien préciser la situation qu'ils entendent prendre
devant vous.

Il est une loi à laquelle doivent se soumettre tous ceux qui dans une direction quelconque se livrent à la culture de la science ; c'est celle de la libre
discussion. Personnellement on peut, sans redouter aucun contrôle, croire ce
qu'on considère comme le plus vrai. Quand on a l'ambition, la plus noble de
toutes celles qui travaillent les hommes, d'enseigner sa pensée et d'en faire
une pensée collective, on ne tente une pareille entreprise qu'à ses risques et
périls. On donne à chacun de ceux auxquels on s'adresse le droit d'examen
et d'attaque. Si l'attaque est bienveillante et courtoise, tant mieux ! Elle a le
droit d'être impunément passionnée, véhémente, acerbe ou railleuse. Ce n'est
pas dans le pays qui a placé au premier rang parmi ses chefs-d'œuvre les
Petites lettres adressées à un provincial qu'un tel principe pourrait être con-

testé. Mais ce qui est permis contre la doctrine ne l'est pas contre ceux qui la professent ; tant qu'ils se respectent eux-mêmes, ils sont inviolables. Il est des natures excessives et nées pour la haine qui réduisent toute controverse à un combat personnel, qui, dans une lutte d'idées, recherchent moins la défaite d'un système que l'extermination d'un ennemi. La justice les condamne autant que la charité. Contre un adversaire convaincu, on n'a que le droit de répéter la magnanime parole de Cicéron sur Dolabella, un de ses ennemis : *Consilium reprehendendum* (je blâme la doctrine), *laudanda constantia* (je loue la constance et le courage).

Je n'accuse donc pas M. Gallard d'avoir écrit que la médecine homœopathique est chimérique, absurde, meurtrière, contraire à l'expérience et à la raison ; il a le droit de soutenir cette opinion et de la communiquer aux autres. Je l'accuse de n'avoir respecté aucune des règles de la confraternité et du bon goût, d'avoir diffamé d'honnêtes gens qui pensent autrement que lui ; je ne viens pas défendre une doctrine médicale contestée, je viens défendre des médecins grossièrement outragés. Aussi dans l'article de M. Gallard je fais deux parts : l'une est consacrée à une discussion plus ou moins sérieuse ; je ne m'en occupe pas. L'autre est dirigée contre les personnes c'est sur celle-ci que je vais appeler votre attention.

DE L'HOMŒOPATHIE ET PARTICULIÈREMENT DE L'ACTION DES DOSES INFINITÉSIMALES.

Par le docteur A. MAGNAN. — Paris, J.-B. Baillière et fils, et Dentu.

Lettres sur l'homœopathie, ou réfutation complète de cette méthode curative.

Par P.-A. MANEC jeune. — Paris, Victor Masson.

« Tout ce qu'il y avait à dire au sujet de l'homœopathie a depuis longtemps déjà été dit et parfaitement dit, par des voix plus autorisées que la nôtre. Il n'entre pas dans notre intention de ranimer le débat sur cette question, que nous regardons comme bien et dûment jugée, car si nous comprenons que la doctrine de Hahnemann ait pu être, comme elle l'a été, discutée et même expérimentée au moment de son apparition, il nous semble difficile d'admettre qu'elle puisse encore aujourd'hui être adoptée et mise, de bonne foi, en pratique par des médecins sérieux et instruits. Telle est la seule et véritable raison qui nous empêche de nous occuper des élucubrations de MM. les homœopathes. Si nous nous décidons à nous départir de cette réserve habituelle en faveur du livre de M. Magnan, c'est que, par exception, nous croyons avoir trouvé dans l'auteur un homme sérieusement convaincu, et susceptible par conséquent de reconnaître qu'il a pu s'égarer, si on lui démontre son erreur. Je ne pense pas que M. Magnan soit notre ancien collègue d'internat, et j'ignore s'il y a ou non communauté de doctrine entre les deux homonymes ; mais je dois dire que cette similitude de nom est la principale, sinon la seule cause qui, après avoir d'abord attiré mon attention sur cette brochure, m'ait ensuite décidé à en parler ici. Je ne veux pourtant pas consacrer à cette critique plus d'importance que le sujet ne le mérite ; et loin d'essayer de reprendre à nouveau la discussion sur les doctrines homœopathiques, je me bornerai à bien préciser pourquoi cette discussion ne peut plus être ravivée.

» M. Magnan se trompe lorsque, dans sa préface, il entrevoit « le commencement » d'un débat calme, sérieux et digne de la science. » Ce débat a eu lieu ; il est

clos, et il n'appartient à personne, pas même à des hommes jeunes, honnêtes, et
ardemment convaincus, comme il paraît l'être, de le ranimer jamais. On ne peut,
en effet, opposer que le silence et le dédain à ceux qui, battus sur les hauteurs où
s'agitent les discussions scientifiques, essayent maintenant d'engager une misérable
lutte sur le terrain fangeux de la pratique industrielle et de l'exploitation.

» L'homœopathie n'est plus une doctrine, encore bien moins une science. C'est
un commerce exercé par quelques-uns, au détriment de la science et de l'humanité ; et s'il est une époque où l'on a pu « appliquer la méthode de Hahnemann
» sans être un ignorant abject, un pauvre illuminé ou un misérable charlatan, » ce
n'est certainement pas à l'époque actuelle. Il faut bien le dire à M. Magnan, puisqu'il l'ignore, les plus ardents promoteurs de la doctrine ont le bon esprit de
l'abandonner dans la pratique. Chaque fois qu'ils se trouvent en présence d'une
maladie grave, ils saignent, ils purgent, ils donnent des doses massives, absolument
comme si Hahnemann n'eût jamais existé ; mais ils crient par-dessus les toits qu'ils
font de l'homœopathie. On a vu dernièrement un des plus en renom appelé près
d'une dame du grand monde, qui, vers la fin d'une maladie incurable, était affectée
d'anasarque et d'ascite, lui administrer journellement *cinquante centigrammes de
calomel*, et déterminer ainsi une diarrhée colliquative, grâce à laquelle l'hydropisie
diminua momentanément, mais l'issue fatale fut très certainement hâtée ; ce qui
n'empêcha pas l'entourage de la patiente d'être trompé par cette supercherie, et de
proclamer dans tous les salons de Paris *les heureux effets du traitement homœopathique*. Je cite ce fait entre mille, et parce qu'il a eu un certain retentissement.
D'autres fois, si l'homœopathe exerce dans un service hospitalier, on le voit (comme
je l'ai vu moi-même dans mes voyages) se ménager de petites statistiques favorables
en n'admettant pas dans ses salles les sujets atteints de maladies graves, en n'y
laissant pas séjourner les tuberculeux ou les cancéreux, et en les mettant à la porte
non pas seulement la veille de leur mort, mais quelquefois le jour même. On comprendra que je ne veuille nommer personne ni préciser davantage, mais ces faits
sont de notoriété publique parmi les médecins ou élèves fréquentant les hôpitaux
de la ville d'Europe dans laquelle ils se passent. Qui donc maintenant voudrait
prendre au sérieux les travaux publiés par des hommes capables de tels actes et se
donner la peine, je ne dirai pas même de les discuter, mais seulement de les lire ?
— Ces travaux, du reste, ne sont pas d'habitude écrits pour les médecins : ils sont
rédigés avec l'intention de capter la bonne foi des gens du monde ; ils mentent
comme tous les prospectus.

» Nous n'irons pas plus loin sur ce sujet, et nous renverrons, pour tous les points
non discutés ici, à l'article déjà cité de MM. Trousseau et Pidoux, et aux *Lettres*
de M. Mancc, dans lesquelles M. Magnan aurait pu également trouver, s'il l'eût
voulu, cette « appréciation sévère mais juste » qu'il n'a su rencontrer nulle part.
Nous conseillerons la lecture de ce dernier ouvrage surtout aux adeptes d'Hahnemann, car ils y trouveront un résumé de leur doctrine plus lucide et plus complet
que celui auquel leurs propres auteurs les ont habitués. Chacun des points de départ de l'homœopathie y est exposé et apprécié avec clarté et impartialité ; puis
l'auteur passe en revue les conséquences déduites de chacun des faits, principes
parfois exacts, le plus souvent spécieux, et il a toujours soin d'indiquer, avec une
sûreté de vue remarquable, le point précis vers lequel le raisonnement dévie pour
passer au sophisme. Ces *Lettres* ont été publiées d'abord dans un journal étranger
à la médecine, et à la suite de cette fameuse.... comment dirai-je ? comédie ou
mystification, qui s'est appelée le Congrès homœopathique de Bordeaux. Et, chose
remarquable, aucun des fameux paladins, qui s'étaient escrimés dans l'enceinte sacrée contre des ennemis absents, n'a osé prendre sa lance pour venir se mesurer
sur un terrain neutre avec ce fameux joûteur. Est-ce que le prédicateur qui, apos-

trophant Voltaire du haut de sa chaire le réduisait si facilement au silence, se serai fait homœopathe ? »

Je vous le demande, Messieurs, des hommes de conviction pouvaient-ils recevoir un outrage plus blessant, et qui plus que celui-là eût pour conséquence de leur occasionner le préjudice matériel et moral contre lequel l'article 1382 assure une protection ? Si ces expressions se trouvaient dans quelque in-folio réservé aux érudits entre des mots grecs et latins, on eût pu les dédaigner. Cela n'était pas possible quand on les rencontrait dans un journal.

Néanmoins, MM. les homœopathes n'ont pas d'abord eu recours à la justice ; ils se sont adressés à M. Amédée Latour lui-même et lui ont écrit la lettre suivante :

> « *A MM. Richelot, gérant du journal l'*UNION MÉDICALE*, et Gallard,*
> *rédacteur du même journal.*
>
> » Paris, le 29 octobre 1857.
>
> » Messieurs,
>
> » Nous lisons dans le numéro du 24 octobre courant de l'*Union médicale* un feuilleton de M. Gallard où se trouve le passage suivant :
>
> « L'homœopathie n'est plus une doctrine, encore bien moins une science. *C'est* » *un commerce exercé par quelques-uns au détriment de la science et de l'huma-* » *nité ;* et, s'il est une époque où l'on a pu appliquer la méthode de Hahnemann sans » être un *ignorant abject,* un *pauvre illuminé* ou un *misérable charlatan,* ce n'est » certainement pas à l'époque actuelle. »
>
> » De telles expressions constituent une atteinte grave portée à l'honneur et à la considération de ceux qui défendent et appliquent la doctrine homœopathique. Il vous serait impossible de citer un seul fait qui pût motiver une pareille appréciation et en des termes aussi agressifs.
>
> » Il y a plus : M. Gallard n'a pas même pour excuse la précipitation avec laquelle un journal est rédigé. Ses attaques ont été préparées de longue main. C'est, en effet, dans une étude bibliographique, écrite à loisir, ayant préalablement exigé un examen attentif, une critique approfondie, c'est dans un article rédigé à l'avance, disons-nous, que, de sang-froid, M. Gallard porte devant le public et contre une portion notable du corps médical les accusations les plus graves et les plus positives, sous une forme que ne justifieraient ni les emportements de la colère ni les entraînements du fanatisme.
>
> » Or, dans une discussion scientifique, une telle passion, allant jusqu'à contester et même à nier la probité de ses adversaires et la sincérité de leurs convictions, n'est pas moins sévèrement réprouvée par la raison que condamnée par la morale et par la loi.
>
> » Nous venons donc vous demander, Messieurs, comme c'est notre droit et notre devoir, de rétracter publiquement les expressions dont l'un de vous s'est servi à l'égard des médecins qui pratiquent l'homœopathie, et auxquelles l'*Union médicale* a prêté sa publicité. Par l'aveu d'une erreur et d'une faute commise, l'honnête homme s'honore lui-même et ne fait qu'ajouter à sa propre considération.
>
> » A cette rétractation, vous devez ajouter la rectification de deux faits avancés par M. Gallard :
>
> « 1° M. Gallard se trompe en affirmant que le livre de M. Manec n'a reçu aucune » réfutation de la part des médecins homœopathes ;

» 2° Il se trompe aussi lorsqu'il insinue que, ayant été plusieurs fois provoqués
» à une discussion sérieuse, nous avons fui le combat, au lieu de l'accepter. »

» Nous avons entre les mains la preuve matérielle du refus fait par l'*Union médicale* de donner accès dans ses colonnes aux réponses qui lui ont été adressées par
plusieurs de nos confrères.

» Les collections du *Journal de la Société homœopathique de Paris* et de l'*Art
médical* sont là pour réfuter les erreurs de M. Gallard, et pour montrer avec quel
soin les journaux allopathiques, et notamment l'*Union médicale*, évitent toute discussion doctrinale avec nous.

» Nous espérons de votre équité, Messieurs, que cette lettre n'aura pas le sort
des réclamations qui l'ont précédée. Nous vous demandons, et, au besoin, nous
vous requérons de l'insérer en entier dans le plus prochain numéro de votre journal, à titre de *protestation de notre part au nom de tous les médecins homœopathes de France*, et déclarer formellement que, dans le passage cité, les expressions de M. Gallard ont dépassé malgré lui, nous voulons bien le croire, les limites
de toute polémique honnête et avouable.

» Agréez, Messieurs, nos salutations.

» Au nom de la Commission centrale homœopathique,

» Docteur PÉTROZ, président.

» Docteur LÉON SIMON père, secrétaire général. »

Je ne crois pas qu'il soit possible de répondre avec plus de convenance et
de dignité à une agression aussi brutale que celle de l'*Union médicale*.
M. Amédée Latour a compris que ses lecteurs eux-mêmes seraient touchés
d'une pareille lettre, et il en a refusé l'insertion.

Que restait-il à faire aux médecins homœopathes ? Recourir à un de ces
moyens sauvages qui tendent heureusement de plus en plus à disparaître de
nos mœurs, ou bien invoquer la protection de la justice ? Ils invoquent la
protection de la justice ; ils vous demandent de réprimer un langage qui, en
blessant ceux contre lesquels il est dirigé, fait au moins autant de mal à
ceux qui l'emploient, et à la science qu'ils représentent les uns et les autres.

Notre demande est-elle recevable ? Nos adversaires ne le pensent pas ; et
pour nous repousser, ils invoquent d'abord une fin de non-recevoir. Singulier
argument qu'une fin de non-recevoir dans un pareil procès ! Voilà des hommes
qui tous les jours nous adressent les qualifications les plus injurieuses, et quand
nous les amenons au grand jour de l'audience, les sommant de s'expliquer avec
nous, ils nous opposent une fin de non-recevoir !

Cette fin de non-recevoir n'est pas fondée. Elle a deux parties. La première
se formule ainsi : MM. Pétroz, Léon Simon et Chargé, etc., agissent au nom
d'une commission centrale homœopathique ; cette commission centrale homœopathique n'a pas d'existence légale ; elle ne constitue pas un corps moral ;
conséquemment on ne peut agir en son nom. La seconde consiste à dire :
MM. Pétroz, Simon, Chargé, ainsi que leurs autres confrères, ne sont pas
nommés personnellement dans l'article ; d'où il suit qu'ils sont non-recevables
pour défaut d'intérêt.

La première objection repose sur une erreur matérielle : il suffit de lire l'assignation pour s'en convaincre. Les demandeurs n'agissent pas en leur qualité
de membres de la commission centrale homœopathique, et comme repré-

sentants d'un être moral non autorisé, ils agissent en leur nom personnel ; seulement à leurs noms, désignations et qualités, ils ajoutent leur titre de membres de la commission centrale homœopathique pour indiquer que s'ils ne se présentent qu'en nombre restreint devant vous, ils ont cependant l'assentiment et l'appui de tous leurs confrères.

La seconde objection doit être repoussée par une raison analogue, quoique prise dans un ordre de faits différent. Sans doute on ne peut se plaindre de l'attaque contenue dans un journal ou dans un livre que si l'on est désigné ; mais il n'est pas nécessaire que la désignation soit nominale ; il suffit qu'elle résulte clairement de l'ensemble des passages. C'est ainsi que tous les gendarmes d'une localité, tous les électeurs d'un collége, toutes les nonnes d'un couvent ayant été diffamés, on a déclarés recevable l'action individuelle d'un gendarme, d'un électeur, d'une religieuse (Dalloz, *Répertoire*, v° Presse, n° 339).

En vertu de ces principes, notre action ne pourrait être repoussée, que si M. Gallard avait écrit *certains médecins* homœopathes sont des charlatans et des fripons ; dans ce cas, nous n'aurions d'autre droit que de le sommer de préciser ses attaques et de nommer les malhonnêtes gens auxquels il a fait allusion, et s'il ne répondait pas, de lui dire, comme le capucin cité par Pascal : *Mentiris impudentissimè*. M. Gallard n'a pas procédé ainsi. D'après lui, tous les médecins homœopathes méritent d'être appelés fripons, menteurs et charlatans ; il ne fait d'exception qu'en faveur de M. Magnan dont il examine l'ouvrage.

S'il en est ainsi, s'il n'est pas possible d'être disciple de Hahnemann sans être taxé de mauvaise foi, de charlatanisme, de friponnerie, il n'est plus permis de soutenir que la désignation ne soit pas suffisante, et de repousser comme n'ayant pas été nommés les représentants de la médecine homœopathique.

M. Gallard a compris lui-même que sa fin de non-recevoir lui serait une protection insuffisante, et il a essayé de se justifier en publiant contre l'homœopathie un long factum qu'il a distribué à profusion dans cette enceinte et au dehors. Ce factum, ne contient pas seulement une amplification de l'article, il en est une aggravation, et nous pouvons désormais invoquer une double cause de dommages-intérêts.

A propos du mémoire, pas plus qu'à propos de l'article, je ne m'engagerai dans des discussions scientifiques ; si vous avez la capacité de tout comprendre, je n'ai pas la prétention de tout expliquer. D'ailleurs, et jusqu'au bout, je maintiendrai le débat dans ces termes, dussé-je me répéter, je ne suis pas ici pour apprécier des systèmes, mais pour juger un article. M. Gallard a-t-il dépassé les limites de la critique loyale ? Je ne veux rien rechercher d'autre, et, dans le mémoire, je ne relèverai que ce qui sera de nature à m'aider dans cette recherche.

Il y a dans toute réforme deux choses à examiner : l'homme et la doctrine. Les ennemis de la réforme attaquent d'abord l'homme ; ils essayent de le rendre ridicule ou odieux, croyant, s'ils y réussissent, avoir beaucoup fait contre la doctrine elle-même. M. Gallard n'a eu garde de négliger le procédé, et, avant de défigurer l'homœopathie, il a essayé de rendre Hahnemann méprisable. Écoutez-le : « Hahnemann est un rêveur, un illuminé, obéissant aux conceptions délirantes d'un cerveau malade ou à ce que le désir immodéré de renommée peut dicter à un ambitieux vulgaire ; un jour il s'éveilla avec l'idée de réformer la médecine. »

Écoutez maintenant la vérité : Hahnemann est né en Saxe, à Meissen, le 10 avril 1755, d'un peintre en porcelaine, sans fortune. Entraîné vers la médecine par un irrésistible penchant, il vint suivre les cours à Leipsick ; pour vivre, il faisait des traductions ; de deux nuits il dormait l'une ; il put ainsi suffire à ses études et aux nécessités de la vie quotidienne. Il acquit de vastes connaissances, une grande réputation. Après huit années de pratique, il se trouvait à la tête d'une clientèle considérable, lorsqu'il découvrit que l'art qu'il pratiquait n'avait aucune réalité. Était-il le premier à penser ainsi ? Non, ce n'est pas en cela que consiste la folie qu'on lui reproche. Il n'est pas un médecin éminent qui n'ait pensé de même. Je ne veux citer que les plus célèbres :

Sydenham, l'Hippocrate anglais, a dit : *Medicina est ars garrulandi potius quam sanandi.* (La médecine est l'art de babiller plutôt que celui de guérir).

Boerhaave, dont la réputation était telle, qu'un mandarin chinois lui écrivant : « A monsieur Boerhaave, médecin en Europe, » la lettre arriva, dit de même : « Il serait plus avantageux qu'il n'y eût jamais eu de médecins dans le monde. » Par son testament, il ordonna que l'on brûlât tous ses livres et ses papiers, à l'exception d'un volume relié et doré sur tranches. On ouvrit avec empressement ce volume dans lequel on croyait trouver les plus beaux secrets de la médecine ; il ne contenait que des pages blanches. Sur la première seulement, on lisait : « Conservez-vous la tête fraîche, les pieds chauds, le ventre libre, et moquez-vous des médecins. »

Sprengel, l'historien classique de la médecine, ne pense pas différemment :

« Le scepticisme en médecine est le comble de la science : le parti le plus sage consiste à regarder toutes les opinions avec l'œil de l'indifférence sans en adopter aucune. »

Bichat, auquel une statue vient d'être élevée dans la cour de l'École de médecine, a écrit :

« On dit que la pratique de la médecine est rebutante ; je dis plus : elle n'est pas sous un certain rapport, celle d'un homme raisonnable. »

Broussais, si contestable comme créateur et si admirable comme critique, s'exprime encore avec plus de véhémence dans la deuxième édition de son examen des doctrines :

« Que l'on promène ses regards sur la société pour y voir ces physionomies moroses, ces figures pâles ou plombées qui passent leur vie entière à écouter leur estomac digérer, et chez qui les médecins rendent encore la digestion plus lente et plus douloureuse par des mets succulents, des vins généreux, des teintures, des élixirs, des pastilles, des conserves, jusqu'à ce que leurs victimes succombent à la diarrhée, à l'hydropisie ou au marasme ; que l'on remarque à côté ces obstrués qui remplissent journellement leurs vases du produit de leurs pilules et de leurs eaux fondantes, jusqu'à ce qu'ils aient partagé le sort des précédents ; que l'on observe ces tendres créatures à peine sorties du berceau, dont la langue déjà se dessèche et rougit, dont le regard commence à exprimer la langueur, dont l'abdomen s'élève et devient brûlant, dont le cœur précipite ses pulsations sous l'influence des élixirs amers, des vins antiscorbutiques, des sirops sudorifiques, mercuriels, dépuratifs, qui doivent les conduire à la consomption et à la mort ; que l'on examine attentivement ces jeunes gens d'un coloris brillant, pleins d'activité et de vie, qui commencent à tousser, et chez lesquels on décuple l'irritation par les vésicatoires, le lichen, le quinquina, jusqu'à ce que l'opiniâtreté des accidents les fasse déclarer atteints de tubercules innés et associer aux nombreuses victimes de l'entité qualifiée du nom de phthisie pulmonaire, et que l'on prononce ensuite si la médecine a été jusqu'ici plus nuisible qu'utile à l'humanité. Je conviens bien qu'elle a rendu à l'être souffrant le service de lui offrir des consolations en le *berçant toujours d'un chimérique espoir ;* mais il faut convenir qu'une pareille utilité est loin de la relever au milieu des autres sciences naturelles, puisqu'elle semble la placer sur la ligne de l'astrologie, de la superstition et de tous les genres de charlatanisme. »

Hahnemann, en niant la médecine, n'était donc pas original. Voici en quoi il le fut vraiment. Tandis que ses illustres devanciers avaient continué à exercer l'art dans lequel ils n'avaient plus foi, Hahnemann l'abandonna, malgré sa pauvreté, ses onze enfants et les malédictions de sa femme. « Je ne veux pas, écrivait-il à Hufeland, en lui annonçant cette résolution, être le bourreau et le meurtrier de mes frères. » Il se remit pour vivre au travail de sa jeunesse, les traductions et la chimie. Il ne se serait peut-être jamais plus occupé de médecine, sans ses enfants qu'il adorait, et à l'occasion desquels il écrit : « Chaque fois que ma famille s'accroît, c'est une épreuve pour purifier ma conscience. » Les voyant malades, il se demandait avec désespoir s'il était possible que Dieu eût créé le mal sans mettre à côté le remède, lorsque traduisant la matière médicale de Cullen, il fut frappé des explications contradictoires qu'on donnait des effets fébrifuges du quinquina. Il résolut, selon le conseil négligé de Haller, de l'expérimenter à l'état sain. Il obtint des effets analogues à ceux que produit la fièvre intermittente. Ce fut pour lui la pomme que vit tomber Newton. Il commença avec ardeur des expériences ; après s'être maintenu ainsi plusieurs années en état de maladie et avoir imposé la même épreuve à beaucoup de ses amis, il publia successivement ses livres principaux : l'*Organon*, la *Matière médicale*, le *Traité des maladies chroniques*, et l'homœopathie fut créée.

Après vous avoir parlé du savant, laissez-moi par quelques extraits de lettres vous donner une idée de ce qu'était l'homme. « Choisissez un médecin, écri-
» vait-il en 1795, qui ne se taise pas sur le mérite de ses confrères et ne
» fasse point son propre éloge ; enfin un ami de l'ordre, de la tranquillité, un
» homme d'amour et de charité. — Un mot encore, avant de le choisir, ob-
» servez bien comment il se comporte avec les malades pauvres, et si dans son
» cabinet, quand il est seul, il s'occupe de travaux sérieux. »

Le 19 juin 1829, il disait à un de ses jeunes disciples : « Ne craignez pas
» de rester sans malades. Gardez toujours votre rang. Mieux vaut souffrir de
» pénurie que d'abaisser d'un iota votre propre dignité et celle de l'art que
» vous pratiquez. » Voilà pour le charlatan : voici maintenant pour l'orgueil-

leux. « Un dernier mot. Ne m'adressez pas d'éloges, je ne les aime point. Je
» ne suis qu'un homme simple et droit, je ne fais que mon devoir. L'estime
» que nous nous devons mutuellement exprimons-la à voix basse et par des
» actes qui en portent témoignage. » La grâce de l'expression se joint ici à la
hauteur du sentiment.

Hahnemann n'est donc pas un rêveur c'est un savant de premier ordre ; ce
n'est pas un vaniteux c'est un homme droit et modeste ; ce n'est pas un charlatan, c'est un penseur de génie qui inspira toujours l'amour de l'humanité.

En parlant du créateur de l'homœopathie ainsi qu'il l'a fait, M. Gallard n'a
pas discuté loyalement, il a commis un acte de mauvaise foi, d'ignorance ou
tout au moins de légèreté.

Si de l'homme je passe à la doctrine, j'ai encore de graves reproches à
adresser à M. Gallard.

La doctrine homœopathique se compose de deux parties distinctes et qu'il
ne faut pas confondre : une méthode et un principe.

La médecine ordinaire procède par voie d'hypothèse, de divination ; elle
subordonné le remède qu'elle donne à la détermination préalable de la nature
de la maladie : *Naturam morborum ostendunt curationes*. Toute maladie selon
Galien provient du froid, du sec, du chaud, de l'humide ; dès lors au froid il
faut opposer le chaud, à l'humide le sec. Selon Paracelse, elle naît de l'influence malfaisante des astres ; pour guérir, il faut donner un métal mis en communication avec le soleil ou avec la lune. Broussais et les physiologistes qui
attribuent tous les désordres de la santé à l'irritation, prescrivent les rafraîchissants et les saignées plus ou moins coup sur coup ; Brown recommande
les toniques, parce qu'il fait dériver tous les maux de la faiblesse. Avec de
pareils procédés, la médecine change fondamentalement tous les vingt-cinq
ans, et l'on peut toujours répondre aux malades ce que disait Vicq d'Azyr
consulté sur l'efficacité d'un médicament : « Hâtez-vous de le prendre tandis
qu'il guérit encore. »

La méthode de Hahnemann est l'inverse de celle que je viens d'exposer.
Selon lui, il n'y a d'admissible que ce que l'observation découvre et ce que
l'expérience atteste. Le médecin ne doit s'occuper ni de la nature ontologique des maladies ni de la *prima causa morbi*, qui nous échapperont toujours : il ne doit recueillir que ce qui est saisissable : les *cris des organes
souffrants*, les symptômes ; il ne doit s'enquérir que de ce qui est susceptible
de constatation : la cause occasionnelle du mal. Une maladie guérie est celle
dont tous les symptômes ont disparu.

Il n'est pas difficile de rattacher cette méthode au mouvement général de
l'esprit humain. Les sciences naturelles furent longtemps aussi livrées à l'hypothèse, et à la recherche des causes premières. Tant qu'il en fut ainsi, elles
restèrent stationnaires. Galilée le premier les ramena à leur loi véritable :
l'expérience. Bacon répéta le précepte si bien, qu'on lui a attribué à tort la
gloire de l'avoir restauré ; Newton l'appliqua, aux applaudissements du monde ;
Voltaire le vulgarisa en France ; cette loi est universellement acceptée, et c'est
à elle que les sciences modernes doivent leur prodigieux essor. Hahnemann a
voulu soumettre la médecine à la loi commune, et la tirer de l'ornière dans
laquelle elle était restée depuis Galien. Quel que soit d'ailleurs le sort de son

système, il sera immortel par cette entreprise, comme Descartes l'est resté par son *Discours sur la méthode*, quoique l'absurdité des tourbillons soit depuis longtemps démontrée.

A côté de sa maxime maîtresse, Hahnemann en a formulé quelques-unes accessoires, que les mêmes vues ont dictées, et qui peuvent se formuler ainsi : Il faut expérimenter les médicaments sur l'homme sain et sans mélange de drogues *galéniques*. — Il n'y a pas des maladies, mais des malades; pas de symptômes prépondérants, mais un ensemble de symptômes. — Il ne faut pas tenir compte seulement de quelques effets des médicaments, des effets premiers et sur les organes ; mais encore des effets de réaction et de ceux sur les fonctions et la sensibilité.

M. Gallard a le droit de n'être pas satisfait de pareils préceptes, et de penser qu'il vaut mieux se livrer aux illusions et se nourrir de chimères, mais il est coupable d'avoir prêté à Hahnemann l'erreur qu'il a combattue toute sa vie, et d'avoir soutenu que le but que le médecin allemand s'est proposé, c'est la recherche des causes premières !

J'arrive au principe de la doctrine de Hahnemann et je continue à me demander, non s'il est vrai, mais si M. Gallard l'a loyalement rapporté. Le médicament qui guérit, dit Hahnemann, est celui qui produit sur l'homme à l'état sain des effets analogues à ceux que la maladie développe chez le malade : *Similia similibus.*

M. Gallard conteste ce principe par trois raisons; parce qu'il repose sur une expérience mal faite; parce qu'il a pour conséquence forcée ce qu'il y a de plus invraisemblable, de plus inadmissible, de plus absurde, les globules, les *infiniment petits;* parce qu'il est condamné par l'expérience.

Je n'examinerai pas si l'expérience sur le quinquina a été bien ou mal faite ; cela est du débat scientifique : je constate seulement que Hahnemann a vérifié son principe sur cent trente-cinq substances et non sur une seule.

Je débarrasserai également la cause des infiniment petits. Agissent-ils ou n'agissent-ils pas? La question est toute de fait, aux incrédules il n'y a qu'à répondre : Voyez et touchez.

J'apprendrai seulement à M. Gallard, qui paraît l'ignorer, que les infiniment petits ne sont pas la conséquence forcée de la loi des semblables; Hahnemann a découvert le principe en employant des doses allopathiques ; ce n'est qu'avec le temps, et à la suite d'expériences répétées, qu'il en est venu aux petites doses. Même alors, comme il n'était pas un esprit étroit et exclusif, il a reconnu que l'on pouvait recourir aux moyens allopathiques lorsqu'il existe une cause occasionnelle, qu'il faut écarter avant tout, dont la suppression suffit souvent au rétablissement de la santé, et aussi lorsqu'un danger pressant ne laisserait pas le temps d'agir à un médicament homœopathique (*Organon*, § 67). La seule conséquence de la loi des semblables, c'est une atténuation dans les doses; on comprend en effet qu'il faille une quantité de substance moindre, quand on agit dans le sens de la maladie que lorsqu'on la heurte. Reconnaîtrait-on qu'il faut donner des doses plus considérables que les infiniment petits, l'homœopathie tout entière resterait debout. Le docteur Peschier l'a écrit il y a bien des années déjà.

« Les variantes dans l'administration des remèdes ne constituent qu'une thérapie plus ou moins sagace, plus ou moins heureuse, mais ne changent rien au point de départ. Ainsi nous regardons l'administration de plusieurs gouttes de suc d'aconit dans le rhumatisme aigu comme un procédé tout aussi homœopathique, que celle d'un seul globule aconitisé. » (Chargé, *Études médicales*, p. 48.)

Après avoir assigné aux principes des infiniment petits sa véritable place, je dois les défendre contre les railleries banales que mon contradicteur reproduira sans doute avec grâce, mais qui ne seront pas plus sérieuses sur ses lèvres qu'elles ne l'ont été sous la plume de M. Gallard.

Supposez, vous dira-t-on, une sphère, ayant pour centre la terre et capable de renfermer la lune, le soleil et les étoiles, remplie d'esprit-de-vin, jetez dans cette sphère une goutte d'un médicament quelconque, vous obtiendrez la vingt-troisième dilution et les homœopathes vont jusqu'à la trentième !

On a déjà bien des fois répondu à cette plaisanterie, qu'il ne faut pas juger les dilutions homœopathiques d'après les règles des progressions arithmétiques. Il est évident que la décillionième partie d'un quantité quelconque ne peut produire que le décillionième d'action de la quantité première ; sans cela la fraction vaudrait autant que l'unité. Je n'ai aucune envie de contredire M. Gallard sur ce point. Mais d'après les homœopathes la trentième dilution n'est pas une fraction de l'unité grain, c'est autre chose. Selon eux, chaque médicament a des actions physiques, chimiques et curatives. La trituration et la dilution ont pour but d'éliminer les qualités physiques et chimiques et de dégager les qualités curatives. La préparation homœopathique est une transformation et non une division, un dégagement et non une atténuation ; elle ne produit pas le plus avec le moins ; elle traduit en acte ce qui était en puissance, elle crée un agent nouveau, plus actif que le corps duquel il s'est formé. En un mot quand Hahnemann prend une goutte de suc d'aconit qu'il mélange, agite, secoue successivement dans trente fois cent gouttes d'alcool, et qu'il administre à cette trentième dilution, il donne quelque chose de nouveau, et non la décillionième partie d'une goutte de suc d'aconit.

Critiquez cette théorie, dites qu'elle n'est pas démontrée, rejetez-la ; mais ne vous bornez pas à la railler et à la présenter *a priori* comme ridicule et contraire au bon sens !

Les expériences, voilà le dernier argument de M. Gallard contre la médecine homœopathique. Les hommes les plus considérables de l'ancienne médecine les ont tentées à diverses époques, et ils n'ont jamais obtenu que des résultats négatifs. M. Andral a expérimenté sans succès en 1835 ; Broussais, M. Bally, et enfin M. Natalis Guillot n'ont pas été plus heureux. Cet argument, je l'avoue, m'avait d'abord effrayé. Aussi, quel n'a pas été mon étonnement, lorsqu'ayant consulté mes honorables clients, j'ai appris d'eux que toutes les allégations reproduites par M. Gallard avaient été démenties.

Par un sentiment de convenance que le tribunal appréciera, je ne parlerai pas des expériences de M. Andral. Les premières expériences de Broussais furent, il est vrai, contraires à l'homœopathie ; les dernières lui furent tellement favorables, que l'on peut affirmer que Broussais est mort homœopathe. Pourquoi M. Gallard l'a-t-il caché ? Il pouvait d'autant moins l'ignorer, que le fait est rapporté dans les lettres de M. Manec, qu'il cite à chaque instant. Et M. Manec sent si bien la gravité du témoignage, que, pour en amoindrir la force, il prétend que Broussais est mort fou ; ce qui est peu vraisemblable, s'il est vrai que, deux heures avant sa mort, il ait dicté sur son journal : « mangé une soupe, » ajoutez : « trouvée bonne. »

MM. Léon Simon et Currie ont protesté contre les affirmations de M. Bally. M. Currie notamment prétendit qu'un registre d'observations avait été ouvert, et que ce registre déposait en sa faveur : il écrivit à M. Bally pour en obtenir la représentation ; M. Bally répondit qu'il avait perdu le registre dans le déménagement de sa bibliothèque. Pourquoi M. Gallard a-t-il omis ces circonstances ? Pourquoi a-t-il passé sous silence le démenti adressé à M. Natalis Guillot ? Pourquoi surtout n'a-t-il rien dit des expériences que M. Teissier fait à Beaujon depuis des années ? Ces expériences sont publiques ; elles sont poursuivies par un homme honnête, intelligent ; elles prouvent la puissance de l'homœopathie ; l'administration, après enquête, a permis qu'elles continuassent en dépit des dénonciations et des clameurs. N'en pas parler, est-ce d'une discussion honnête et loyale ?

Après avoir examiné ce que M. Gallard a écrit de Hahnemann, de sa méthode et de son principe, j'arrive aux accusations accessoires.

L'homœopathie, affirme M. Gallard, est l'objet de la réprobation universelle ; on a vu des doctrines repoussées, on n'en a vu aucune combattue avec autant d'unanimité. En vérité, quand on lit de pareilles lignes on serait tenté de croire que leur auteur n'a jamais lu le journal dont il est un des collaborateurs. A-t-il oublié le cri d'alarme que M. Amédée Latour poussait en 1853 :

« Mes chers confrères, l'homœopathie *gagne du terrain ;* le flot monte, monte à vue d'œil..... La voilà, dit-on, avec la jeune et belle impératrice, entrée dans le palais de César. De temps en temps nos sociétés médicales voient s'éloigner de leur giron des membres jusque-là restés fidèles. Le mois dernier, encore, une de ces sociétés a été affligée par une lettre de démission, basée sur une *désertion vers l'homœopathie* et adressée par un confrère qui avait donné des gages à la science sérieuse. Oᴜ ᴀʟʟᴏɴs-ɴᴏᴜs ? Oᴜ ᴀʟʟᴏɴs-ɴᴏᴜs ? »

Récemment, le baron Seutin, allopathe et président de l'Académie de médecine de Belgique, montait à la tribune du Sénat, et demandait qu'on donnât droit de cité dans le Codex officiel aux formules homœopathiques.

« *Il y a aujourd'hui beaucoup d'homœopathes.* Il faut que leur pharmacie soit fournie et surveillée aussi bien que celle des allopathes.

» *Je ne suis pas l'ennemi de l'homœopathie. Il y a des faits qui constatent qu'elle rend des services, et elle est peut-être appelée à en rendre davantage encore* (26 juin 1858). »

Le sort de l'homœopathie a été semblable à celui de son fondateur. Lorsqu'en 1820, Hahnemann vint de Leipsick s'établir à Kœten, il faillit être lapidé. Lorsqu'en 1835 il le quitta pour aller en France avec sa seconde femme, il fut obligé de se dérober pendant la nuit à la reconnaissance des habitants.

Aujourd'hui il a une statue à Leipsick, et ses ouvrages ont eu d'innombrables éditions. Il en a été de même de l'homœopathie : elle existait à peine il y a quelques années, aujourd'hui elle est partout ; en France, elle a le public pour elle ; en Allemagne et en Angleterre, elle possède des chaires, des hôpitaux, des cliniques. C'est le cas de dire à notre Aristarque : « Les gens que vous tuez se portent assez bien. »

Ce qui prouve encore le néant des homœopathes, toujours d'après M. Gallard, c'est que ses adeptes ne s'adressent qu'aux gens du monde, et jamais aux savants. L'argument est comique venant d'un admirateur des lettres de M. Manec sur l'homœopathie. Savez-vous où ces lettres ont été publiées ? Dans *le Papillon*, journal des beaux-arts et des théâtres d'Agen. La passion est une belle chose pour empêcher de voir la vérité ! Il ne s'est jamais rien dit et écrit dans le domaine de la science contre l'homœopathie que les médecins homœopathes n'y aient répondu par des livres imprimés, non pas chez Dentu, éditeur de nouveautés, ainsi que vous le dites à tort, mais chez Baillière, le libraire de l'Académie de médecine. L'Académie condamne l'homœopathie : réponse de M. Simon ; M. Trousseau la bafoue dans un discours d'ouverture : réponse de M. Simon ; M. Manec publie ses lettres : réponse de M. Jousset ; M. Bonnet nie l'homœopathie : réponse de M. Cretin ; certains médecins marseillais calomnient Hahnemann : réponse de M. Chargé. J'en passe, et des meilleurs.

Que dirai-je de cette autre affirmation de M. Gallard : l'homœopathie ne se recrute que parmi les officiers de santé. Si vous aviez mieux lu les statistiques, monsieur, vous y eussiez appris que les allopathes comptent un officier de santé sur sept praticiens, et les homœopathes seulement un sur six. Je m'étonne vraiment que quand on n'est reçu docteur que depuis trois ans, on se permette de parler avec si peu de respect d'hommes aussi vénérables que les docteurs Pétroz, Gastier, Simon, Chargé, Molin, Tessier, Gueyrard, Cabarrus, etc. Les uns sont chevaliers, les autres officiers de la Légion d'honneur, tous ont composé des ouvrages sérieux, tous ont eu, comme allopathes, une clientèle considérable avant de se dévouer à l'homœopathie. Les jeunes médecins qui s'élèvent à côté d'eux sont dignes de les seconder, plusieurs ont été internes, lauréats des hôpitaux.

Enfin, M. Gallard reproche aux homœopathes d'avoir employé eux-mêmes contre les allopathes un langage aussi violent que celui dont il s'est servi lui-même ; il cite, à l'appui de son assertion, des passages de Hahnemann ou de ses disciples.

Écartons Hahnemann ; ses livres ont été publiés dans un pays autre que le nôtre ; ils ont été composés par un homme qui a passé plusieurs années barricadé chez lui ; il n'est donc pas surprenant qu'ils contiennent des expressions un peu vives : elles sont bien permises contre ceux qui expriment leur opinion à coups de pierre.

Les disciples de Hahnemann ne sont jamais sortis des limites de la plus rigoureuse convenance ; ils ont toujours respecté la personne de leurs adversaires. Le mémoire rédigé par le docteur Simon est un modèle d'urbanité et de discussion courtoise. Dans les livres de presque tous les homœopathes, je trouve le même caractère. M. Chargé écrivait :

« M. Andral est une des sommités de l'École de Paris, et le souvenir de tout ce
que j'ai puisé de bon et d'utile dans ses leçons me fait un devoir de protester
d'avance contre toute insinuation qui aurait pour but de déconsidérer son talent et
son caractère ; mais l'estime la plus profonde, la reconnaissance la plus vive, ne
peuvent cependant m'interdire tout droit d'examen. »

Quant aux attaques contre les doctrines elles-mêmes, quelle que soit leur
dureté, elles ne sont rien autre que la répétition de ce qui se dit couramment
à l'école. La médecine allopathique emploie des moyens cruels, disait M. Audouit. Est-ce que M. Piorry ne l'avait pas dit avant lui dans la séance de
l'Académie du 13 novembre 1855 :

« Mais, au point de vue humanitaire, pense-t-on qu'il soit convenable d'employer aussi fréquemment qu'on le fait les agents proclamés dérivatifs ou révul-
sifs ? Il n'est pas, sans doute, un médecin, j'aime à le croire, qui les emploie pour
faire *seulement quelque chose* ; car ce quelque chose est souvent un affreux moyen.
» Le sinapisme, appliqué dans des cas de délire, a fait croire souvent au pauvre
insensé qu'il était déchiré en morceaux ; la douleur causée par les pustules que
déterminent le tartre stibié et l'huile de croton est aussi pénible que celle qui est
provoquée par l'éruption du zona ; le vésicatoire, le cautère à demeure, sont les
sources de la plus grande incommodité, et, en été, d'une puanteur immonde ; les
sétons sont de hideuses malpropretés qui inspirent le dégoût chez un cheval ou
un chien, et font horreur chez l'homme fort bien sans séton ; les moxas sont les
instruments d'une sorte de torture que les lois humanitaires ont bannie des arrêts
de la justice. Quand je vois sur de jeunes malades, sur de belles filles, la peau
couverte de cicatrices qu'ont produites les ventouses scarifiées, les vésicatoires à
demeure ; quand, trouvant ma propre peau sillonnée des marques qu'y ont lais-
sées la moutarde, les cantharides, le tartre stibié, les sangsues, etc., je me demande
si la médecine ne pourrait pas être moins cruelle, si elle ne devrait pas tenir plus
de compte de la douleur, si, aux yeux du médecin, les formes sont indifférentes ;
si, *pour eux-mêmes, ils seraient aussi prodigues d'exutoires qu'ils le sont pour
leurs malades ?*
» Ému de pitié pour ceux qui souffrent, j'ai conjuré mes honorables confrères
de n'avoir recours à ces moyens qu'alors qu'on ne peut faire autrement. Je leur
demande surtout de flétrir ces malheureux empiriques qui, lors de l'agonie que
cause la présence des mucosités écumeuses dans les bronches, osent, dans leur ignorance, porter une pelle rougie à blanc sous la plante des pieds, ou promener un
cautère transcurrent sur la région de l'épine. »

« Nous affirmons, écrit M. Escallier, que chez les malades il y a quelquefois
empoisonnement. » Est-ce que M. Castelnau n'avait pas dit de même, le
12 septembre 1852, dans le *Moniteur des hôpitaux :*

« Si l'on bannit des services hospitaliers l'homœopathie, qui ne peut avoir d'autres inconvénients que son inaction, comment faire comprendre à des hommes
éclairés qu'on y tolère des méthodes qui érigent en moyens thérapeutiques *l'empoisonnement ?* »

Et à combien d'autres avant lui de pareils aveux ne sont-ils pas échappés !
coutez Stahl : « Sept malades sur dix succombent à des médicaments donnés
en temps inopportun, ou en trop grande quantité ; « Trousseau : « Nous avons
longtemps considéré le fer comme un médicament ; aujourd'hui nous décla-

rons que déjà plusieurs fois nous avons vu des malades dont la mort semblait pouvoir être imputée à l'administration des préparations martiales. » Non-seulement MM. les médecins homœopathes répondent avec politesse ; mais chaque fois qu'une attaque se produit contre eux, avant de la discuter, ils la reproduisent *in extenso*. C'est ainsi qu'ils ont successivement inséré dans leur journal l'article de M. Gallard et son Mémoire. Si M. Amédée Latour avait usé envers eux des mêmes procédés : nous ne plaiderions pas aujourd'hui.

J'ai terminé ma discussion, et j'espère que le tribunal me rendra cette justice, que je ne me suis pas un instant écarté du plan que je m'étais tracé. J'ai constamment évité ce qui entrait dans le débat scientifique, et je me suis borné à prouver que M. Gallard avait défiguré l'homœopathie et n'en avait présenté qu'une caricature. J'ai prouvé que les infiniment petits n'étaient pas la conséquence forcée de la loi des semblables ; j'ai replacé sous son véritable jour cette loi importante, quoique secondaire ; j'ai démontré que si l'on peut différer d'avis sur la supériorité scientifique des médecins homœopathes, on ne peut qu'être d'accord sur la supériorité, le courage et l'urbanité de leur polémique ; j'ai établi enfin qu'ils n'étaient pas tous des officiers de santé, et que s'ils s'adressent aux gens du monde pour les guérir, c'est toujours aux savants qu'ils s'adressent pour exposer leur doctrine.

Ce procès n'est pas un procès d'argent. Quelle que soit la somme que vous allouiez, elle appartient dès à présent aux pauvres ; je n'insiste donc pas sur le chiffre des dommages-intérêts. Ce que nous sollicitons de vous, c'est un jugement qui, sans s'expliquer sur l'homœopathie, reconnaisse que le bénéfice du droit commun est acquis aux homœopathes comme à tous les autres citoyens, et qu'il n'est pas permis de les insulter, de les calomnier impunément.

Messieurs, chaque fois qu'apparaît une doctrine nouvelle, les représentants les plus accrédités des doctrines en vogue, l'accueillient avec incrédulité, raillerie et dédain ; il en est ainsi non-seulement dans le domaine on-doyant des sciences philosophiques et morales, mais encore dans la sphère plus certaine des sciences naturelles. Quand Harvey proclama la circulation du sang, il eut pour adversaire celui auquel Bartholin dédiait son travail sur les vaisseaux lymphatiques en l'appelant le plus grand anatomiste de la France et du monde, Riolan, lequel disait : « Je préfère être dans l'erreur avec Galien que circulateur avec Harvey. » L'ancienne Faculté ne repoussa pas seulement la circulation du sang ; elle proscrivit la chimie, l'anatomie, la physiologie. La Faculté nouvelle poursuit à outrance l'homœopathie ; c'est tout naturel. Il ne faut pas s'indigner de cette résistance, ni en prendre occa-sion de mépriser les savants souvent dignes de respect qui en donnent le signal. L'esprit humain, même chez les meilleurs, n'a qu'une force limitée d'assimilation. Arrive le moment où l'on n'a plus la puissance de se recom-mencer, de se renouveler ; c'est un héroïsme intellectuel donné à peu de s'arrêter dans les années finissantes pour devenir de maître écolier ; la plupart pratiquent ce que Fouquet, le fondateur des études cliniques en France, disait des idées nouvelles de son temps : « Ce sont de jeunes per-sonnes, je suis trop vieux ; ce n'est pas la peine de faire connaissance avec elles. » Ceux qui poursuivent le progrès doivent être indulgents pour ceux qui défendent la tradition même avec intolérance, ne serait-ce que pour obtenir de leurs successeurs, des égards semblables à ceux qu'ils auront eus pour leurs devanciers. La résistance d'ailleurs est sans danger ; elle ne peut rien contre la toute-puissance de la vérité. Elle est utile, car elle force la doctrine nouvelle à conserver son élan, à fortifier ses preuves, à préciser ses formules, à agrandir ses conceptions. Malheureusement, à côté des esprits élevés que la fatigue seule empêche de marcher, et qui résistent parce que des convictions scientifiques les y obligent, il y a ceux qui s'arrêtent par impuissance, et qui résistent parce que leurs intérêts sont menacés. Leurs actes se ressentent de leurs mobiles : l'incrédulité, la raillerie et le dédain ne leur semblent pas suffisants ; ils ont recours à la colère, à la haine, à la calomnie, à la persécution. L'homœopathie a rencontré ces deux espèces d'adversaires ; elle respecte les premiers, elle vous défère les seconds. Au premier rang de ceux-ci, M. Amédée Latour ; il est par position l'ennemi de l'homœopathie ; nous n'avons rien à lui dire. Il n'en est pas de même de M. Gallard ; il est jeune et plein de talent, et ce n'est pas moi qui voudrais attrister un jeune homme qui s'élance vers l'avenir. S'il y a eu quelque chose de vif dans mes paroles qu'il l'oublie, et qu'il me laisse lui rappeler un trait de la vie d'Hippocrate :

Un jour, les Abdéritains l'appelèrent et le prièrent d'administrer de l'ellébore, le remède contre la folie, à un de leurs concitoyens qu'on nommait Démocrite. Hippocrate se rendit à leur désir ; il trouva le philosophe sur une montagne auprès de la ville. Après avoir passé une partie de sa vie à admirer les astres se mouvant en silence dans le ciel radieux de la Grèce ou à pénétrer les secrets de la nature, Démocrite s'était crevé les yeux pour n'être plus troublé dans ses méditations. Hippocrate demeura de longues heures avec lui, et lorsqu'il revint vers la ville plein d'admiration, il dit à ceux qui l'avaient mandé : « O Abdéritains, ce n'est pas lui qui a besoin d'ellébore ! » Que M. Gallard étudie Hahnemann, qu'il expérimente, et qui sait ? (ce serait la seule peine que je voudrais avoir à réclamer contre lui) peut-être dira-t-il un jour aux maîtres et aux confrères dont il a trop vivement épousé les passions : « O mes confrères ! ô mes maîtres ! ce ne sont pas eux qui doivent être critiqués, attaqués, détruits ! »

PLAIDOIRIE DE Me ANDRAL.

Messieurs,

Lorsque j'ai lu l'assignation envoyée à mon client, j'ai eu peine à comprendre le procès qui nous est fait. L'article incriminé a paru dans un journal scientifique ; il a été ignoré du public ; il n'a eu aucun autre retentissement que celui que lui ont donné les adversaires. Je n'apercevais donc pas l'utilité de cette éclatante réparation qu'on sollicite de vous. Je comprends que les héritiers d'un grand nom vous demandent de protéger la gloire de leur famille contre des imputations calomnieuses : il s'agit alors de faits que vous pouvez facilement apprécier, et la haute impartialité de vos jugements leur donne l'autorité de l'histoire. Mais ici, dans le débat qui vient d'être porté devant vous,

vous êtes, permettez-moi de vous le dire, vous êtes radicalement incompétents : vous ne pourrez pas, vous ne voudrez pas vous prononcer sur le mérite de telle ou telle théorie médicale ; dès lors qu'attend-on du procès actuel ? Lors même que les demandeurs triompheraient dans leurs prétentions, lors même que vous déclareriez excessive et condamnable la vivacité des expressions employées par M. Gallard, qu'est-ce que cela prouverait ? Que M. Gallard a eu tort dans la forme, mais non qu'il a eu tort dans le fond. Qu'y gagneraient les adversaires ? L'espoir incertain d'un si mince résultat n'a pu inspirer la demande.

Le but vrai du procès nous a été révélé par la plaidoirie que vous venez d'entendre. En écoutant si pompeusement exalter Hahnemann, exalter l'homœopathie, exalter le mérite particulier et éminent des demandeurs, vous avez compris que ce qu'on cherche dans le procès, c'est de la publicité. Vous connaissez ces industriels qui se sont fait un nom et surtout une clientèle en multipliant les procès, gagnés ou perdus, peu leur importait ; l'exemple a tenté et l'homœopathie a emprunté la voix de mon honorable confrère pour vanter ses recettes. Si, ce que je crois impossible, nous perdons notre procès, votre jugement, habilement interprété, deviendra une consécration légale de l'homœopathie. Si, comme je l'espère, nous gagnons notre cause, on vous enveloppera, permettez-moi de vous le dire, dans l'anathème qu'on lance contre l'Académie et la Faculté ; on rappellera que les parlements ont nié tous les progrès et persécuté tous les novateurs. Déjà M. Pétroz, M. Simon et les autres demandeurs, dans la prévision sans doute de leur défaite judiciaire, se sont modestement comparés (voy. le Mémoire) à Galilée ; on reprendra, on développera la comparaison, et que le procès soit perdu ou gagné, l'ode éloquente que vient de chanter la bouche inspirée de mon contradicteur ira célébrer au loin les merveilles de l'homœopathie ; c'est tout ce qu'on veut, tout ce qu'on espère. — On pourrait adresser des Mémoires à l'Académie de médecine et à la Faculté ; on ne le fait pas, parce qu'on aurait le malheur d'être confondu ou de n'être pas lu. On s'adresse à vous, parce qu'en matière scientifique, les sophismes peuvent vous surprendre, et parce que le public suit vos audiences.

Quel que soit le mobile du procès, il faut le discuter. Nous disons d'abord que la demande n'est pas recevable. Mon adversaire s'étonne et s'indigne que, dans une cause de ce genre, on oppose une fin de non-recevoir ; c'est fuir le débat, dit-il, après l'avoir provoqué. Nous lui prouverons que nous ne fuyons pas le débat ; mais nous ne pouvons pas ne pas dire qu'en droit nous trouvons non-recevables les demandeurs, dont aucun n'a été nommé ni désigné dans l'article incriminé. Je n'insiste pas sur ce point qui sera développé avec plus d'autorité que je ne le saurais faire par M⁰ Bethmont et M⁰ Lefranc.

Je ne dirai rien non plus de la personne des demandeurs ; je veux conserver au débat le caractère général que lui ont donné l'article et le Mémoire de mon client. Je reconnaîtrai seulement pour faire plaisir à mon adversaire qui paraît y tenir beaucoup qu'on a trouvé parmi les homœopathes, pour les représenter au procès actuel, deux chevaliers et un officier de la légion d'honneur.

Je ne m'occuperai pas davantage des vieilles épigrammes et des petites malices de toutes sortes que mon adversaire a accumulées dans sa plaidoirie. Nos clients ne se sont pas sentis atteints et la médecine qui a survécu à Molière survivra bien, il faut l'espérer, aux coups de mon honorable contradicteur.

Au fond, comment est né le procès?

Vous le savez, messieurs, M. Magnan, médecin homœopathe, a fait un livre sur l'homœopathie. L'*Union médicale* ne songeait pas à s'en occuper et à ouvrir une polémique sur une question irrévocablement jugée dans l'esprit de tous les savants. Mais M. Magnan est venu, comme font les auteurs, porter son livre au journal. On lui a objecté qu'il était bien difficile d'en parler, qu'il savait l'opinion qu'ont tous les médecins de l'homœopathie, et qu'on ne pourrait juger son œuvre qu'en termes qui peut-être le blesseraient. M. Magnan a insisté; ce que veut un auteur c'est qu'on parle de lui, fût-ce pour l'attaquer. On lui a donc promis de rendre compte de son livre et on a naturellement confié ce soin au rédacteur habituellement chargé de la partie bibliographique, M. Gallard. M. le docteur Gallard est un jeune médecin laborieux et distingué, lauréat des hôpitaux (médaille d'or); il a fait dans l'*Union médicale* de nombreux articles de critique, qui jamais n'ont soulevé une seule réclamation. J'ai mis au dossier la collection de ces articles; si le tribunal veut y jeter les yeux, il verra que M. Gallard ne se départit jamais d'un langage sérieux, digne, modéré. Pourquoi a-t-il appliqué à l'homœopathie des termes qui jamais ne s'étaient placés sous sa plume? Je le ferai aisément comprendre au tribunal en lui disant ce qu'est l'homœopathie.

L'article parut : M. Magnan qui seul était nommé ne réclama pas. Douze messieurs qui n'étaient ni nommés ni désignés directement ou indirectement réclamèrent et écrivirent au journal une lettre que Mᵉ Ollivier vous a lue; le journal n'a pas publié cette lettre parce que ses auteurs étaient sans qualité pour en réclamer l'insertion, parce que l'article ne dépassait pas les bornes de la critique, parce que la lettre était injurieuse pour le rédacteur. La lettre n'ayant pas paru, on nous fait un procès en dommages-intérêts; on nous demande 50 000 francs, ce qui prouve qu'en fait d'argent les homœopathes ne croient pas à la puissance des infiniment petits.

Vous connaissez les faits. Quel est le principe qui régit la matière? Le principe, c'est la liberté la plus absolue. Oui, la vie privée doit être murée. Oui, les personnes doivent être respectées; non-seulement il ne faut pas les nommer, mais il ne faut pas à l'aide de ces subterfuges dont parle l'adversaire et que je réprouve autant que lui les désigner indirectement, cela est incontestable; mais lorsqu'aucun nom propre n'est prononcé ni indiqué directement ou indirectement, lorsqu'en un mot les individus sont respectés, les doctrines sont livrées à une appréciation sans limite. Ces discussions seront-elles toujours calmes et modérées? Cela serait peut-être désirable, cela n'est pas possible; le théologien qui prêche la charité, le jurisconsulte qui enseigne le droit, le philosophe qui recommande la modération ont contre leurs adversaires des emportements dont vous connaissez la violence. La science aussi a ses généreuses ardeurs, ses fécondes passions, ses saintes colères et aussi ses mépris qu'il faut savoir comprendre et respecter. Chez le médecin, à cet amour passionné de la science se mêle le sentiment non moins sacré de la dignité professionnelle. Dans les carrières libérales où nous sommes pour ainsi dire solidaires les uns des autres, ne comprenez-vous pas les sentiments qui animent les hommes honnêtes et convaincus, lorsqu'ils voient se glisser et se confondre avec eux des praticiens qui déshonorent cette profession à laquelle ils se sont voués, cette profession, objet de leur amour et de leur respect? Nous, avocats, nous bénissons chaque jour l'institution salutaire des conseils librement élus qui maintiennent les saintes traditions de notre ordre. Si les médecins avaient des conseils de discipline, il y aurait peut-être moins d'homœopathes. Privés de cette précieuse tutelle, les médecins gémissent des pratiques de toutes sortes qui compromettent la dignité de leur art. La vie des hommes leur est confiée ; imaginez leur indignation lorsque à côté d'eux, sous le même nom qu'eux, on donne au public, incapable de juger et d'apprécier, des remèdes séduisants, parés de sophismes spécieux, recommandés par d'apparents succès, trompeurs pourtant et dangereux. Non, vous ne refoulerez jamais les sentiments qu'excitent dans leurs cœurs les industriels qui tendent tous les jours leurs piéges à la crédulité publique sous le nom de somnambulisme, de magnétisme ou d'homœopathie.

Dans l'erreur, comme dans le vice, il y a des degrés. Il y a des erreurs sincères et en quelque sorte respectables ; nées de la recherche consciencieuse de la vérité, ces erreurs sont souvent le chemin que, dans son imperfection, l'esprit humain est condamné à suivre pour arriver aux grandes découvertes. Ainsi, dans la médecine, il y a, comme on s'est malignement plu à vous le dire, des systèmes bien divers, également sérieux et sincères. Entre les partisans de ces divers systèmes naissent de vives polémiques, ardentes et passionnées, que domine cependant le respect de l'adversaire. Mais à côté de l'erreur honnête et savante, vous apercevez le mensonge volontaire, calculé, le mensonge qui est une spéculation ; vous apercevez ces théories creuses qu'enfantent chaque jour, en toute espèce de choses et de sciences, l'esprit malade, la cupidité et l'orgueil de bas étage. A ces folies et à ces mensonges on ne doit ni ménagement ni respect. Qui distinguera? dites-vous : la conscience publique. Appelez les chefs glorieux de nos écoles pauvres illuminés, misérables charlatans, ignorants abjects ; ils ne réclameront pas, mais l'opinion indignée vous renverra vos impuissantes injures. Tenez, l'un de vous, M. Audouit, a spirituellement accusé l'Académie de « couvrir de lauriers la terre qui cache ses bévues. » Moins susceptible que le comité central homœopathique, l'Académie ne s'est pas émue. La justice ne peut ni ne doit rien à ceux que ne protége pas la conscience publique, que ne protége pas leur propre conscience.

Voyez, messieurs, où mènerait la théorie des adversaires. Ou bien il faudrait décider qu'aucune théorie, si mensongère qu'elle soit, ne pourra jamais être flétrie des noms qui lui conviennent ; ou bien il faudrait ouvrir d'interminables enquêtes et classer les doctrines, dire celles qui seront ou vraies ou du moins respectables et celles qui ne le seront pas.

Décider qu'il n'est jamais permis d'appeler de son nom le charlatanisme, ce serait lui assurer une impunité immorale et dangereuse, ce serait outrager la science dont les imposteurs usurpent le nom. En discutant sérieusement certaines choses, on les accréditerait. Si une doctrine est telle que, dans l'opinion de tous les corps savants, elle suppose l'ignorance ou la mauvaise foi, on a le droit de le dire, à condition de ne pas attaquer les individus. En un mot, si l'on discute avec les savants, il faut chasser les vendeurs du temple.

L'un des demandeurs l'a compris lorsqu'il a écrit ces lignes :

« L'homœopathie est vraie ou mensongère. L'homœopathie est une mystification ou une doctrine sérieuse. Dans le premier cas, *on ne saurait trop se hâter d'en délivrer le monde en ouvrant les yeux aux* CRÉDULES *et en démasquant les* FOURBES (1). »

M. Gallard a fait ce que lui conseillait M. Chargé.

Si vous ne couvrez pas tous les mensonges, toutes les folies, toutes les chimères d'une inviolable prérogative, vous ne voudrez pas davantage établir dans toutes les sciences des catégories ou proclamer dans les arts une vérité juridique : l'autorité de vos jugements est trop sacrée pour que vous la compromettiez dans ces matières essentiellement mobiles et incertaines.

Si vous êtes compétents à un degré quelconque, une seule question peut être posée devant vous : l'écrivain qu'on poursuit est-il de bonne foi ? S'il est de mauvaise foi, s'il a cédé à un sentiment d'envie ou de basse rivalité, je veux bien que vous réprimiez ses calomnies et ses honteux calculs. S'il a été de bonne foi, s'il a servi ou cru servir la science, qu'il soit ou non dans l'erreur, vous respecterez la sincérité de ses efforts et vous l'abandonnerez au seul juge de qui relève l'écrivain consciencieux, l'opinion publique. Ainsi, messieurs, la liberté la plus absolue doit être laissée aux discussions scientifiques sauf deux restrictions, le respect des personnes et la bonne foi des critiques. Ces principes sont si certains que, sans les proclamer d'une manière aussi absolue, il ne l'aurait pas pu sans condamner sa cause, l'adversaire ne les a pas contestés, il a cherché à les éluder, et pour cela vous a cité des procès de gendarmes qui n'ont aucune analogie avec la cause.

Appliquons ces principes au procès. Aucun des demandeurs n'est personnellement ni nommé, ni désigné, ces messieurs reconnaissent eux-mêmes qu'ils agissent uniquement comme homœopathes, et que rien dans l'article incriminé ne s'adresse particulièrement à M. Pétroz, à M. Simon ou à tout autre.

Dès lors, une seule question se présente, et mon confrère l'a senti, car c'est sur ce point qu'il a dirigé tout l'effort de sa puissante parole. M. Gallard a-t-il été de bonne foi dans l'article et dans le Mémoire ? Car, vous avez dû le remarquer, messieurs, l'article qui est la cause et l'origine du procès a complétement disparu dans la plaidoirie de mon adversaire. Il vous l'a lu et il n'en a plus parlé. C'est au Mémoire qu'il s'est attaché, et à mon grand étonnement, je l'avoue, ce n'est plus l'article que j'ai à discuter devant vous, c'est le Mémoire que j'ai à défendre. Les révélations qu'on y trouve ont donc bien cruellement blessé les adversaires qu'ils en demandent la suppression avec une si ardente et si inquiète énergie.

Sur l'article, je n'aurai qu'un mot à dire. La phrase qui a surtout blessé, irrité les adversaires est, le tribunal le sait, une phrase empruntée textuellement à M. Magnan ; le rédacteur qui rendait compte de son livre l'a retournée, suivant l'usage constant de la critique. M. Magnan, en effet, avait écrit :

« A l'horreur qu'inspirait le nom seul de l'homœopathie a succédé en général un certain esprit de tolérance. *On peut aujourd'hui appliquer la méthode de*

____

(1) Chargé, *l'Homœopathie et ses détracteurs.*

Hahnemann sans être un ignorant abject, un pauvre illuminé, ou un misérable charlatan; on peut se faire traiter par cette méthode sans tomber dans le ridicule et sans passer pour avoir perdu le sens commun..... »

Pensant le contraire, nous avons dit :

« S'il est une époque où l'on a pu « appliquer la méthode de Hahnemann sans » être un ignorant abject, un pauvre illuminé, ou un misérable charlatan, » ce n'est certainement pas à l'époque actuelle. »

Jamais ces mots ne se sont rencontrés sous la plume de mon client. S'il s'en est servi cette fois, c'est qu'il les a trouvés dans le livre de M. Magnan ; c'est comme s'il eût dit : « M. Magnan croit qu'il y a eu une époque où l'on ne pouvait guère appliquer la méthode de Hahnemann sans être un ignorant abject, etc., mais il pense que cette époque est passée. Nous croyons, au contraire, qu'après les expériences qui ont été faites, il est moins permis que jamais de pratiquer l'homœopathie à peine d'être ce que dit M. Magnan. » J'insiste sur ce que les termes dont on se plaint ont été empruntés à M. Magnan ; quoique M. Gallard se les soit appropriés, la situation n'est pas la même que s'il les eût introduits dans le débat. Du reste, et pour ne pas prolonger une stérile discussion de mots, j'accorde que l'article et le Mémoire décèlent un grand mépris pour la doctrine et pour la pratique homœopathiques.

Ce mépris est-il justifié ou du moins sincère? Pour établir la bonne foi de M. Gallard et pour répondre aux provocations de l'adversaire, je ne puis pas, messieurs, faire devant vous un cours de médecine : j'en serais incapable et vous ne me le permettriez pas. Je veux seulement vous citer quelques faits que le bon sens suffit à apprécier; je veux surtout vous indiquer l'opinion d'hommes éminents dont l'autorité à vos yeux couvrira M. Gallard ; je veux enfin produire devant vous des expériences dont la valeur vous sera garantie par le nom des expérimentateurs.

Mon client a cru devoir indiquer comment était née dans l'esprit de Hahnemann la doctrine assez harmonieusement baptisée homœopathie. Il a parlé sans ménagement, cela est vrai, de l'homme qui avait osé dire qu'avant lui tout le monde s'était trompé et que les médecins ses contemporains étaient tous « des fourbes, des fripons et des ivrognes. » Vous avez entendu quelle colère ces attaques contre Hahnemann ont inspirée à l'adversaire. Je ne conteste pas à mon honorable confrère le droit de faire l'oraison funèbre de Hahnemann ; mais je conteste aux demandeurs le droit de prendre le fait et cause de ce réformateur allemand. S'il est étrange de voir les demandeurs réclamer pour l'homœopathie le privilége d'une inviolabilité semblable à celle que la loi accorde aux grands corps de l'État, il est plus étrange encore d'entendre dire qu'on ne peut pas parler de Hahnemann sans insulter M. Pétroz, M. Chargé et M. Léon Simon qui ne sont pas, que je sache, ses neveux. Vous avez proclamé avec raison que les héritiers d'un nom historique pouvaient se plaindre des injures adressées à l'auteur de leur gloire ; il faudrait, suivant les adversaires, étendre cette jurisprudence si sage et si généreuse à la famille scientifique et dire que les sectateurs de tout système se relient au père de leur doctrine par je ne sais quelle chaîne mystérieuse qui leur donne les droits du sang. Énoncer une pareille prétention, c'est la ruiner.

A vrai dire je crains que la statue que mon honorable confrère vient d'élever à Hahnemann entre Galilée et Newton, ne soit placée un peu trop haut et ne tombe d'elle-même; en tout cas, elle n'offusque pas nos regards et je ne m'arrête pas à la renverser. Je laisserai donc Hahnemann abandonnant sa clientèle, sacrifiant tous ses intérêts pour ce qu'il considérait comme le service d'une doctrine nouvelle, se faisant maudire par sa femme qui, par parenthèse, l'a si peu maudit, cela est de notoriété publique, qu'elle est venue à Paris continuer son commerce....

M° OLLIVIER. — C'est sa seconde femme, ce n'est pas la première.

M° ANDRAL. — La vie de votre grand homme n'est pas si connue que je n'aie pu ignorer qu'il avait eu une seconde femme ; je vous demande pardon de cette grave erreur.

Hahnemann était un chimiste sans notoriété, un médecin sans clientèle, parce que, vous a dit l'adversaire, sa conscience lui défendait de soigner les malades avec les ressources imparfaites de l'ancienne médecine. Quoi qu'il en soit, vers 1790, il trouve dans Cullen que le quinquina qui guérit la fièvre intermittente donne aux personnes bien portantes de la chaleur, de la rougeur, une certaine élévation de pouls qui a quelque analogie avec la fièvre, et de ce fait unique, incomplétement observé, il conclut aussitôt que pour guérir une maladie, il faut rechercher le principe de cette maladie, et appliquer un remède qui, administré à une personne saine, lui donnerait cette même maladie, *similia similibus curantur*. Les premières observations de Hahnemann ont été publiées sept années seulement après la théorie. Mon client a donc été dans le vrai quand il a dit que Hahnemann avait inventé son système *à priori* et l'avait annoncé au monde, avant de l'avoir soumis au contrôle d'une sérieuse expérience. Ici, je l'avoue, j'ai été confondu quand j'ai entendu dire que Hahnemann avait le premier introduit l'observation dans la science.

Il n'est pas besoin d'être du métier pour savoir que depuis qu'elle existe la médecine repose sur l'observation, bien ou mal faite, dirigée dans un sens ou dans un autre, plus ou moins comptée; mais nécessairement pratiquée par toutes les écoles. Aujourd'hui encore ce que la médecine invoque au lit de chaque malade, c'est le conseil de l'expérience; Hahnemann, au contraire, affirme à priori une théorie et l'impose à tous les cas, à tous les sujets.

« Comment, dit-il (*Organon*, page 30), l'ancienne école a-t-elle pu prendre cette aveugle force vitale pour sa meilleure institutrice, pour son guide unique, imiter sans réflexion les actes indirects et révolutionnaires qu'elle accomplit dans les maladies, la suivre enfin comme le meilleur et le plus parfait des modèles, tandis que la *raison*, ce don magnifique de la divinité, nous a été accordée pour pouvoir la *surpasser infiniment* dans les secours apportés à nos semblables. »

Hahnemann a écrit cela et vous osez dire qu'il a substitué dans la science l'observation au raisonnement. De quel côté est la bonne foi? Le tribunal l'aperçoit déjà.

Mon client avait reproché à Hahnemann de s'être égaré dans la recherche des causes premières, folle tentative qui confond la témérité de tous ceux qui s'y engagent. Les adversaires ont senti quel discrédit cette origine jette sur leur doctrine ; aussi ont-ils crié à la calomnie ; c'est leur mot, quand ils sont embarrassés : « Loin de se mettre à la poursuite des causes premières, ont-ils dit (Mémoire, page 64), Hahnemann les repousse sans merci ni pitié. » J'ouvre Hahnemann (*Organon*, pages 183, 204, 252, 267; *Traité des maladies chroniques, passim*) et j'y trouve que toutes les maladies, sans exception, doivent être attribuées à trois miasmes : la syphilis, la sycose et la gale, la gale qui, par parenthèse, n'est pas un miasme, mais un insecte qu'on aperçoit au microscope. « Il n'y a pas de maladie dont la cause première ne soit le produit d'un de ces trois miasmes ou prétendus miasmes. » C'est la découverte de cette origine, de *cette cause première* des maladies qui permet à Hahnemann de leur appliquer un traitement logique et certain :

« Nous passons, dit-il, au traitement des maladies chroniques, dont la guérison devient, d'après ce qui a été dit sur la matière de leur *triple origine*, sinon facile, du moins possible, chose qui avait été absolument impossible (ainsi jusqu'à lui on n'avait jamais guéri personne) avant qu'on en connût la *source*. » (*Traité des maladies chroniques*, t. I, p. 131.)

La médecine traite les maladies d'après les symptômes qu'elle observe, sans se préoccuper des causes premières. Hahnemann cherche l'origine et d'après l'origine découverte par lui prescrit un spécifique, c'est-à-dire un remède certain. M. Gallard a-t-il calomnié l'homœopathie en lui reprochant de chercher la cause première des maladies ? Encore une fois de quel côté est la bonne foi ?

Remarquez-le, messieurs, et cela seul vous tiendra en garde, ce n'est pas une réforme partielle que tente timidement Hahnemann, ce n'est point une pierre qu'il apporte à l'édifice de la science. Le fruit du travail et du génie de tant de siècles est par lui rejeté avec mépris ; jusqu'à lui l'esprit humain a fait fausse route. Plus hardi que Newton, il commence par affirmer ; lui seul est grand et la règle *similia similibus* est seule vraie.

Le quinquina, qui guérit la fièvre *intermittente*, la donne-t-il réellement ? Les homœopathes disent oui ; tous les corps savants, excepté l'Université de Cleveland (Ohio), disent non. Vous apprécierez, messieurs, et si par hasard vous voulez approfondir cette question que je ne peux pas discuter ici, vous voudrez bien vous reporter aux pages 22 et suivantes de notre Mémoire. J'ajouterai seulement que vous connaissez tous des personnes, notamment des jeunes filles qui prennent du vin de quinquina sans que cela leur donne la fièvre, et puis, je mettrai sous vos yeux un défi assez curieux publiquement porté par un professeur distingué de l'École de médecine de Bordeaux aux homœopathes.

« En présence d'une commission composée de tous les homœopathes que vous voudrez et d'un nombre égal de confrères choisis par moi, je m'engage solennellement à prendre, pendant huit jours de suite (me soumettant d'ailleurs au régime prescrit par l'homœopathie), une quantité de quinquina égale à celle qu'on donne ordinairement comme fortifiant ou comme fébrifuge, ou bien les préparations de quinquina homœopathiques, le tout à votre choix ; et si ces préparations me causent un accès de fièvre caractérisé par les trois périodes (frisson, chaleur, sueur), je promets de consacrer 500 francs à l'œuvre de charité que vous m'indiquerez, et je signe de mon nom.   » JEANNEL, d. m. p.

» Si, au contraire, l'expérience ne réussit pas, vous ne devrez rien…, que vous taire. »

Ce défi n'a pas plus été relevé qu'un défi du même genre porté à M. Simon par le docteur Marmorat. Nos clients renouvellent ces défis à la barre.

J'en ai dit assez pour établir au moins que M. Gallard a pu croire de bonne foi que le quinquina ne donne pas la fièvre, et c'est tout ce qu'il me faut.

Quoi qu'il en soit et que le quinquina donne ou non la fièvre, Hahnemann a essayé sa théorie : *similia similibus.* Il s'est mis à donner aux malades qui venaient le consulter les substances qu'il croyait les plus propres à produire la maladie qu'il s'agissait de guérir. Le résultat a été fatal, c'est M. Magnan, l'homœopathe, qui va vous le dire après Hahnemann.

« Les aggravations dont Hahnemann fut souvent témoin l'obligèrent à descendre à de petites doses, telles qu'une goutte, une demi-goutte, et même un quart de goutte de teinture.... Mais dans certains cas, ces doses déjà minimes ayant semblé encore trop fortes, il fallut atténuer davantage. » (Magnan, *De l'homœopathie*, p. 87 ; *Organon, passim.*)

Le remède que Hahnemann avait inventé aggravait la maladie : qu'imagine Hahnemann ? Au lieu de reconnaître son erreur et de s'arrêter, il diminue de plus en plus la dose du remède au point de ne rien donner. Jusque-là plus on donnait d'une substance, plus elle agissait. « *Nous avons changé tout cela,* » dit Hahnemann ! Une goutte aggrave la maladie : on la noie dans une série de dilutions ; on arrive à ne donner que de l'eau claire, et, par conséquent, à ne plus faire aucun mal aux malades, au moins par l'effet du remède.

Nous arrivons, messieurs, à la seconde et dernière théorie de l'homœopathie, à la théorie des *infiniment petits,* aux célèbres globules enfin. La règle *similia similibus* que vous connaissez, jointe à la théorie des *infiniment petits* que vous allez connaître, c'est toute l'homœopathie.

Mais ici mon contradicteur nous arrête ; il reproche à mon client d'avoir, de mauvaise foi, attribué une importance excessive aux globules qui ne sont, dit-il, qu'un accessoire indifférent de l'homœopathie et ne touchent point au fond de la doctrine. Que la théorie des infiniment petits soit principale ou accessoire, on ne peut nier qu'elle a été professée et pratiquée par Hahnemann, qu'elle est pratiquée et professée par tous les homœopathes de nos jours. Dès lors, M. Gallard a été dans son droit en la rangeant parmi les dogmes de l'homœopathie, peu importe que ce dogme soit essentiel ou secondaire. On n'est pas tenu de savoir que parmi vos dogmes il y en a auxquels vous attachez une foi entière, d'autres auxquels vous n'accordez qu'une demi-confiance et que néanmoins vous pratiquez chaque jour aux risques et périls de la pauvre humanité.

Mais je vais plus loin et je dis que les globules sont la partie essentielle de votre système, parce que c'est grâce à ces globules que vous séduisez le public qui les trouve faciles à prendre ; parce que de notoriété publique vous les prescrivez chaque jour ; parce que dans tous vos écrits vous en vantez la puissance ; parce que Hahnemann en recommande l'emploi *exclusif,* et maudit ceux de ses disciples qui s'écarteraient jamais de la règle des infiniment petits (1) ; parce que la loi des semblables appliquée sans ce correctif serait

____

(1) Voyez notamment *Organon,* pages 314 à 338.

tellement meurtrière qu'elle ne pourrait pas être appliquée un seul jour.

Mais, nous a-t-on dit, la théorie des infiniment petits est si peu essentielle en homœopathie, que Hahnemann a commencé par administrer des doses ordinaires. — M. Gallard à qui vous feignez de vouloir apprendre ce dernier fait, l'ignore ou le conteste si peu, qu'il l'a raconté dans son Mémoire ; moi-même je viens de l'indiquer au tribunal. Mais vous avez oublié d'ajouter que la règle *similia similibus* appliquée avec les doses *massives* aggravait constamment l'état des malades, et qu'alors Hahnemann, pour sauver son système, a été obligé d'inventer les infiniments petits ; c'est lui-même qui l'a dit, et le dernier de vos auteurs, M. Magnan, l'a répété ; le tribunal se le rappelle. Il faut donc ou renoncer à appliquer la loi des semblables ou recourir aux globules : les deux principes se tiennent, puisque l'un rend l'autre praticable. — Si vous donnez un médicament à dose massive, c'est que ce médicament est emprunté à la méthode traditionnelle ; si vous restez fidèles à la loi des semblables, il faut recourir aux infiniments petits, *à peine de tuer le malade.* Si vous abandonnez à la fois ces deux lois inséparables, vous n'êtes plus homœopathes. Vous ne pouvez donc pas retirer de la discussion la théorie des infiniments petits que vous pratiquez et que vous ne pouvez pas ne pas pratiquer, à moins d'abandonner votre système tout entier... ou de tuer infailliblement tous vos malades.

Vous cherchez à écarter cette question parce qu'elle vous embarrasse ; quand ils prennent vos globules, vos malades ne savent pas ce qu'ils prennent et vous voudriez bien qu'ils ne l'apprissent pas. Les demandeurs, dans leur Mémoire, ont naïvement appelé cette question « le côté le plus épineux du débat » (page 83). Oui, c'est le côté épineux, mais vous, plus habile, vous dites : c'est le côté indifférent !

Ce que j'ai à révéler au tribunal est si invraisemblable que je veux laisser parler Hahnemann. Si je vous disais, sans citer textuellement, comment se préparent les globules, vous ne me croiriez pas, messieurs.

« On prend un grain de la poudre de ces substances, un grain de mercure coulant, une goutte de pétrole au lieu d'un grain, etc., et on le met sur environ le tiers de cent grains de sucre de lait pulvérisé, dans une capsule de porcelaine ; on mêle ensemble les deux poudres avec une spatule d'os ou de corne, et on broie le mélange avec une certaine force pendant six minutes ; puis pendant quatre autres minutes on presse la masse avec le pilon contre le fond de la capsule pour la rendre bien homogène, et l'on continue pendant quatre minutes à la broyer avec une égale force sans y rien ajouter. Cela fait, on consacre encore quatre minutes à la presser de haut en bas et de bas en haut avec le pilon, et on la dépose sur le second tiers du sucre de lait, auquel on la mêle un instant avec la spatule ; on la broie d'une manière égale pendant six minutes, puis on la presse encore pendant quatre, et enfin on la rebroie de nouveau avec force pendant six autres ; alors, après avoir consacré quatre autres minutes à la presser, on y ajoute le dernier tiers du sucre de lait, qu'on y mêle bien au moyen de la spatule, et on termine l'opération en broyant fortement pendant six minutes, pressant pendant quatre et rebroyant de nouveau pendant six. (Combien, demandait Argan, combien est-ce qu'il faut mettre de grains de sel dans un œuf ? — Six, huit, dix, répondait Diafoirus, par les nombres pairs, comme dans les médicaments par les nombres impairs.) La poudre ainsi obtenue, continue Hahnemann, est conservée dans un flacon bouché, qui porte le nom de la substance avec la suscription $\overline{100}$, indiquant que le remède qu'il contient est à la centième puissance (c'est-à-dire, en langue vulgaire, qu'il ne contient plus qu'un centième).

» Pour élever alors la substance à $\overline{10\,000}$, ou à la dix-millième puissance, on prend un grain de la poudre $\overline{100}$, on le met dans la capsule avec le tiers de cent grains de sucre de lait récemment pulvérisé ; on mêle le tout ensemble avec la spatule, et l'on procède comme ci-dessus, en ayant soin que chaque tiers soit deux fois broyé avec force pendant six minutes chaque fois, et pressé dans l'intervalle pendant environ quatre minutes, avant qu'on ajoute le second et le troisième tiers du sucre de lait, après l'addition de chacun desquels on recommence de la même manière. Tout étant fini, on met la poudre dans un flacon bouché, avec la suscription $\overline{10\,000}$, indiquant que la matière médicinale se trouve au dix-millième degré de dilution (c'est-à-dire qu'elle ne contient plus qu'un dix-millième).

» En agissant de même avec un grain de cette nouvelle poudre, on la porte à $\overline{1}$, c'est-à-dire à la millionième puissance (c'est-à-dire qu'on n'y laisse qu'un millionième de goutte ; ce n'est pas encore ce qu'on administre).

» Ainsi chaque dilution exige six fois six minutes de broiement et six fois quatre minutes de frottement, ce qui fait plus d'une heure pour chacune.

» Pour établir de l'uniformité dans la préparation des médicaments homœopathiques, et notamment des antipsoriques, au moins sous forme de poudre, il est nécessaire que toutes les substances médicinales soient amenées à la millionième puissance, ni plus ni moins. De cette manière on a ensuite un point de départ fixe pour préparer les dissolutions et les dilutions nécessaires de ces dissolutions. Tous les médicaments qui ont été amenés en poudre à la millionième puissance se dissolvent dans l'eau et dans l'alcool, et peuvent ainsi être réduits sous forme liquide.

» La première dissolution ne peut point avoir lieu avec de l'alcool pur, parce que le sucre de lait ne se dissout point dans ce véhicule. On l'opère donc au moyen de l'alcool aqueux, que l'on prépare d'une manière uniforme en mêlant ensemble par dix secousses, c'est-à-dire par dix tours de bras, cent gouttes d'eau distillée et cent gouttes d'alcool absolu, tous deux à la température des caves.

» On verse cent gouttes de l'alcool aqueux ainsi préparé sur un grain de la poudre médicamenteuse ($\overline{1}$) amenée à la millionième puissance. (C'est donc un millionième de grain qu'on verse dans cent gouttes.) On bouche le flacon, on le tourne lentement sur lui-même jusqu'à ce que la poudre soit dissoute, et on le secoue deux fois, c'est-à-dire par deux tours de bras. Cela fait, on met le nom du médicament sur le flacon, avec la suscription $\overline{100}$. Une goutte de cette liqueur (le centième d'un millionième), qu'on fait tomber dans quatre-vingt-dix-neuf à cent gouttes d'alcool pur, après quoi on bouche le flacon, et on lui imprime deux secousses, donne un médicament que l'on marque $\overline{10\,000}$. Une autre goutte de celui-ci (le dix-millième d'un millionième), qu'on secoue également deux fois dans un flacon avec quatre-vingt-dix-neuf ou cent gouttes d'alcool pur, procure un nouveau médicament, auquel on donne pour signe $\overline{H}$. (Le dix-millième d'un millionième n'est que la seconde dilution ; aucun homœopathe ne l'emploie. Hahnemann va jusqu'à la trentième dilution, et il n'emploie presque jamais une dilution inférieure à la dixième.) « On continue de même pour toutes les dilutions qui doivent être portées à des degrés supérieurs de puissance, en ne donnant chaque fois que deux secousses au mélange. (On a perfectionné la théorie : on va maintenant jusqu'à la seize-millième dilution, le dix-millième d'un millionième de grain divisé par 1 suivi de 16 000 zéros ! Je renonce à faire le calcul, et je constate seulement ce qu'est la seize-millième dilution.)

» Comme la secousse ne doit avoir lieu que par des coups modérés du bras dont la main tient le petit flacon, ce qu'il y a de mieux à faire, c'est de choisir des flacons dont la capacité soit telle que les cent gouttes du médicament étendu les remplissent jusqu'aux deux tiers, ni plus ni moins. » (*Exposition de la doctrine homœopathique ou Organon de l'art de guérir*, par S. Hahnemann, accompagnée de fragments des autres ouvrages de l'auteur et suivie d'une pharmacopée homœopathique ; nouvelle traduction par Jourdan. Paris, 1832, pages 440 et suivantes.)

Vous voyez, messieurs, qu'il n'est nécessaire de recourir à aucune plaisanterie, usée ou non, pour faire toucher du doigt le ridicule de la théorie. Mon adversaire a eu tort de dire que nous avions sur ce point calomnié l'homœopathie ; je crois que cela n'est pas possible ; nous avons d'ailleurs textuellement cité Hahnemann ; si, suivant son expression, l'homœopathie telle que nous la représentons tombe dans le grotesque, c'est à Hahnemann qu'il faut s'en prendre.

Pour mieux comprendre l'opération prescrite en termes assez nuageux par le père de l'homœopathie, imaginez que vous prenez un flacon, que vous y mettez une goutte d'un liquide quelconque, d'éther, par exemple ; qu'ensuite vous rincez trente fois le flacon, et qu'à la trentième fois vous n'y laissez qu'une seule goutte ; vous croirez que cette goutte est une goutte d'eau, vous vous tromperez grossièrement, l'homœopathie vous dira que cette goutte, c'est de l'éther à la trentième dilution.

Ce n'est pas tout, et les doses ainsi réduites sont encore souvent trop fortes. Écoutez, messieurs :

« Le quinquina, dit Hahnemann, est un des plus puissants médicaments végétaux... Je trouve qu'une seule goutte de teinture, assez étendue pour ne contenir que la quadrillionième partie $\left(\dfrac{1}{1\,000\,000\,000\,000\,000\,000\,000\,000}\right)$ d'un grain (*sic*) est une dose souvent même trop forte, mais constamment suffisante pour opérer tout ce que le quinquina peut produire en pareil cas, et qu'il est fort rare d'être obligé d'en faire prendre une seconde au malade pour procurer la guérison. » (*Organon*, page 395.)

Mais on a trouvé un moyen très ingénieux de fractionner encore ces gouttes, contenant un quadrillionième de grain de médicament, et qui constituent une dose *souvent trop forte :*

« Ce qu'il y a de mieux à faire, c'est d'employer de petites dragées en sucre de la grosseur d'un grain de pavot (globules) ; une de ces dragées, imbibées du médicament, forme une dose qui *contient environ la trois-centième partie d'une goutte* (la trois-centième partie du quart d'un millionième de grain !) car trois cents dragées de la sorte sont suffisamment imbibées par une goutte d'alcool ; en mettant une semblable dragée sur la langue sans rien boire ensuite, on diminue considérablement la dose. Mais si le malade, étant très sensible, on éprouve le besoin d'employer la plus faible dose possible, et cependant d'arriver au résultat le plus prompt, *on se contente de faire respirer le sujet une seule fois dans un petit flacon contenant une dragée* (le trois-centième d'un quart de millionième de grain !) *de la grosseur d'une graine de moutarde, imbibée du liquide médicinal très étendu. — Après que le malade a flairé, on rebouche le flacon, qui peut servir ainsi des années sans perdre sensiblement de ses vertus médicinales.* » (*Organon*, p. 323, et *Traité des maladies chroniques*, t. I, p. 203.)

Est-ce un ignorant, un illuminé, un charlatan qui a écrit ces lignes ? Je ne sais ; tout ce que je puis dire au tribunal, c'est que le passage que je viens de lui lire n'est pas emprunté au célèbre chapitre des chapeaux d'Aristote, mais bien à l'*Organon*, « *livre écrit*, c'est Hahnemann qui le dit, *sous la dictée de l'Être suprême*, » (page 323.)

Ce trois-centième d'un quart de millionième de grain est tellement énergique encore, qu'il ne faut le porter ni à cheval ni en voiture ; les secousses qu'éprouverait le remède lui donneraient une force capable de foudroyer un homme (Manec) !

Ce ne sont pas seulement les poisons, les remèdes énergiques que Hahnemann réduit ainsi, mais les matières inertes les plus inoffensives, le lycopode, par exemple, cette poudre jaunâtre que les pharmaciens mettent dans les boîtes de pilules, et qu'on répand sur les jambes des petits enfants pour les empêcher de se *couper*. Écoutez encore :

« Lorsque la poudre de lycopode a été soumise au traitement que l'art homœopathique fait subir à toutes les substances naturelles brutes, lorsqu'on en a réduit un grain au millionième degré d'atténuation en le broyant pendant trois heures avec trois fois cent grains de sucre de lait, qu'on a dissous un grain de cette poudre dans cent gouttes d'alcool aqueux et qu'on a imprimé deux secousses du bras à la liqueur (c'est-à-dire qu'on a le centième d'un millionième de grain), il résulte de là un médicament qui, même à la plus petite dose possible, celle d'un à deux globules de sucre qu'on en imbibe, agit encore avec beaucoup trop de violence pour qu'on puisse l'administrer dans les maladies où il convient d'y avoir recours. On ne saurait même se servir de la dilution au billionième, à cause de sa trop grande énergie ; c'est seulement au sextillionième de degré de dilution que le médicament devient applicable : encore même ne doit-on donner aux malades irritables et faibles que celles à l'*octillionième et au décillionième* (*le décillionième d'un millionième de grain !*) La dose est d'un ou tout au plus deux globules de sucre qu'on en imbibe. » (Tome I, p. 414.)

« Le lycopode à cette dose agit avantageusement pendant quarante, cinquante jours et même quelques jours de plus… Celui qui en a pris peut causer régulièrement sur des sujets élevés, même abstraits, mais s'embrouille quand il s'agit de choses ordinaires ; il prononce, par exemple, le mot *prune* quand il voudrait dire *poire*. » (*Symptôme*, 14.)

Ne croyez pas, messieurs, que je me permette des plaisanteries indignes de votre audience ; je cite textuellement. Ces *symptômes* qui font autorité en homœopathie et constituent à eux seuls les observations qu'on vous a si pompeusement vantées, ne sont qu'une suite de remarques hasardées et décousues, sans méthode et sans critique, comme celles que je vais lire au tribunal. (*Traité des maladies chroniques*, page 419.)

« Davantage de taches de rousseur sur le côté gauche de la face et sur le nez (*Symptôme* 78) ; yeux cernés de bleu, au bout de douze jours (*Symptôme* 87). En se mouchant, on éprouve des élancements dans l'oreille et l'on a ensuite de la peine à parler (*Symptôme* 137). Élancements et douleur térébrante dans une dent creuse, au bout de douze heures (*Symptôme* 206).

» Une femme (qui a pris la dose de lycopode que vous savez) redoute d'être seule (*Symptôme* 860). Aliénation mentale (*sic*) et fureur, qui s'exprime par de la jalousie, des reproches, des prétentions, un caractère impérieux, au bout de douze jours (*Symptôme* 889). »

Tout cela pour un dix-millionième de grain de lycopode, la matière la plus inerte du monde ! Si nous passons au mercure, la même dose donne, au bout de huit jours, l'envie de prendre les passants par le nez ! Mais je m'arrête, j'en ai trop dit.

Quelque opinion qu'on ait de la crédulité humaine, on est saisi de stupeur quand on voit accréditées de pareilles folies, je me sers du mot le plus modéré. Que les gens du monde se laissent séduire, parce qu'ils ne lisent pas, parce qu'ils ne peuvent pas lire Hahnemann, cela se conçoit; mais que des docteurs qui l'ont lu y croient ou prétendent y croire, c'est ce qui passe toute imagination. Maintenant, messieurs, vous devez comprendre qu'on parle sans respect et sans ménagement de ces choses et des gens qui les pratiquent!

L'important était de donner crédit à la recette; parer les globules de noms grecs ou hébreux n'eût pas suffi. Hahnemann qui connaissait merveilleusement le cœur humain, et sous ce rapport c'était un homme de génie, Hahnemann qui savait le parti infini qu'on peut tirer de la crédulité publique, quand on méprise assez les hommes pour se faire un système de les tromper hardiment, Hahnemann inventa la *Potentification* par la secousse. Le mot n'est pas de moi, comme bien vous pensez. Vous avez vu, messieurs, avec quel soin minutieux et quelle doctrinale assurance Hahnemann prescrit le nombre, la durée, et pour ainsi dire la forme des secousses; il oublie seulement de dire si elles doivent être données de la main droite ou de la main gauche. C'est que suivant lui, ces secousses cabalistiques créent par le frottement dans les globules une puissance dynamique; quelque chose de vague, d'indéfini, de mystérieux, de magique; quelque chose d'incompréhensible et d'imperceptible, dont mon adversaire vous a parlé avec toute la souplesse de son talent, sans, je crois, parvenir à vous le faire bien comprendre et saisir, parce qu'on ne comprend pas, on ne saisit pas le néant.

Sans doute, il y a des corps auxquels le frottement donne certaines qualités nouvelles; c'est ainsi que le frottement de certaines matières produit l'électricité ou la chaleur, mais il n'est pas besoin d'être médecin pour savoir deux choses : la première, c'est que le frottement n'agit que sur un très petit nombre de matières; la seconde, c'est que dans tous les cas ses effets ne sont que momentanés. Dire que le frottement donne à tous les corps sans exception, au charbon de bois par exemple, des propriétés physiques que ces corps une fois frottés conservent indéfiniment, c'est choquer le bon sens non moins que les notions les plus élémentaires de la physique.

Mais prenez garde, dit mon adversaire : dans cette goutte que nous soumettons à des dilutions successives, il y a un principe médicinal utile pour guérir une maladie déterminée, et puis d'autres principes inutiles ou même contraires : le but et le résultat de nos dilutions, c'est d'extraire la partie essentielle du médicament, en la dégageant de tous les autres principes. — Messieurs, le sophisme est spécieux; ce qu'on prétend faire, la médecine le fait tous les jours, en extrayant par exemple le sulfate de quinine du quinquina. Mais pour que l'opération soit sérieuse, il faut deux conditions : la première, que vous indiquiez l'agent à l'aide duquel vous dégagez la matière médicamenteuse; la seconde et la principale, que vous déterminiez d'une manière précise la force que vous conservez. C'est ce que vous ne faites pas, ce que vous ne pouvez pas faire. Vous soumettez toutes les matières à un dissolvant unique, le sucre de lait. Qui peut admettre qu'une matière aussi inerte que le sucre de lait ait une action uniforme sur les corps les plus divers, lorsqu'il faut à la chimie tant de réactifs différents pour opérer ses moindres expériences. A quel moment se dégage cette force nouvelle qui va miraculeusement guérir les maladies les plus rebelles ? Quelle est cette force ? Comment s'est-elle produite ? Dans quel atome réside-t-elle ? Vous ne pouvez pas même l'indiquer. Ce n'est pas une force dégagée, dites-vous, c'est une force créée ; vous oubliez que l'homme ne crée rien ; ce que vous faites, c'est de réduire à rien la goutte primitive que vous soumettez à vos préparations ; ce que vous créez, c'est le néant.

Vous pouvez nommer l'agent de cette force que vous vantez ? sans agent, il n'y a pas de force physique. Cessez donc de parler « de cette force médicinale, distincte de la force chimique ou physique. » Je ne sais qui peuvent tromper ces mots qu'a deux fois répétés mon adversaire, j'ose avouer que le sens m'en échappe complétement. *Une force médicinale sans agent physique ni chimique ni même matériel ?* Les médicaments auraient-ils donc une âme ?

Hahnemann qui compte franchement sur le merveilleux et sur l'absurde de sa doctrine pour réussir ne s'épuise pas à d'impossibles explications ; il ne cherche pas à paraître raisonnable, il semble prendre à tâche de jeter à la raison des défis qui la surprennent et la réduisent en la confondant. « La maladie, dit-il hardiment, est immatérielle, à la maladie immatérielle j'oppose un remède immatériel, » mots qui se retrouvent à chaque page de l'*Organon* (voy. notamment p. 14 et 15). Cette imprudente témérité vous effraye et vous appelez à votre secours les sophismes que le tribunal connaît ; vos habiletés de langage ne sont pas plus heureuses que l'audace de votre maître. Que vous osiez vous vanter de guérir avec un principe immatériel, ou que vous attribuiez à vos remèdes je ne sais quelle force dynamique, imperceptible, impalpable, innommée, ou bien encore que vous prétendiez « *traduire en actes* (je continue à citer et à ne pas comprendre) *les puissances curatives cachées,* » il n'y a qu'à répéter vos paroles pour les réfuter.

Le bon sens suffit pour faire justice de ces inintelligibles sophismes. Laissez-moi cependant vous indiquer, messieurs, le résultat des analyses chimiques faites par Orfila :

« Les mandats que j'ai souvent reçus de la justice (notez que l'illustre chimiste agit en vertu de mandats de justice et qu'élevé à l'honneur d'être votre auxiliaire il est, dans ces expériences qui décident de la vie des hommes, placé bien au-dessus de toutes les préoccupations de rivalités et de préjugés scientifiques) pour analyser les médicaments débités par les homœopathes, m'ont mis à même de constater qu'il n'existe aucune substance appréciable dans les prétendus remèdes homœopathiques. Je sais aussi, et j'affirme sur l'honneur, que peu confiants dans un système qui ne peut amener aucun résultat heureux dans une foule d'affections aiguës, plusieurs homœopathes administrent des médicaments à doses allopathiques. »

Les homœopathes sentent si bien l'invraisemblance de leur théorie sur la puissance des remèdes immatériels et des forces dynamiques insaisissables, qu'ils ont essayé de trouver quelque chose dans leurs globules. Aux pages 75 et suivantes de leur Mémoire, ils relatent longuement leurs expériences qu'ils opposent à celles d'Orfila. Nous pourrions récuser ces expériences signées de je ne sais quels noms obscurs et dénuées de toute preuve ; je veux bien les accepter : elles ne portent que sur un petit nombre de matières et s'arrêtent à la quatrième dilution, ou peut-être à la cinquième. Ainsi donc, de leur propre aveu, dans la plupart des globules qu'ils administrent au pauvre monde, les homœopathes ne trouvent eux-mêmes aucune trace de puissance médicamenteuse. « Il est vrai, dit le Mémoire adverse, page 76, que la physique, la chimie et même le microscope ne permettent de constater la présence réelle du médicament dans les préparations homœopathiques que dans une limite très restreinte. Cela prouve-t-il contre elles, ou plutôt contre la puissance encore très limitée de ces moyens d'investigation ? On peut dire sans témérité qu'elles déposent de l'impuissance de ces sciences, et ne prouvent absolument rien contre les préparations homœopathiques. »

Il est impossible de se tirer plus gaiement d'embarras. Le bon sens, la chimie, la physique, les sciences les plus avancées et les plus certaines dans leurs puissantes investigations condamnent l'homœopathie. De par messieurs Pétroz, Simon et compagnie, le bon sens, la physique et la chimie qu'ils n'ont pas encore eu le temps de refaire sont enveloppés dans le même anathème que la médecine.

Mais, dit-on, dans les marais Pontins et en Pologne, il y a des miasmes dans l'air qui donnent la fièvre ; il y a des virus qui communiquent des maladies contagieuses ; la science n'a pas encore su trouver dans ces miasmes, dans ces virus le principe morbide. Pourquoi les globules ne contiendraient-ils pas, eux aussi, un principe non point morbide mais médicamenteux que la science encore imparfaite ne saurait analyser ? — Ce qui empêche de retrouver dans les miasmes et les virus dont vous parlez le principe morbide, ce n'est pas la ténuité de ce principe, c'est sa qualité. La chimie n'a pas encore découvert de réactif qui dégage ce principe ; dans vos globules, au contraire, il s'agit de retrouver des principes auxquels s'appliquent des moyens d'analyse connus, puisqu'à une dose supérieure on les retrouve aisément. Êtes-vous d'ailleurs plus avancés que nous ? Savez-vous quelle est la nature et l'action de ces miasmes, de ces virus ? Vous ne le savez pas. Vous partez donc de l'inconnu pour en tirer des inductions hasardées ; cela n'est pas sérieux : on ne fonde pas une science, on ne joue pas la vie des hommes sur des analogies qui reposent elles-mêmes sur des hypothèses.

Qu'a dit M. Gallard sur cette question des globules ? Que les globules ne contenaient rien et n'étaient que de l'eau claire. A-t-il eu raison de le dire ? Vous l'apprécierez, messieurs, mais en tout cas on ne contestera plus, je l'espère, qu'il ait pu le dire de bonne foi. Vous ne pouvez pas exiger de lui qu'il croie à l'efficacité de vos globules, tout ce que vous pouvez demander, c'est qu'il en rapporte fidèlement la nature et la préparation. Or, à la page 72 de leur Mémoire, les adversaires eux-mêmes ont été obligés d'avouer que son exposition sur ce point a été, dans le mémoire comme dans l'article, rigoureusement exacte.

Vous savez, messieurs, ce que sont les globules, permettez-moi maintenant de vous dire quelle est leur vertu. La médecine dont on s'est fait un malin plaisir de narguer l'impuissance, hélas ! trop réelle et trop fréquente, la médecine sait que Dieu ne lui a pas permis d'affranchir l'homme de la maladie et de la mort ; écoutez comment elle se définit elle-même : « La médecine est un art qui guérit quelquefois, qui soulage souvent, qui console toujours. »

Écoutez maintenant Hahnemann : « Il faut, dit-il, qu'on guérisse le malade ; le soulager n'est rien ; j'enlève la maladie ; quelque temps après mon traitement, il n'en reste rien (1). » Messieurs, les gens qui promettent une guérison radicale et instantanée, avec des remèdes sans odeur ni saveur, vous savez le nom qu'ils ont dans la langue.

Mais ce ne sont pas seulement les maladies ordinaires que Hahnemann prétend ainsi guérir ; semblable à ce docteur qui discutait *de re omni scibili et quibusdam aliis*, Hahnemann a des globules pour toutes les maladies qui existent et pour quelques autres encore. Ainsi il a un globule qui guérit instantanément la mélancolie, un globule pour le fou-rire, un globule pour le chagrin d'amour, etc.

Laissez-moi vous dire, messieurs, comment le grand docteur traite la monomanie suicide : Sans doute il ne donne pas, comme Sganarelle, « *un fromage préparé où il entre de l'or, du corail, des perles et quantité d'autres choses précieuses* ; » mais il donne de l'or à la *quadrillionième puissance*. Bien des malheureux que la misère pousse à ce dernier crime seraient peut-être sauvés si on leur donnait un peu d'or, mais il faudrait sortir de la dose homœopathique :

« Du broiement continué pendant une heure d'un grain d'or avec 100 grains de sucre de lait en poudre, résulte une préparation qui a déjà beaucoup de vertu médicinale. Qu'on en prenne 1 grain, qu'on le broie encore pendant une heure avec 100 grains de sucre de lait, et que l'on continue d'agir ainsi jusqu'à ce que chaque grain, arrivé à la dernière préparation, contienne 1 *quadrillionième* de grain d'or, on aura alors un médicament dans lequel la vertu médicale de l'or sera tellement développée, qu'il suffira d'en prendre 1 grain, de le renfermer dans un flacon et de le faire *respirer quelques instants* à un mélancolique chez lequel le dégoût de la vie est poussé jusqu'au point de conduire au suicide, pour *qu'une heure après ce malheureux soit délivré de son mauvais démon et ait repris le goût de la vie.* » (*Organon*, p. 338.)

Sont-ce des charlatans, sont-ce des illuminés qui ont écrit et qui pratiquent ces choses-là ! Mon client a posé l'alternative sans la résoudre, vous trouverez qu'il s'est montré indulgent !

Le tribunal se rappelle que la science consultée a répondu comme le bon sens que les globules ne contiennent aucune matière médicamenteuse appréciable. Cependant ces médecins si prévenus, si arriérés, si ennemis de tout progrès ont pensé que dans toutes ces folies il y avait peut-être une vérité et que l'honneur de la science, l'intérêt de l'humanité commandaient de fouiller ce chaos ; ils ont voulu, suivant la spirituelle expression de M. Trousseau, « expérimenter *même quelque chose d'aussi absurde que l'homœopathie.* » Des expériences ont été faites partout, en France et à l'étranger.

Je ne vous parlerai que des expériences faites en France, afin que vous puissiez apprécier leur valeur d'après le nom de leurs auteurs.

---

(1) Sur la prétention de Hahnemann de guérir radicalement toutes les maladies (*Organon*, in-8, notamment pages 125, 235, 257, 260.)

Je ne puis cependant résister au désir de vous raconter une histoire arrivée à Vienne. Pendant plusieurs mois un pharmacien de cette ville a donné de l'eau claire à toutes les personnes qui demandaient un remède homœopathique ; personne ne s'en est aperçu, personne ne s'en est plaint, excepté un seul médecin homœopathe qui une fois a reproché au pharmacien d'avoir donné une dose trop forte (1). Le même fait s'est reproduit à Marseille, ainsi que l'établit une pièce jointe au dossier et que j'ai communiquée à mon adversaire, sans que le cours merveilleux des cures homœopathiques ait été interrompu. Dans leur Mémoire les adversaires ont répondu par un sourire de dédain et par un accès d'indignation vertueuse contre les pharmaciens. Je n'approuve pas les pharmaciens, mais je suis obligé de dire que se fâcher ou sourire ce n'est pas répondre, et la petite histoire reste au procès avec de fort sérieuses conséquences.

Un autre fait qui n'est pas moins curieux est raconté par un des agrégés les plus distingués de la Faculté de médecine, M. Béhier. Je laisse la parole au spirituel docteur dont la véracité ne peut être mise en doute par personne :

« Un commerçant en soie, d'une nation étrangère, pensa un beau matin à se faire médecin homœopathe. Je n'invente ni ne brode rien ici, Messieurs. Il vint à Paris, et, comme de juste, ne pouvant y obtenir le diplôme de docteur en médecine, malgré la connaissance de madame Hahnemann, qui continuait ici de traiter les malades, avec l'aide de qui vous savez, notre commerçant tourna ses regards vers une université étrangère. Sans quitter Paris, moyennant une somme désignée, il fut reçu docteur de cette docte université. Il voyait alors, à la campagne, dans une maison tierce, un médecin avec lequel il tentait toujours sans succès, mais au grand ennui de ce dernier, de causer médecine. Un jour, fatigué par une telle insistance, notre confrère conduit le fâcheux vers une réunion de dames, et là : « Vous avez certainement de l'aconit sur vous, lui dit-il. — Oui ! » Et l'homœopathe bien en règle tire de sa poche une petite boîte contenant plusieurs petites fioles, dont une qu'il présente renfermait environ cent cinquante petits globules de ceux dits d'aconit. (Le tribunal sait que l'aconit est un poison redoutable.) Notre confrère verse le tout dans sa main gauche, pour que les assistants puissent bien voir. « Si on avalait tout cela, selon vous, ajoute-t-il, on serait bien malade. — Oh ! on serait perdu ! » Le médecin non homœopathe avala alors la totalité. On était deux heures avant dîner. Le pauvre homœopathe, de bonne foi (celui-là n'était qu'un illuminé !), était dans une anxiété grande et suivait l'autre partout. Il se rassura à dîner en voyant combien peu le terrible aconit, préparé cependant sous les yeux de madame Hahnemann, avait altéré un appétit allopathique. On avait procédé par doses massives, comme il faut le faire, de l'aveu même des homœopathes, quand on procède sur l'homme sain (p. 39 du Mémoire adverse), et on n'éprouva rien, pas même quarante-huit jours après. Heureusement, notre confrère avait eu affaire à des médicaments homœopathiques de bonne foi ; si j'en crois certains discours, je ne voudrais pas recommencer cette expérience, les alcaloïdes extraits de substances très violentes pouvant revêtir la forme de globules d'aussi faibles dimensions que les globules dits homœopathiques et pouvant leur être substitués tout à fait par mégarde à doses très médicales. Je ne rapporte ce fait, dont je puis attester la parfaite authenticité, que pour montrer, etc... »

---

(1) *Bulletin général de thérapeutique*, t. IX, p. 400.

Je passe à des expériences, sinon plus concluantes, cela n'est guère possible, du moins plus scientifiques. M. le professeur Trousseau, assisté de M. le docteur Gouraud, fait prendre à des élèves en médecine toute la série des remèdes homœopathiques ; aucun n'en éprouve le moindre effet.

Vous dites que M. Trousseau n'a pas su administrer les préparations homœopathiques à une dose convenable. En supposant que l'éminent professeur ne soit pas aussi capable que vous de comprendre et d'appliquer Hahnemann, je conçois qu'il n'ait pas obtenu l'effet que vous auriez produit ; mais si ces globules avaient eu une propriété médicinale, s'ils avaient eu la vertu de produire chez l'homme sain la maladie qu'ils devaient guérir, bien ou mal administrés ils auraient produit un effet quelconque ; ils n'ont rien produit, absolument rien, donc ils ne contenaient rien.

Je passe aux expériences sur les malades. Les premières ont été faites par Broussais ; elles ont, c'est l'expression de mon adversaire, *confondu* l'homœopathie : mon client n'a donc pas été de mauvaise foi quand il a invoqué l'autorité de Broussais. Mais l'adversaire ajoute qu'à l'heure de sa mort Broussais s'est fait homœopathe ; l'auteur sur la foi duquel on avance ce fait déclare, il est vrai, que l'illustre médecin avait alors perdu la tête. On conviendra que cette remarque affaiblit singulièrement la valeur du témoignage invoqué. Je ne sais ce qui en est de ces anecdotes ; ce que je sais c'est qu'à son lit de mort, Broussais a dit que n'ayant trouvé d'âme dans aucun des corps qu'il avait disséqués, il niait l'existence de l'âme. Non, l'homme qui a écrit cela au moment de paraître devant Dieu n'avait plus sa raison !

Après Broussais, M. Andral a expérimenté l'homœopathie. Mon adversaire, dans un sentiment dont je le remercie, a déclaré qu'il ne discuterait pas les expériences de M. Andral. Cette réserve qui n'est pas sans habileté m'embarrasse, et cependant je me dois à ma cause ; ma présence aux débats ne peut enlever à mon client l'autorité qu'il emprunte à ces expériences ; je les exposerai, d'après le Mémoire de M. Gallard, sans les discuter. « Elles ont eu lieu à l'hôpital de la Pitié, devant un concours nombreux d'élèves et de médecins. Le professeur a divisé en deux séries les cent trente ou cent quarante individus qu'il a soumis à l'emploi des médicaments homœopathiques.

» Les expériences de la première série ont eu pour but de savoir si les médicaments ont la propriété de produire sur l'homme sain des maladies semblables à celles que ces médicaments peuvent guérir. Tous les résultats ont été négatifs. Dans la deuxième série, il a cherché à constater si les médicaments guérissent réellement. *Constamment la médication homœopathique a été* NULLE *dans ses effets*, et il a fallu le plus souvent se hâter de recourir à la médication ordinaire pour arrêter le cours de la maladie. La relation de ces expériences après avoir été présentée sommairement par M. Andral à l'Académie de médecine (séance du 17 mars 1835) a été publiée, avec tous les détails nécessaires dans le *Bulletin général de thérapeutique*, t. VI, p. 318, par M. le docteur *Vernois*, qui était alors son interne et qui est aujourd'hui médecin de l'hôpital Necker, et médecin consultant de l'Empereur. »

Dans leur Mémoire, les adversaires veulent bien reconnaître la loyauté de l'expérimentateur ; mais ils lui reprochent de n'avoir pas suffisamment étudié les livres de Hahnemann et d'avoir porté un jugement erroné sur les symptômes caractéristiques des maladies qu'il s'agissait de soigner. Le tribunal appréciera.

Si l'on donne « à ceux qui sont en position de diriger des expériences, » suivant l'expression du mémoire adverse, si on leur donne le moyen d'appliquer leur théorie dans les hôpitaux, sans doute le résultat changera et l'on obtiendra enfin ces guérisons infaillibles radicales, instantanées que promet l'homœopathie. Vous allez en juger, messieurs. L'épreuve a été tentée « par un *certain* Bally, » comme a dit mon adversaire ; c'est le vénérable Bally qu'il fallait dire, le doyen de l'Académie de médecine et des médecins des hôpitaux, un homme dont personne, excepté les demandeurs, n'a jamais contesté la sévère loyauté.

Afin que ses expériences pussent être plus concluantes, M. Bally en confia la haute direction à deux homœopathes, MM. Currie et Léon Simon :

« M. Currie, dit M. Bally, traita des malades homœopathiquement, pendant quatre ou cinq mois, avec des médicaments qu'il avait fait venir d'Allemagne, de la même pharmacie où Hahnemann faisait préparer les siens. Un registre fut tenu par M. Currie et par M. Gross, interne de M. Bally. Au bout de quatre à cinq mois, M. Currie se retira en avertissant qu'il remettait la suite des expériences à l'année prochaine. On ne le revit plus. Je dois déclarer, ajoute M. Bally, que de tous les malades ainsi traités, PAS UN SEUL N'A GUÉRI. Deux faits font exception, les voici : Le premier concerne une femme affectée de cancer de la matrice. Elle est sortie après trois ou quatre mois de traitement, se disant soulagée. Quinze jours après, elle est rentrée à l'hôpital pour la même affection, et elle y a succombé. L'autre observation a trait à une de ces affections qu'on appelle aujourd'hui fièvres typhoïdes : *deux hommes entrèrent presque en même temps dans mon service*, affectés tous les deux de symptômes presque absolument semblables. *M. Currie en prit un qu'il traita homœopatiquement, je traitai l'autre par la méthode ordinaire.* Mon malade guérit en dix-huit jours, celui de M. Currie ne sortit qu'après trois ou quatre mois. »

M. Simon conteste l'exactitude de ces conclusions et se plaint que M. Bally ne produise pas de preuves écrites à l'appui de ses paroles. Que M. Simon fasse lui-même ce qu'il demande à M. Bally, qu'il produise des preuves, le détail authentique des guérisons par lui obtenues ; jusque-là il risque fort qu'on s'en tienne à la parole de M. Bally.

A Lyon, en 1832, M. le docteur Pointe, médecin en chef de l'Hôtel-Dieu, confia à un autre des demandeurs, M. Gueyrard, une salle de trente lits, à la seule condition d'assister à ses visites. « Quinze malades ont été traités, dit M. Pointe, sans aucun résultat avantageux. M. Gueyrard, interpellé plusieurs fois à ce sujet, en est lui-même convenu. Trois fois, pendant le cours de ses expériences, et de concert avec ce docteur qui en reconnut la nécessité, nous nous sommes écartés de la doctrine de Hahnemann... Ces expériences ont duré dix-sept jours, et n'ont cessé que parce que l'expérimentateur s'est volontairement retiré. » (Compte rendu par M. Pointe, *Gazette médicale*, 1833, p. 708.) Savez-vous comment M. Gueyrard explique sa retraite, sans pouvoir, du reste, contester les résultats énoncés ? Il s'est retiré, dit-il, parce qu'une nuit l'interne de service a pratiqué une saignée à un malade qui sans cela allait mourir, et parce qu'on a fait dans la salle, par ordre de l'administration, les fumigations hygiéniques d'usage ! Il faudra donc laisser de fétides odeurs empoisonner l'air des hôpitaux, si l'on veut y introduire l'homœopathie ? — Je voudrais savoir si l'odeur d'un cigare fumé dans la rue, montant à dose homœopathique, n'empêcherait pas dans les maisons l'action des globules !

En 1849, M. Nathalis Guillot, professeur à la Faculté de médecine, appelle M. Tessier à la Salpêtrière que ravageait le choléra et lui confie neuf malades ; les neuf malades sont mortes (voir dans notre Mémoire, p. 41, la lettre de M. Guillot). Sans doute M. Tessier ne les a pas tuées, mais enfin il ne les a pas empêchées de mourir, malgré la puissance infaillible du spécifique. M. Tessier a répondu ; il n'a pas nié que ses neuf malades fussent mortes, il a seulement prétendu, ce qui est facile à dire, qu'il avait été appelé trop tard : il ne fallait pas alors accepter l'épreuve.

Ainsi, pour écarter ces expériences dont mon honorable confrère n'a pu méconnaître la gravité, on répond que M. Andral n'a pas su appliquer le traitement, et quant aux autres médecins qui ont ouvert leurs salles aux homœopathes, on répond tranquillement qu'ils sont de mauvaise foi. Je ne sais ce que le tribunal pensera de ces arguments ; mais ce que je constate, c'est qu'en relatant ces expériences, mon client n'a rien avancé qui ne fût rigoureusement exact. A-t-il eu tort de croire à la parole de ses maîtres ? Ces expériences sont-elles décisives, comme il le pense, ou sans portée, comme le disent les adversaires ? Peu importe au procès ! Ce qui importe c'est que sur ce point comme sur tous les autres, la bonne foi de M. Gallard est évidemment à l'abri de tout reproche.

A côté de ces expériences, quelle valeur voulez-vous que nos clients puissent attribuer aux merveilles qu'on raconte de l'homœopathie. Quand on voit que les homœopathes échouent toutes les fois qu'ils sont soumis à un contrôle sérieux et éclairé, on a le droit de tenir pour suspects les succès qu'ils s'attribuent, ou que leur prête le monde si facile à séduire et à égarer. — Qu'un médecin guérisse, nul ne le remarque ; cela paraît tout naturel. Mais qu'un homœopathe guérisse ou ait l'air de guérir, on se récrie, on s'étonne, on admire et vos adeptes eux-mêmes racontent le fait comme un miracle. C'est ainsi que l'incrédulité même que vous provoquez augmente à votre profit le bruit qui se fait autour de vous : « Je connais, nous dit-on de toutes parts, je connais telle » personne qui a été soignée par un homœopathe. — Vraiment ! elle n'est pas » morte. — Bien au contraire, elle a guéri ! — C'est prodigieux ! Cela tient du » miracle ! » Or, nous aimons les miracles ; nous sommes ainsi faits que nous croyons ce qu'on nous dit d'autant mieux que c'est plus invraisemblable. La nouveauté, le merveilleux nous enchantent, et la mode entraîne les plus sages. « Nous louons ce qui est loué, a dit Labruyère, bien plus que ce qui est louable. » Je n'entends donc contester en rien la vogue qu'obtient l'homœopathie dans le monde, et mon adversaire ne m'embarrasse nullement quand il cite les paroles de M. Amédée Latour, reconnaissant que l'homœopathie gagne du terrain.

Cette vogue qui selon nous ne prouve rien, pour vous, c'est tout ; nous le savons, et nous vous le reprochons. Vous vous adressez au monde qui ne peut pas juger la valeur de vos doctrines ; on ne vous voit pas porter de mémoires aux académies. Les académies, dites-vous, refusent de vous écouter ; assiégez leurs portes et, si la vérité est avec vous, vous les forcerez. En attendant, ouvrez des cours libres où vous appellerez la jeunesse studieuse. Mais non, vous n'osez pas plus affronter le jugement des élèves de nos écoles que celui de leurs maîtres. Si M. Gallard vous a calomniés en disant ce que je répète ici, indiquez les cours que vous faites, citez les mémoires que vous avez lus à l'Institut. Mais nous avons l'aveu de l'un des demandeurs, M. Escalier, qui a laissé échapper ces lignes : « L'homœopathie n'ayant pu faire parmi les » médecins de propagande bien active..., elle s'est insinuée dans l'intérieur de » tous les ménages. » Du temps de Guy-Patin, il existait déjà des praticiens en vogue offrant au public des remèdes faciles et trompeurs, et le vieux médecin appelait cela : « *lécher les malades et aboyer la science.* »

Je disais que les succès de vogue me sont suspects. Sans citer Sgnanarelle qui, en définitive, rendit la parole à Lucinde et fut pendant tout un jour le plus grand médecin de son temps, Mesmer et Cagliostro ont eu autant de vogue que Hahnemann, et Voltaire, en son *Dictionnaire philosophique*, à l'article *charlatan*, notez ceci, raconte qu'un certain Villars fit fortune et guérit beaucoup de malades, en vendant au prix de 6 livres, des bouteilles d'eau de Seine. Enfin l'un des vôtres, le docteur Davasse, ce qui n'est point de nature à calmer mes méfiances, compare nommément l'un de vous et l'un des plus connus au chat sauvage et grand chasseur de la fable, qui regarde ses succès par le petit bout de la lorgnette, et ses revers par le gros bout.

Ce n'est pas, messieurs, que j'entende dire que les homœopathes n'ont jamais guéri personne. Nous connaissons tous des gens dignes de foi qui disent, qui croient avoir été guéris par eux. Ce qu'affirment nos clients, c'est que l'homœopathie n'a jamais triomphé d'aucune maladie *organique*, parce que les maladies organiques ne peuvent jamais céder que devant une médication réelle. Quant aux maladies aiguës, même celles dont le nom effraye le plus, les fluxions de poitrine par exemple, elles peuvent guérir d'elles-mêmes; sans doute, elles exigent souvent des remèdes énergiques, mais souvent aussi elles cèdent, vaincues par les seules ressources de la nature. Il peut ainsi vous arriver, sinon de guérir, du moins de laisser guérir un grand nombre de maladies aiguës, et le monde étonné se fait l'écho complaisant et enthousiaste de vos chants de victoire. Hippocrate a depuis longtemps proclamé cette vérité que confirment les succès de vos globules, si succès il y a : *Optima medicina interdum non medicinam facere.*

Je vais plus loin, et j'accorde aux homœopathes des succès non plus apparents, mais réels, quand il s'agit de certaines maladies nerveuses; leur mérite est alors d'agir sur l'imagination et dans ce genre de maladies, la foi peut tout. Ce ne sont pas sans doute leurs remèdes qui opèrent, c'est la confiance qu'ils inspirent. On a fait à ce sujet de curieuses expériences dont j'emprunte le récit à notre Mémoire page 35 :

« M. Trousseau, qui avait vu des malades se plaindre d'éprouver des symptômes étranges après avoir pris des globules homœopathiques, lesquels ne produisaient rien sur des médecins, bien que ces derniers en eussent pris d'abord un seul par jour, puis deux, puis dix, puis enfin quatre-vingts sans résultat aucun, eut l'idée de faire la contre-épreuve. — Voici comment il s'y prit : Il fit préparer des pilules composées uniquement de farine de froment parfaitement pure et de gomme arabique ; puis leur donna un nom qui pût frapper l'imagination de ses malades, et ne les leur administra qu'en prenant des précautions exagérés pour augmenter encore à leurs yeux l'importance du remède. Cet essai réussit parfaitement bien, et les malades attribuèrent à ces pilules, soit des accidents, soit des améliorations passagères, également manifestes, mais dont elles étaient bien certainement innocentes. Cependant elles eurent autant d'action que les plus héroïques d'entre les médicaments homœopathiques avec lesquels elles peuvent marcher de pair. — C'est dans le service de M. Récamier, à l'Hôtel-Dieu, que furent faites ces curieuses expériences, dont la relation fut publiée par M. Pigeaux sous ce titre : *Étonnantes vertus homœopathiques de la mie de pain* (*Bullet. de thérap.*, t. VI, p. 128).

» Pour moi, dit à son tour M. Béhier, j'ai vu des pilules de mie de pain amener un effet purgatif ou un effet diurétique, selon l'indication que je donnais au malade. Aujourd'hui encore, j'ai vu ces pilules produire chez une hystérique des symptômes que je lui signalais à l'avance, et atténuer ceux qu'elle éprouvait auparavant. Pourquoi les remèdes homœopathiques n'auraient-ils pas un effet du même genre ? » (Page 147.)

Ces témoignages vous sont-ils suspects ? Écoutez un homœopahe, le docteur Griesselich : « Il est incontestable que de véritables guérisons ont été déterminées par l'eau pure. » Enfin, Hahnemann lui-même conseille l'action mesmérique du magnétisme... à dose homœopathique (*Organon*, p. 328). C'est avouer assez clairement combien il compte sur l'imagination de ses malades.

L'homœopathie sincèrement pratiquée peut donc, je le répète, non pas guérir, mais laisser guérir les maladies nerveuses et un grand nombre de maladies aiguës. Cependant l'homœopathie appelle souvent à son aide des moyens plus efficaces. Il y a des médicaments des plus énergiques, des alcaloïdes par exemple, qui peuvent être mis en globules en tout semblables aux globules homœopathiques. J'ai eu l'honneur de lire tout à l'heure au tribunal un passage dans lequel Orfila constate que les homœopathes administrent souvent des remèdes allopathiques. Vous récuserez Orfila ? Je produis des consultations signées d'un homœopathe, de M. le docteur Davet, qui prescrit des remèdes formellement interdits par Hahnemann. Enfin, on me remet à l'instant, et je communique à mon adversaire un document qui passera sous les yeux du tribunal, c'est le registre authentique d'un pharmacien de Paris ; j'y trouve plus de deux cents ordonnances prescrivant des remèdes allopathiques et signées par des homœopathes ; parmi eux, je rencontre le nom de deux des demandeurs, de M. le docteur Gastier et de M. l'officier de santé Love (car si les demandeurs ont leur officier de la Légion d'honneur, ils ont aussi leurs officiers de santé.) Dans le Mémoire qu'ont signé MM. Love et Gastier, ils protestent qu'ils ne sont pas des *insufficientistes*, qu'ils ne sont pas de ceux qui allient les pratiques de la médecine traditionnelle à l'homœopathie, et cependant je prouve qu'ils font tour à tour, et peut-être indifféremment de l'homœopathie et de l'allopathie. Je rapproche les deux faits ; je ne veux pas les qualifier.

Messieurs, l'homœopatihe et la médecine traditionnelle ne sont pas des systèmes divers qu'on puisse, dans une certaine mesure, allier et combiner ; leurs principes sont contraires, leurs règles et leur méthode sont contradictoires ; l'une des doctrines est la négation de l'autre : on ne peut donc pas, de bonne foi, les pratiquer l'une et l'autre. Hahnemann, avec qui nous sommes d'accord sur ce point, l'a solennellement proclamé avant nous. Aussi quand, à l'exemple de MM. Love et Gastier, vous faites à la fois de l'homœopathie et de l'allopathie, vous le dites peut-être tout bas au malade que cela enchante. Vous ne l'avouez pas tout haut; vos confrères vous démasqueraient.

J'allais oublier M. Tessier, qui n'a sacrifié ni clientèle ni position, mais seulement suivant l'énergique expression de M. Béhier, l'estime de ses collègues; je croyais même, avant d'entendre les doléances de mon adversaire, que l'homœopathie lui avait donné une riche et nombreuse clientèle. Il est non pas directeur, comme on l'a dit, mais l'un des médecins de l'hôpital Beaujon; il y suit, à son gré et sans persécution aucune, les méthodes qui lui conviennent; il y obtient, dites-vous, de merveilleux succès que vous reprochez à mon client d'avoir passés sous silence. Je veux parler le moins possible de M. Tessier qui n'est pas au procès. Pour justifier la bonne foi de mon client, je vous dirai seulement que s'il n'a pas parlé des succès de M. Tessier, c'est qu'il a de bonnes raisons de ne pas croire à leur sincérité; c'est que de notoriété publique, M. Tessier saigne et purge autant que personne. Si d'ici à la huitaine, je vous rapportais la preuve que M. Tessier fait de l'allopathie tout comme M. Love et M. Gastier, qu'en diriez-vous? réclameriez-vous encore pour l'homœopathie le bénéfice de ses succès?

Oui, les succès du monde, les succès même d'hôpital obtenus sans surveillance et sans contrôle, nous sont éminemment suspects; succès exagérés, succès dus à l'énergie de la nature ou à la puissance de l'imagination, quand ils ne sont pas dus à de basses supercheries; succès qui s'évanouissent et disparaissent dès qu'ils sont soumis à l'œil exercé d'un homme de l'art! Si vous avez encore des doutes sur ce point du débat, laissez-moi, Messieurs, rapprocher des chants de triomphe de l'adversaire une aventure qui éclaire singulièrement la cause.

En 1854, tous les journaux de Lyon et de Marseille publiaient une lettre de l'un des demandeurs, du docteur Chargé, celui qui représente parmi les plaignants les officiers de la Légion d'honneur, à la grande satisfaction de mon honorable confrère qui vous a si complaisamment et tant de fois rappelé ce titre scientifique. Dans cette lettre, M. Chargé raconte qu'il a soigné quatre-vingts cholériques à Marseille sans avoir un seul décès. Le choléra est, hélas! un de ces redoutables fléaux qui confondent la faiblesse de la science humaine, et la médecine a la douleur de se voir le plus souvent impuissante et désarmée devant ses effroyables ravages. M. Chargé, sur quatre-vingts cholériques, n'avait pas perdu un seul malade! Écoutez son bulletin qui fait pâlir les récits de Martine et ceux de Toinette glorifiant ses propres mérites, vantant les succès de Sganarelle :

« Après la bataille, je compte mes pertes, et je trouve zéro. J'ai bien le droit de chanter victoire.

» Quatre-vingts cholériques traités par l'homœopathie sans un décès! Le chiffre est exorbitant pour nos adversaires, je le comprends très bien, mais il a ses analogues dans notre école, et *mieux encore*. »

Quatre-vingts guérisons sur quatre-vingts malades atteints du choléra, cela semblerait assez à tout autre, cela ne suffit pas à M. Chargé! En vérité, son *mieux encore* a été oublié par Molière.

Quoi qu'il en soit, l'année suivante, Marseille étant de nouveau ravagé par le Choléra, M. Honnorat, maire et député de cette ville, appelle l'heureux M. Chargé et lui propose de prendre le service d'une des salles de l'Hôtel-Dieu. Vous allez voir, messieurs, ce que deviennent les succès tant vantés. Ce n'est point un confrère envieux et passionné, c'est un homme aussi impartial qu'honorable, sans préjugés, puisqu'il a appelé M. Chargé, qui va vous raconter le résultat des expériences cette fois authentiques de M. Chargé, c'est M. Honnorat :

« Marseille, le 30 octobre 1855.

» Monsieur le Président,

» ...... J'ai l'honneur de vous communiquer le résultat des expérimentations faites à l'Hôtel-Dieu au sujet du traitement des maladies cholériques par le système homœopathique.

» Le 31 août j'écrivais à ce sujet à M. Chargé...

» Le 1ᵉʳ septembre, dans la matinée, M. Chargé me fit connaître qu'il se mettait à ma disposition, et je l'accompagnai à l'Hôtel-Dieu où je le mis en rapport avec la commission administrative.

» Cette commission lui confia le service de deux salles pour le traitement des cholériques par la méthodes homœopathique.

» Ces salles furent acceptées par M. Chargé.

» Il fut ensuite question du mode d'admission des malades.

» Je proposai d'envoyer alternativement un malade dans le service des médecins homœopathes, et un dans celui des médecins ordinaires de l'établissement.

» M. Chargé ayant exprimé le désir qu'il y eût un jour d'admission pour les uns et un jour pour les autres (il ne put donc y avoir aucune partialité dans la distribution des malades), le service fut établi dans ces conditions, de telle sorte qu'à partir du jour même, 1ᵉʳ septembre à six heures du soir, les malades qui entraient dans le service des médecins allopathes furent distingués de ceux qui y étaient entrés antérieurement, afin de servir à la comparaison des résultats obtenus par chaque système de traitement.

» M. Chargé désigna lui-même l'élève de l'Hôtel-Dieu qui serait spécialement attaché à son service.

» Il demanda que les membres du corps médical de l'Hôtel-Dieu ne pussent être admis dans les deux salles en dehors des heures de ses visites. Cela lui fut accordé. Il ne fut fait d'exception à cette mesure en faveur du premier chef interne de l'Hôpital, M. Rampal...

» Les choses ainsi établies, M. Chargé commença ses visites à l'Hôtel-Dieu le 3 septembre à six heures du matin. — Le lendemain, le nombre des malades admis dans ses salles devenant assez considérable, il jugea nécessaire d'organiser son service de telle manière que des soins fussent donnés le plus promptement possible aux malades qui lui seraient confiés.

» Trois de ses collègues, docteurs en médecine, MM. Jollier, Rampal et Gillet, se mirent à sa disposition, ainsi que M. Couillier son élève particulier, et divers jeunes gens pris parmi ses plus fervents adeptes.

» Mais dès le 7 septembre, après avoir reçu 26 malades, M. Chargé éleva de nombreuses plaintes. Ses collègues négligeaient le service dont ils s'étaient chargés, l'élève qu'il avait choisi n'était presque jamais à son poste, les sœurs ne paraissaient jamais dans la salle, les infirmiers manquaient, il était lui-même à bout de force ; aussi, en homme consciencieux, il annonça qu'il aimait mieux se décider à une retraite qui lui était pénible, que de continuer un service qu'il ne pourrait pas faire dans des conditions convenables.

» Le samedi 8 septembre, il me fit connaître sa détermination, et dès ce moment les salles de l'homœopathie ne reçurent plus de malades.

» Pendant ces huit jours d'expérimentation, 26 malades y avaient été introduits, il en est mort 21.

» Pendant ce même temps les salles des médecins allopathes ont reçu 25 malades cholériques, sur lesquels 14 ont succombé....

» Le maire de Marseille,

» Signé : HONNORAT. »

Qu'a répondu M. Chargé à cet éclatant démenti qu'il s'est donné lui-même ? Qu'il manquait d'auxiliaires, qu'il succombait à la fatigue. Vous venez de l'entendre, la vérité est que pour vingt-cinq malades il avait quatre élèves des hôpitaux, choisis par lui, et plusieurs jeunes gens pris parmi ses plus fervents adeptes ; du reste, l'effet sur l'opinion publique fut tel que M. Chargé qui avait à Marseille une clientèle considérable a quitté cette ville pour n'y plus revenir. M. Chargé n'est pas seulement jugé par ses confrères, il ne l'est pas seulement par le témoignage impartial de l'honorable maire de Marseille, il l'est par les homœopathes eux-mêmes, et dans l'*Art médical*, M. Davasse, son confrère en Hahnemann, conteste les succès de 1854 et constate les défaites de 1855.

M. Chargé avait dit qu'il guérissait tout le monde ; il a perdu plus de malades qu'aucun de ses confrères. Je comprends que les histoires de ce genre ne soient pas du goût des homœopathes qui, tout à l'heure, citaient M. Chargé comme une de leurs gloires. Mais lorsqu'on rencontre de pareils faits, on a bien le droit de les apprécier, de les caractériser ; la science le veut, l'intérêt public l'exige, la justice ne peut le défendre. Contestez l'autorité de M. Andral, de M. Trousseau et de tous vos maîtres, contestez la bonne foi de M. Honnorat, après avoir contesté celle de M. Bally et de M. Guillot : vos impuissants démentis, vos explications embarrassées n'obscurciront pas une vérité aussi éclatante que la lumière du jour. Vous guérissez, quand personne ne vous voit ; vous êtes frappés d'une soudaine impuissance dès qu'on vous surveille. M. Gueyrard, M. Chargé, M. Tessier, M. Simon, ont été publiquement mis aux prises avec la maladie ; obligés de pratiquer réellement ce qu'ils enseignent, ils ont dû, après quelques jours de désastreux essais, avouer leur défaite et se retirer confondus. L'homœopathie est jugée par ses propres œuvres.

Suis-je dans l'erreur ? les expériences de M. Chargé à Marseille ne sont-elles qu'une suite de succès ? La lettre de M. Honnorat à la main, j'établis du moins sur ce point, comme sur tous les autres, la bonne foi de mon client.

Ce n'est pas assez, messieurs, et, pour établir plus victorieusement encore la loyauté si témérairement attaquée de M. Gallard, je veux vous citer l'opinion des corps savants et des maîtres illustres dont il a été, dans son article et dans son Mémoire, le modeste mais sincère interprète. Vous savez quelle est l'Académie de médecine ; composée de tout ce que la science compte d'hommes éminents, ce n'est pas seulement la compagnie médicale la plus illustre du monde, c'est un corps officiellement investi d'une sorte de haute juridiction sur toutes les questions qui se rattachent à la science ou à la pratique de la médecine. En 1835, une société homœopathique demandait l'autorisation de fonder des dispensaires et un hôpital spéciaux. Consultée à ce sujet par le ministre de l'instruction publique, l'Académie répondit en ces termes, après une discussion solennelle qui occupa trois séances :

« Chez nous comme ailleurs l'homœopathie a été soumise en premier lieu aux rigoureuses méthodes de la logique, et tout d'abord, la logique a signalé dans ce système une foule de ces oppositions formelles avec les vérités les mieux établies, un grand nombre de ces contradictions choquantes, beaucoup de ces absurdités palpables qui ruinent inévitablement tous les faux systèmes aux yeux des hommes éclairés, mais qui ne sont pas toujours un obstacle suffisant à la crédulité de la multitude.

» Chez nous comme ailleurs, l'homœopathie a subi aussi l'épreuve des faits ; elle a passé au creuset de l'expérience, et chez nous comme ailleurs, l'observation fidèlement interrogée a fourni les réponses les plus catégoriques, les plus sévères ; car si l'on préconise quelques exemples de guérison pendant les traitements homœopathiques, on sait de reste que les préoccupations d'une imagination facile, d'une part, et d'autre part les forces médicatrices de l'organisme en revendiquent à juste titre le succès. Par contre, l'observation a constaté les dangers mortels de pareils procédés, dans les cas fréquents et graves de notre art où le médecin peut faire autant de mal et causer non moins de dommage, en n'agissant point du tout, qu'en agissant à contre-temps. La raison et l'expérience sont donc réunies pour repousser de toutes les forces de l'intelligence un pareil système. »

On vous a dit que M. Guizot, rejetant comme l'œuvre du préjugé et de la passion le vœu de l'Académie, avait fait droit à la demande des homœopathes ; c'est une erreur ; l'illustre homme d'État, que l'Université avait l'honneur d'avoir à sa tête, a autorisé la formation d'une société libre que personne ne songeait à interdire ; mais il n'a pas permis l'ouverture d'un dispensaire gratuit où de pauvres gens seraient venus compromettre leur santé et leur vie. A défaut de M. Guizot, c'est M. Léon Simon qui se charge d'infirmer l'arrêt du docte aréopage. M. Simon qui n'a pas l'honneur de faire partie de l'Académie et un certain M. Croserio, son ami, ont désiré prendre part à la discussion. L'Académie n'a pas violé pour eux les usages de toutes les compagnies savantes ; elle ne les a pas appelés à la tribune, elle ne les a pas consultés. En conséquence, et de par M. Simon, je cite textuellement le mémoire adverse : « La résolution de l'Académie est frappée de nullité. » On ne s'en tient pas là et l'on compare cette pauvre Académie au tribunal révolutionnaire qu'on ne s'attendait guère à voir en cette affaire… Plût à Dieu que le tribunal révolutionnaire eût consacré trois séances à juger ses victimes et qu'il n'eût jamais voté que des ordres du jour ! La France aurait une horrible page de moins dans son histoire ! Elle aurait moins de deuils et moins de crimes à pleurer !

En 1855 on offre à l'Académie je ne sais quelle œuvre homœopathique ; le bureau, par un vote sans précédents, refuse l'hommage de la brochure et la renvoie à son auteur. Je produis la délibération que le bureau de l'Académie nous a confiée comme pour intervenir au débat et protéger M. Gallard de son éminente autorité.

Ne comprenez-vous pas, messieurs, que par cette délibération l'Académie n'a plus voulu seulement nier, mais flétrir l'homœopathie. Je m'arme de cette décision et je dis : l'Académie ne vous condamne pas comme des hommes qui se trompent, elle vous repousse comme des gens qui trompent, comme des indignes qui n'ont rien à voir avec la science. Mon client a donc eu raison de le dire : « Le débat scientifique est clos, » votre place est sur ce terrain fangeux où se débattent toutes les pratiques suspectes et ténébreuses qui vivent de la crédulité publique.

Après l'Académie, la Faculté de médecine. En 1843, c'est le célèbre professeur Trousseau qui, dans un discours solennel d'ouverture flétrit l'homœopathie en des termes que je voudrais pouvoir placer sous les yeux du tribunal. Hier, c'est M. Lasègue que la jeunesse des écoles, émue du procès actuel, sollicitait de faire une leçon sur l'homœopathie et qui s'exprimait ainsi au milieu des applaudissements de son ardent auditoire :

« Puisque vous me le demandez, je vais consacrer une leçon à vous parler de Hahnemann et de sa doctrine ; je vous en parlerai sans passion ; mais ne vous attendez pas à ce que je vous en parle avec respect, car il ne le mérite pas. Hahnemann a différé de Mesmer et de Cagliostro, en ce que ces derniers avaient euxmêmes foi dans les erreurs qu'ils accréditaient, tandis que Hahnemann a cherché à tromper tout le monde, sans avoir l'excuse de s'être trompé lui-même.» (*Leçon de M. Lasègue, sténographiée.*)

J'espère, messieurs, ne pas établir seulement la bonne foi, mais aussi la modération de mon client ; pour cela, permettez-moi encore quelques citations, ce seront les dernières.

M. Bouillaud : « L'homœopathie est un charlatanisme meurtrier... L'expérimenter encore, ce serait assassiner. »

M. Soubeiran, directeur de l'École de pharmacie, professeur à la Faculté de médecine : « L'homœopathie est le comble de la folie ou de l'impudence.»

M. Trousseau : « L'homœopathie est la médecine des charlatans. »

M. Marc, premier médecin du roi Louis-Philippe : « On pourrait citer jusqu'à trois homœopathes à Berlin, un fripon et deux ignorants. »

M. Manec : « Les homœopathes sont réduits à l'absurde quand on les serre d'un peu près ; rien de plus facile même que de les convaincre de mauvaise foi. Ainsi M. Chargé, etc. »

Je m'arrête, Messieurs, je ne veux pas faire de personnalités.

La *Gazette hebdomadaire*, journal officiel, publié sous les auspices du ministère de l'instruction publique, ne parle jamais des homœopathes que pour les nommer fourbes et charlatans.

Enfin M. Requin, professeur de la Faculté, membre de l'Académie de médecine, médecin de l'Hôtel-Dieu :

« Quel beau mot que l'homœopathie, mais quel dommage que ce ne soit qu'un passe-port pour une rêverie tudesque qui, sous un masque scientifique, n'est au fond rien autre chose que déception et mensonge !... Voilà les divers noms sous lesquels se présente, ou plutôt se dissimule pédantesquement, comme quelque chose de sérieux, une des mystifications pseudo-scientifiques les plus risibles et les plus damnables dont notre pauvre espèce humaine ait été jamais dupe ou victime. Comprimons pourtant le rire sur nos lèvres déjà frémissantes ; contenons l'indignation toute prête à déborder de notre cœur (cela n'est pas sans peine, je l'avoue) car je ne me pique pas d'être du nombre de ceux qui gardent une impartialité béate entre l'erreur et la vérité, entre les panacées du charlatanisme et la médecine hippocratique, baconienne ou positive ; j'ai une haine vigoureuse, et je m'en vante, contre tout ce qui me paraît être évidemment absurdité et jonglerie. »

Après avoir cité un passage extrait d'un ouvrage de M. Léon Simon, que l'on présente comme une réponse écrasante aux arrêts de l'Académie de médecine, M. Requin ajoute :

« Voilà comment raisonnent ces messieurs ; que vous en semble, lecteurs sensés ? Quant à moi, je jure que pour ne pas être aveugle à l'évidence de ce raisonnement, pour ne pas être incrédule à cette prophétie, *il faut véritablement avoir l'esprit illuminé,* par grâce ou par disgrâce spéciale.

» Arrière donc, messieurs, les insufficientistes qui emploient tantôt la médecine ordinaire, tantôt l'homœopathie, regardant cette dernière comme insuffisante (ce sont les éclectiques), tiers parti justement repoussé de droite et de gauche entre le camp des vrais homœopathes et le nôtre ! Arrière, vous, praticiens amphibies ! Vous, Janus à double langage ! Vous, chauves-souris de l'homœopathie, qui dites comme il vous plaît : tantôt je suis souris, et tantôt je suis oiseau. Vous ne prenez le nom d'homœopathe que comme une enseigne et pour allécher certaines gens ; je ne devrais vous signaler que pour mémoire...

» Ce que nous repoussons de toutes nos forces (écoutez bien ceci, Messieurs), c'est d'admettre l'homœopathie, même de nom, dans la sphère de la médecine honnête et raisonnable. Lorsqu'un mot est devenu l'enseigne du charlatanisme, lorsqu'il ne fait que couvrir sous un faux vernis d'apparence scientifique, l'industrialisme médical le plus éhonté, y eût-il dans ce mot un point de vue vrai, mieux vaudrait le proscrire et le rayer comme étant à jamais d'ignominieuse mémoire ; mais ce n'est pas là le cas. »

« Tu as aussi, ô XIXᵉ siècle ! tes hontes et tes plaies ; sans compter bien des points que je ne veux ni ne dois toucher, sans sortir de la compétence du médecin, tu as l'homœopathie, le magnétisme animal, la phrénologie cranioscopique, trois fausses sciences avec leurs professeurs et leurs adeptes, avec leurs journaux et leurs gros livres. Voilà qui sera, certes, à trois cents ans de distance, un triple sujet de risée pour la postérité ! » (HOMŒOPATHIE, *Supplément au Dictionnaire des dictionnaires de médecine.*)

Qu'oppose l'adversaire à ces éloquentes et unanimes condamnations ? Il répond que la science est de sa nature routinière et repousse systématiquement tous les progrès ; il veut même bien l'excuser en raison de son grand âge et pardonne aux vieux académiciens de ne point aimer les jeunes idées qu'il compare à de poétiques *jeunes filles.* Messieurs, le talent de mon adversaire s'est vainement épuisé à relever ce thème banal usé au service de tous les charlatanismes et de toutes les folies. Oui, la science a de sages, d'heureuses lenteurs ; elle ne joue pas la vie des malades sur la foi du premier venu ; mais elle inscrit avec joie toute découverte éprouvée, comme une victoire sur la maladie et quelquefois sur la mort. Semblable en quelque sorte, permettez-moi cette comparaison qui peut sembler étrange, mais qui a le mérite de rendre parfaitement ma pensée, semblable à cette admirable constitution anglaise qui ne se laisse ni surprendre et envahir par les trompeuses promesses des révolutions, ni devancer par aucun progrès légitime, ni arrêter dans l'effort souvent douloureux d'une réforme jugée nécessaire, la science n'est ni prompte ni rebelle aux innovations. Sans doute elle ne s'est point inclinée devant Mesmer, ni devant Cagliostro, ni devant Hahnemann ; mais quand Bichat mourait à trente ans, ses maîtres s'enorgueillissaient de se faire ses disciples, et les découvertes de ce grand homme devenaient la loi de l'enseignement.

Il a fallu, répétez-vous pour la centième fois, trente ans pour faire accepter la théorie de la circulation du sang ; oui, cette théorie a été longtemps discutée, mais dès le premier jour elle comptait parmi ses adeptes des hommes comme Fagon, et au bout de trente ans, elle était universellement admise. Voilà plus de soixante ans que l'homœopathie est inventée, quel homme considérable a-t-elle gagné à sa cause ? Sans parler de la vapeur, des applications de l'électricité et de tant de découvertes étrangères à la médecine, la vaccine, le sulfate de quinine, le chloroforme et bien d'autres procédés aussi nouveaux sont nés depuis l'homœopathie et, à peine connus, sont entrés dans le domaine de la science et de la pratique générale. C'est qu'en effet, il n'y a pas de science plus facile et, pour ainsi dire, plus ouverte au progrès que la médecine ; science imparfaite et inachevée, elle le reconnaît elle-même, science d'observation et d'expérience, elle n'est pas enfermée comme l'homœopathie dans de rigoureuses formules ; ce qui a permis à l'un des maîtres les plus illustres de la Faculté de Paris, M. Chomel, de la nommer l'*école du bon sens et du progrès*. Vous-mêmes, vous l'avez reconnu, lorsque, croyant railler, vous avez complaisamment remarqué que la médecine change tous les vingt-cinq ans de système. Je vous en remercie, vous avez répondu à l'avance aux reproches de routine et de préjugés que vous alliez nous adresser.

Pourquoi, après tout, les médecins n'adopteraient-ils pas l'homœopathie s'ils la croyaient vraie, aussi bien que toute autre nouveauté. Vous m'accorderez bien qu'il y a parmi eux quelques honnêtes gens à qui leur conscience défendrait « de torturer et de martyriser les pauvres malades par l'allopathie, » suivant la gracieuse expression de l'un de vous, s'ils croyaient à l'efficacité de votre système aussi facile à étudier pour les médecins qu'à pratiquer pour les malades. Leur intérêt même serait d'accord avec leur conscience ; il ne s'agit ici ni de position, ni de clientèle à abandonner, l'homœopathie ne demande pas de tels sacrifices à ses adeptes. Si des gens, sans nom et sans titres scientifiques, qui traînaient leur obscurité dans les rangs inférieurs de la pratique, ont pu tout à coup en arborant l'enseigne de l'homœopathie se faire une fort lucrative célébrité, à quelle situation ne se seraient pas élevés les maîtres de la science si, croyant l'homœopathie vraie, ils se fussent mis à la tête de la réforme, et lui eussent apporté l'autorité toute-puissante de leur nom ?

Voulez-vous, je vous le concède, que la Faculté que vous accusiez tout à l'heure de changer trop souvent de système, se condamne tout à coup à l'immobilité, qu'elle ait contre l'homœopathie je ne sais quelle prévention exceptionnelle dont il vous serait assez difficile d'indiquer la cause ? A côté des maîtres dont l'esprit et la conscience engourdis par les ans ne peuvent ou ne veulent pas s'éclairer, il y a des jeunes gens pleins de zèle et d'ardeur, dont l'oreille n'est point encore endurcie et que n'effrayerait même pas la ressemblance de vos idées avec de gracieuses *jeunes filles*. La jeunesse, en toutes choses, est amie du progrès ; instinctivement attirée vers l'avenir, elle a une sorte de préjugé naturel contre tout ce qui est ancien, contre tout ce qui est venu avant elle en ce monde ; elle a beau aimer et respecter ses maîtres, ce lui est un malin plaisir de les critiquer et de les trouver en défaut ; le rêve éternel de chaque génération, c'est de faire sa révolution. Pourquoi les élèves de nos écoles refusent-ils de vous suivre ? Il ne s'agit point pour eux « d'abandonner une position abritée à l'ombre d'institutions séculaires, » ils ont, bien au contraire, le désir ardent, légitime, généreux, de se faire un nom et de reculer les limites de la science qu'ils aiment ; ils ont l'impérieux besoin de se faire une clientèle ; vous leur offrez le moyen facile de devenir du même coup riches et célèbres ; car à défaut d'autre mérite, l'homœopathie a celui d'exiger si peu de science ou de développer si subitement l'esprit que du premier coup ses adeptes arrivent à la renommée et à la fortune. Pourquoi vos succès de société ne les tentent-ils pas ? Pourquoi sont-ils sourds à vos appels, comme M. Gallard sera sourd aux aimables encouragements dont vous avez bien voulu l'honorer à la fin de votre plaidoirie, après l'avoir indignement injurié et calomnié ? C'est que vos doctrines et vos pratiques révoltent leur conscience autant que leur bon sens.

Vous récusez l'Académie ! à côté d'elle, au-dessous d'elle il y a de nombreuses sociétés où se réunit cette jeunesse studieuse et ardente ; pépinières de l'avenir, ces sociétés ont souvent produit de grands travaux ; de précieuses découvertes sont sorties de leur sein. Vous en êtes bannis ; il n'y a pas une seule de ces sociétés dont les portes vous soient ouvertes, et je produis les décisions qui ont exclu ceux de leurs membres qui se sont par exception engagés dans vos rangs. Le procès que vous nous faites a ému ces jeunes et savantes sociétés ; toutes, elles ont adhéré aux paroles de M. Gallard et témoigné à l'auteur leur vive sympathie dans des délibérations dont la lecture fatiguerait le tribunal, mais qui sont au dossier. Lorsque a paru le Mémoire dont vous demandez la suppression, ces sociétés plus ardentes encore contre vous que la vieille académie, en ont, dans un vote unanime, ordonné l'impression à leurs frais. Honorable et puissante adhésion qui montre mieux que mes paroles au tribunal, ce que les médecins de tous les âges et de toutes les situations pensent de la pratique homœopathique ! Pour vous faire bien saisir l'énergie de la réprobation que soulève dans le corps médical cette pratique, permettez-moi, messieurs, d'emprunter à un auteur que l'adversaire a invoqué, à M. Manec, un article du règlement de l'Association générale des médecins de la Seine.

« Tout membre qui acceptera une consultation avec un somnambule, un magnétiseur, un homœopathe ou tout autre charlatan de cette espèce, sera considéré comme démissionnaire. »

Quoi qu'en ait dit l'adversaire, l'homœopathie inspire partout le même mépris qu'en France. Ainsi, en Angleterre, dans ce pays où règne si glorieusement la liberté individuelle, où on laisse toutes les doctrines et toutes les idées se débattre sous l'œil sensé du public, où l'on aime même assez l'excentricité, l'homœopathie est honnie, conspuée. La première école du royaume, le collége d'Édimbourg a retiré les brevets délivrés par lui à ceux de ses élèves qui ont déserté vers l'homœopathie. A Londres comme à Paris, les médecins regardent leur honneur engagé à ne pas se trouver en contact avec les *globulistes*, comme on dit de l'autre côté de la Manche, et aux dépens de leur intérêt, mais à l'honneur de leur conscience, à Londres comme à Paris, ils refusent de se trouver en consultation avec les homœopathes, les somnambules et les magnétiseurs. Récemment, le premier chirurgien d'Angleterre, Ferguson se rencontre fortuitement auprès d'un malade avec un globuliste ; le lendemain Ferguson se croit obligé d'écrire au *Times* pour protester qu'il n'a point adressé la parole au globuliste et qu'il n'a opéré le malade que parce qu'en l'abandonnant au globuliste il l'eût condamné à une mort certaine. La lettre est au dossier.

Cet écho universel de réprobation et de mépris qui frappe partout le nom de Hahnemann et de ses disciples, ce n'est point le sourd bourdonnement de la rivalité et de l'envie ; c'est, vous le sentez, messieurs, c'est le cri de la science outragée ; c'est le cri de la dignité professionnelle compromise, c'est le cri de l'honneur, c'est le cri de la conscience : ce cri, vous le comprendrez, et vous le respecterez.

Ces colères, ou pour mieux dire, ces mépris, naissent-ils d'un sentiment vrai ou d'un préjugé? Peu m'importe m'écrierai-je encore ! je ne demande pas la condamnation de l'homœopathie, je demande l'absolution de M. Gallard dont on a si imprudemment attaqué la bonne foi. Qu'a-t-il donc fait? Après avoir fidèlement exposé les principes de la doctrine homœopathique et fidèlement reproduit les expériences dont cette doctrine a été l'objet, il a aussi fidèlement résumé les marques de la réprobation universelle qui la frappe. Il a dit que tous les corps savants, tous les maîtres de la science avaient irrévocablement condamné l'homœopathie ; est-ce vrai? C'est la seule question du procès. On proteste et on dit que M. Bretonneau fait exception et que nous aurions dû le signaler comme un partisan, ou comme un demi-partisan de l'homœopathie. Je défie l'adversaire d'apporter une ligne du célèbre médecin contenant une adhésion à l'homœopathie.

Vous avez entendu, messieurs, l'exposé des doctrines et des faits homœopathiques ; vous avez apprécié les expériences de toutes sortes qui ont été faites ; vous avez écouté l'opinion de tous les savants dignes de ce nom, les arrêts de la Faculté et de l'Académie ; vous avez prêté votre bienveillante attention à la voix des sociétés libres ; vous avez lu sur le front de l'homœopathie les marques de flétrissure et de mépris que lui ont imprimées en traits ineffaçables les hommes les plus autorisés. Vous voyez que de tous ceux qui ont parlé de la doctrine de Hahnemann, M. Gallard a été le plus modéré ; sa parole a été l'écho fidèle, mais plutôt affaibli, du corps médical tout entier que vous frapperiez en le frappant.

Un mot, messieurs, il en est temps, de la question juridique. Les adversaires se placent sur le terrain de l'article 1382 ; je leur demande quelle qualité ils ont pour agir contre nous. Nous avons attaqué les homœopathes, et ils sont homœopathes, disent-ils. Sont-ils homœopathes? Je n'en sais rien. Vous comprenez que je ne le conteste pas sérieusement, mais je veux vous montrer le danger d'accueillir ces demandes de fantaisie qui s'appuieront sur des titres que le premier venu peut invoquer, parce que ces titres uniquement de convention ne sont nulle part définis et n'ont aucun caractère légal, homœopathes ici, globulistes en Angleterre, éclectiques à Beaujon, insufficientistes ailleurs ; qu'est-ce après tout qu'un homœopathe ?

·Vous êtes homœopathes, je le veux bien ; mais je n'ai eu en vue aucun de vous personnellement, je n'ai désigné aucun de vous, que venez-vous donc me demander ? Vous n'avez pas le droit de vous porter mandataires de tous les homœopathes de l'univers et si, comme vous le dites maintenant, vous agissez en votre propre et privé nom, il faudra donc qu'après vous je soutienne un procès contre les 3000 individus qui, dites-vous, font de l'homœopathie et contre tous ceux encore qui pour me demander des dommages-intérêts s'improviseront homœopathes, ce qui n'est pas difficile. Vous voyez bien que votre action est inadmissible.

En la supposant recevable, la demande n'est pas fondée. Il faut, pour triompher, que vous prouviez que je suis sorti de mon droit, et je n'en suis pas sorti. Il faut encore que vous établissiez que je vous ai causé un préjudice appréciable. Or, je prie le tribunal de ne pas l'oublier, j'ai écrit dans un journal scientifique que les médecins lisent seuls ; que leur ai-je appris, que leur ai-je dit sur vous qu'ils ne sussent, qu'ils ne pensassent, qu'ils n'eussent lu dans tous les livres classiques de la médecine ?

Vous demandez maintenant la suppression de notre Mémoire, non pas la suppression de tel ou tel passage, mais la suppression du Mémoire tout entier ; c'est un singulier moyen de prouver que nous vous avons calomniés, en vous accusant de fuir les discussions scientifiques ! Pour une fois que nous consentons à discuter avec vous, vous, les amis du progrès, les fils de Galilée, vous demandez, au lieu de nous répondre, la suppression judiciaire de nos écrits ! Mais, messieurs, pour avoir le droit de demander la suppression de notre Mémoire, il faudrait au moins que les adversaires eussent mis dans le leur quelque modération : à toutes les pages ils prodiguent à M. Gallard de grossières injures ; notamment aux pages 59, 78 et 100, ils l'accusent de mauvaise foi, et le traitent de diffamateur et de calomniateur. Quand on parle ainsi de ses adversaires, on perd le droit de se plaindre de la vivacité de leur langage. Au reste, messieurs, vous avez sous les yeux notre Mémoire ; si vous daignez le parcourir, vous reconnaîtrez que le langage de M. Gallard, sévère pour la doctrine, est digne et modéré pour les personnes. Laissez-moi vous lire une page où vous jugerez quelle est la mauvaise foi des adversaires quand ils prétendent qu'aucune exception n'est faite et que tous ils sont déclarés *fripons*, mot qu'a bien souvent répété mon confrère et qui cependant ne figure ni dans l'article ni dans le Mémoire. Mon adversaire penserait-il qu'il eût dû s'y trouver ?

« Jusqu'à présent (dit M. Gallard, page 54) nous n'avons parlé de l'homœopathie qu'en la prenant au sérieux et en considérant les hommes qui la pratiquent comme profondément convaincus de son efficacité. Mais il ne faut pas croire qu'il en soit toujours ainsi. Nous voulons bien admettre que, parmi les homœopathes, il se trouve un petit nombre de médecins consciencieux qui, abusés par cette chose nouvelle et mystérieuse importée d'Allemagne, font abnégation de tout ce qu'ils savent pour adopter les théories de Hahnemann et se laisser guider par ses enseignements ; *credo quia absurdum*, disent-ils. Mais ceux-là comprennent parfaitement tout ce qu'une telle doctrine a d'opposé avec la science réelle, avec la médecine classique, et, les plaçant l'une et l'autre dans un antagonisme constant, ils n'ont jamais pu s'arrêter à l'idée de les associer dans leur pratique.

» Pour eux, « il est absolument interdit de mélanger le traitement homœopa-
» thique avec les remèdes préconisés par l'ancienne médecine, une telle association

» serait monstrueuse (1), » car « l'homœopathie est une doctrine nouvelle qui pré-
» tend être complète, qui n'admet rien en partage, qui veut être victorieuse ou
» terrassée (2). » Ce sont, nous le croyons fermement, de très honnêtes gens
(qui vous empêche de vous ranger dans cette catégorie ? Pourquoi voulez-vous
absolument figurer parmi les charlatans et, comme vous le dites, parmi les fripons), incapables de nuire à leur prochain..., sciemment du moins ; mais qui à
nos yeux ont un seul tort, et celui-là est immense, c'est de ne pas vouloir nous
permettre de les appeler des ignorants ou des illuminés. Ils ont foi dans ce qu'ils
prêchent, d'accord, mais *croire* n'a jamais été le synonyme de *savoir*, et la médecine n'est pas une *religion*, c'est une *science.* »

Vous ne condamnerez pas, messieurs, ce Mémoire sérieux, modéré, sincère
que toutes les sociétés médicales de Paris se sont approprié.

Ainsi la demande doit être repoussée à tous les points de vue. Aucun des
demandeurs n'est nommé ni désigné, soit directement soit indirectement, dans
l'article ou dans le Mémoire. Pourquoi, lorsque vous rencontrez les mots
d'*industriels*, de *charlatans*, d'*ignorants*, d'*illuminés*, pourquoi accourez-
vous devant le tribunal, et vous écriez-vous à l'envi : *me, me adsum?* C'est
vous qui vous reconnaissez ; c'est vous qui vous diffamez. Ce n'est pas moi
qui vous calomnie ; je ne pensais pas à vous quand j'ai écrit.

L'article et le Mémoire qui sont déférés au tribunal contiennent la critique vive et passionnée, mais sincère d'une doctrine qui, dans l'opinion du
corps médical tout entier, déshonore la science, compromet la dignité professionnelle et expose gravement la santé publique. Messieurs, si après les
faits qui vous ont été révélés, après les témoignages que je vous ai apportés,
vous condamniez mon client pour avoir avec tant d'autres trouvé sous sa
plume les mots de charlatans, d'ignorants, d'illuminés, il faudrait rayer ces
mots du dictionnaire ; car jamais ces mots ne trouveraient un emploi aussi bien
justifié. Mais non, vous ne condamnerez pas mon client, ce jeune homme sincère, plein de talent et d'espérance, dont mon confrère lui-même proclamait
tout à l'heure le mérite et l'avenir. Vous ne le condamnerez pas pour avoir
révélé ce que de laborieuses études lui ont appris ; vous ne le condamnerez
pas pour avoir répété ce que ses maîtres lui ont enseigné. Je ne sais s'il a tort
ou raison dans ses appréciations ; mais il est de bonne foi, et c'est tout le
procès. Si tous les médecins, si tous les corps savants du monde se trompent,
M. Gallard est excusable d'errer avec eux ; si les illustres professeurs que
l'État lui a donnés ont perverti son esprit et sa conscience et l'ont imbu de
préjugés surannés ; si Hahnemann seul est grand et si les demandeurs sont
ses prophètes, le tribunal pardonnera à M. Gallard d'avoir suivi la foi de
maîtres que l'univers estime et respecte. Mais non, M. Gallard ne s'est pas
trompé ; tout ce qu'il a dit est vrai, vrai devant le bons sens, vrai devant la
science, vrai devant l'expérience, vrai devant la conscience publique, et je le
place en finissant sous la protection de ces belles paroles de Pascal que vous
avez eu tort d'invoquer : « Si c'est une impiété de manquer de respect pour
la vérité, c'est une autre impiété de manquer de mépris pour le mensonge. »

(1) Andrieu, *Traitement homœopathique du choléra*, p. 30.
(2) Magnan, *L'homœopathie*, p. 7.

OBSERVATION DE Me ANDRAL.

Messieurs,

Je demande au tribunal quelques minutes d'attention pour m'expliquer sur deux points de fait et répondre un mot à de nouvelles conclusions.

J'ai donné lecture à l'audience dernière d'un article du règlement de l'*Association des médecins de la Seine*, article textuellement emprunté à une brochure qui fait autorité en cette matière et que mon adversaire a invoqué comme moi, à la brochure de l'honorable M. Manec. Je n'avais pas eu le temps de vérifier l'exactitude de la citation. Depuis l'audience, j'ai fait écrire à M. le secrétaire de l'Association ; il a répondu en ces termes :

« Vous me demandez si nos statuts interdisent l'entrée de notre association aux médecins homœopathes ?

» Aucune interdiction de ce genre n'existe dans nos statuts, mais pas un seul des dix-sept cents membres qui composent l'association n'exerce l'homœopathie.

» Cependant beaucoup d'entre nous, vous le savez, sans se laisser rebuter par l'inanité puérile des doses de l'homœopathie, se sont donnés la peine d'étudier consciencieusement cette doctrine et n'ont pu y rien trouver qui méritât quelque confiance. »

Il résulte de cette lettre que l'article dont j'avais invoqué l'autorité comme figurant dans le règlement de l'*Association des médecins de la Seine*, ne s'y trouve pas ; cet article a sans doute été emprunté par M. Manec à l'une des Sociétés d'arrondissement qui toutes proscrivent les homœopathes. Mais, afin qu'il n'y ait pas d'équivoque et que l'on n'exagère pas la portée de la rectification spontanée que j'ai faite dans un sentiment de loyauté que le tribunal comprendra, je constate qu'il y a dans mon dossier, parmi les pièces que j'ai communiquées à mon adversaire et au ministère public, plus de trente lettres officielles émanant soit de sociétés, libres soit de l'*Association générale des médecins de la Seine*, où le mot de *charlatan* est sans cesse appliqué aux homœopathes. J'ajoute, qu'en fait, aucun homœopathe n'a été admis à faire partie de cette grande association qui contient tous les médecins honorables de Paris, sans aucune acception de système.

Un mot des conclusions additionnelles qui viennent d'être prises par les adversaires. Le tribunal se rappelle qu'à la quinzaine, Me Ollivier avait reproché à M. Gallard d'avoir faussement accusé ses clients de faire parfois de l'allopathie ; c'était, suivant lui, une des calomnies les plus noires de M. Gallard. Pour établir sur ce point, comme sur tous les autres, la bonne foi et même la véracité de M. Gallard j'ai dit que le matin même on m'avait fourni la preuve que M. Love, l'un des demandeurs, suit souvent les règles de la médecine traditionnelle, et j'ai ajouté que cette habitude commune à tous les homœopathes explique une partie de leurs succès. A ce propos, mon adversaire a signifié des conclusions dans lesquelles il demande acte au tribunal de la déclaration faite par moi, que M. Love est un de ceux auxquels a fait allusion M. Gallard, lorsqu'il a calomnieusement accusé les homœopathes de faire de l'allopathie sous le nom d'homœopathie.

Le tribunal voit le sens et la portée de cette déclaration. Ce que ces conclusions prouvent, c'est que les demandeurs sentent eux-mêmes la non-recevabilité de leur action et qu'ils s'épuisent en efforts pour établir que l'un d'eux a été personnellement attaqué. S'ils s'ingénient à ce point pour se créer un droit, c'est qu'ils n'en ont pas. Mais le tribunal ne peut pas pour leur donner qualité leur accorder acte d'un fait inexact. Je n'ai pas reconnu un seul instant que mon client, M. Gallard, eût eu en vue M. Love, personnellement, soit dans le Mémoire soit dans l'article. J'ai dit, au contraire, et j'ai répété cent fois que mon client, en discutant et en jugeant la doctrine homœopathique, n'avait entendu faire aucune allusion personnelle à qui que ce fût ; j'ajoute ici, mon adversaire peut en demander acte, que le nom même de M. Love était complétement inconnu à mon client quand il a écrit son article. L'existence de cet officier de santé n'a été révélée au corps médical que par le procès qu'il nous fait ; c'est son premier acte scientifique. J'ai dit au contraire que j'avais appris *le matin seulement* que M. Love était un de ces homœopathes qui prennent l'enseigne d'un système à la mode pour attirer les pratiques et suivent en réalité les préceptes traditionnels qu'ils dénigrent.

Maintenant je donne au tribunal la preuve de ce que j'ai avancé. Je produis d'abord des consultations signées par M. le docteur Davet, médecin homœopathe, consultations qui prescrivent des remèdes allopathiques sévèrement interdits par Hahnemann : des purgatifs, des eaux minérales, des lavements d'orgeat, etc.

En second lieu, messieurs, je produis un registre de M. Rébillon, pharmacien, demeurant rue de Sèvres, n° 73. Le tribunal sait que les pharmaciens sont obligés par la loi de transcrire textuellement sur un registre soumis à une surveillance rigoureuse et spéciale les ordonnances des médecins. Sur ce registre que j'ai communiqué à mon adversaire, il y a plus de 250 ordonnances émanant de divers médecins homœopathes et prescrivant soit des doses *massives*, soit des remèdes sévèrement interdits par Hahnemann. Pour ne pas mettre au débat des noms étrangers au procès, je ne citerai que le nom de deux des demandeurs, M. le docteur Gastier et M. l'officier de santé Love. Si j'insiste sur cette qualité d'officier de santé, c'est pour répondre à une observation de mon adversaire. Il a vivement reproché à M. Gallard d'avoir dit que l'homœopathie se recrutait parmi les officiers de santé et il vous a présenté je ne sais quelle statistique dont il a pris je ne sais où les éléments ; je ne ferai pas de statistique, je me permettrai un simple rapprochement. Dans la Faculté qui compte trente professeurs, dans l'Académie qui se compose de soixante membres, dans ces jeunes et savantes sociétés qui sont la pépinière de la Faculté et de l'Académie, je défie qu'on trouve un seul officier de santé ! Parmi les douze grands hommes que l'homœopathie montre fièrement au monde, parmi ce comité qui personnifie la science nouvelle dans ce qu'elle a de plus illustre, qui est son aréopage, son cénacle, son institut, pour trouver douze noms il a fallu prendre un officier de santé : cela ne permet-il pas de dire que l'homœopathie se recrute parfois parmi les officiers de santé?

Enfin, messieurs, puisqu'on a jeté dans le débat le nom de M. Tessier qui s'était prudemment tenu à l'écart et qu'on a invoqué ses expériences, je suis obligé de répondre : j'ai avancé que M. Tessier s'écartait sans cesse des règles de l'homœopathie et j'en ai conclu que ses succès, vrais ou faux, ne prouvaient pas l'excellence des globules ; j'apporte la preuve de ce que j'ai dit.

Voici le registre tenu par un interne de M. le docteur Tessier, à l'hôpital Beaujon. Cet ancien interne, le docteur Dumont-Pallier, en nous remettant ce registre, nous a imposé l'obligation de dire qu'il avait été, malgré lui et par une nécessité de service, l'interne de M. Tessier que volontairement il n'aurait pas choisi comme maître. Ce registre, dont on ne peut contester l'authenticité, prouve à chaque page que dans tous les cas graves M. Tessier s'écarte de la méthode de Hahnemann, qu'il purge, qu'il saigne, qu'il suit tous les procédés de l'école traditionnelle. Pourquoi alors prend-il le nom, l'enseigne d'homœopathe? Pourquoi? Je ne veux pas le dire : le tribunal le devinera sans peine.

J'ouvre ce registre au hasard et je tombe sur un malade atteint d'insomnie ; M. Tessier commence par le traiter homœopathiquement : *similia similibus;* il faut bien justifier de temps en temps son enseigne ! pour guérir l'insomnie, M. Tessier prescrit donc le café, *coffœa cruda;* mais le café n'ayant fait qu'augmenter l'insomnie, comme tout homme de bon sens l'aurait prévu, M. Tessier (ô Hahnemann, pardonne-lui!), M. Tessier prescrit l'opium à dose ordinaire, *julep opium.* Nous avons donc eu le droit de dire que les guérisons obtenues par M. Tessier, à Beaujon ou ailleurs, ne prouvent pas en faveur de l'homœopathie, puisque de ses propres expériences, il résulte que sans cesse leur auteur s'écarte de l'homœopathie.

M. LE PRÉSIDENT. — M᷎ Andral, posez-vous des conclusions en réponse à celles qui ont été prises au nom des demandeurs?

M᷎ ANDRAL. — Oui, M. le président, nous les poserons au cours de l'audience.

M. LE PRÉSIDENT. — Et en rectifiant ce qui vous paraîtrait erroné.

PLAIDOIRIE DE M᷎ VICTOR LEFRANC.

Messieurs,

Il fallait avant tout que la question scientifique fût vidée, non pas que la justice ait à décider ce qui n'est pas de son domaine, mais parce que la justice doit toujours tout connaître pour tout mesurer. Elle doit, par exemple, savoir la nature, la cause, l'intensité de la conviction d'un écrivain à qui l'on reproche une sévérité injurieuse, afin de pouvoir ainsi apprécier équitablement l'énergie de ses expressions en la comparant avec l'énergie de sa bonne foi. Cette tâche appartenait naturellement à celui qui l'a remplie, et par le droit du nom qu'il porte, et par le droit du talent qu'il a montré.

Quant à moi, messieurs, il ne me reste qu'une chose à faire, c'est de vous dire que si c'est là la cause, ce n'est pas là le procès ; que le procès est en dehors de la question scientifique. J'ai dit à dessein que si c'était là la cause, ce n'était pas le procès. En effet, qu'avons-nous à faire aujourd'hui ? nous avons à nous souvenir que nous sommes dans un palais de justice, et que je suis un avocat ; que nous avons à discuter des intérêts,

Reprenons donc du premier mot notre vieille langue de droit, notre vieille méthode de plaidoirie : parlons avant tout des fins de non-recevoir, de la qualité pour agir et du fondement des actions. Messieurs, nous allons en premier lieu étudier le personnel des défendeurs ; tous ceux qui le sont doivent-ils l'être, et tous ceux qui devraient l'être le sont-ils ? et cela nous le demandons, non pour décliner le débat, mais pour l'éclairer. Nous aurons, en second lieu, à examiner au fond la nature du procès, soit dans l'occasion qui le fait naître, soit dans la gravité du fait qu'il nous reproche. Enfin, nous aurons à étudier avec non moins de soin le personnel des demandeurs, afin de nous assurer s'ils ont qualité pour agir, et si leur action est fondée. Cette tâche n'est lourde que pour deux raisons : elle vient aride et froide après une discussion intéressante ; elle nous ramène aux carrières du droit que vous êtes habitués à parcourir et où vous savez porter la lumière ; elle vous fait attendre une autre parole, non pas plus convaincue, mais plus autorisée que la mienne ; j'avais dû, l'année dernière, la remplacer absente ; présente aujourd'hui, je suis chargé de la devancer : je n'ai fait que changer de péril.

Je parcours successivement et rapidement les trois points que je viens d'indiquer au tribunal.

Et d'abord, étudions le personnel des défendeurs.

Tous ceux qui sont dans le débat devraient-ils y être ? Non ! On a mis en cause l'Auteur, le Gérant, le Rédacteur en chef. C'est un grand luxe de personnel. Le Signataire devait suffire. Vous aviez en lui la pensée, la volonté, la signature, la personnalité. Pourquoi le Gérant ? Pourquoi l'être moral, la signature collective, l'instrument de publicité ? Hommes de science et de plume, soyons plus ménagers des responsabilités accessoires. Pourquoi surtout le Rédacteur en chef?... mais je me trompe, à l'entrée de l'audience vous vous êtes désistés envers lui, c'est bien ! C'est peut-être un peu tard, mais il n'est jamais trop tard pour reconnaître qu'un Rédacteur en chef couvre les absents, contrôle les inconnus, mais n'a jamais à doubler ceux qui ont un nom et qui le signent.

Mais ce n'est pas tout : si vous avez mis, si vous maintenez dans le débat plus de défendeurs qu'il ne devrait y en avoir, y avez-vous mis du moins tous ceux qui devraient y être ? Non ! A côté de l'Auteur, à côté du Gérant, il manque bien des complices : il y manque les Auteurs les plus éminents, où M. Gallard trouve la source et la confirmation de son opinion ; les Corps savants légalement ou librement constitués qui représentent la science médicale ; les Professeurs qui l'enseignent, l'État lui-même qui en paye l'enseignement et qui en protége l'exercice.

Et, encore une fois, ne vous méprenez pas sur la portée dé ces fins de non-recevoir ; nul de nous ne décline la responsabilité de l'article, et chacun l'accepte tout entière. Mais, en matière de Presse, les principes ne sont à personne, car ils sont à tous et nul n'a le droit de les abdiquer en face de ceux qui paraissent les oublier.

Et maintenant, quel que soit le personnel, j'examine la nature du procès dans son occasion et dans sa gravité. L'occasion est singulière, et elle sera instructive pour le jugement que nous attendons avec confiance. Quelle est-elle? un des vôtres, un homœopathe, M. Magnan fait un livre sur l'homœopathie et principalement sur les doses infinitésimales que vous savez, et que je n'ai plus à décrire devant vous. M. Magnan demande avec instance que notre journal s'occupe de son livre. On refuse, parce qu'on ne peut être que sévère, impitoyable. M. Magnan insiste, préférant la blessure au silence, et acceptant toutes les conséquences de son insistance. Il a le nom, il est le frère d'un collègue d'internat du rédacteur des articles bibliographiques ; M. Gallard cède et écrit l'article en s'excusant sur cette raison même.

Voilà l'occasion. Étudions maintenant la situation que cette occasion fait au journal. A quoi devra veiller le Gérant? A quoi devra veiller le Rédacteur en chef? Devront-ils veiller à ce qu'on dise son fait à la doctrine, au livre, à l'auteur ? C'était un droit, un devoir, peut-être, car, messieurs, il ne faut point oublier que ce journal représente la médecine séculaire (ce n'est pas une raison pour être mauvaise que d'être ancienne), la médecine enseignée par l'État, la médecine dont tous les grades sont conquis et payés par les élèves, la médecine qui seule a des diplômes authentiques, des corps officiels pour la représenter, des lois pour la protéger. Le livre, au contraire, représente la médecine excentrique, celle qui en naissant accuse et nie l'autre, celle qui insulte et se plaint, celle qui a des maximes absolues qu'elle proclame et des pratiques pleines de souplesse qu'elle cache.

Que pouvait-on exiger, messieurs? pouvait-on espérer une capitulation, une désertion du gérant d'un journal ainsi placé ? non sans doute. Seulement les convenances sociales tempèrent le cri même de la conscience : ici, elles feront avant tout mettre l'auteur hors de cause ; on fera en sa faveur cette exception que font toujours les personnes bien élevées en faveur des personnes présentes ; on achètera ainsi le droit d'être sévère, impitoyable, pour le livre dont l'examen est l'objet de la critique. Mais, cet hommage rendu aux convenances, les devoirs de la conscience et de la profession n'en parleront que plus haut ! On attaquera sans ménagement la doctrine, on poursuivra l'erreur à outrance.

Et cependant au milieu même de cette sévérité, on emploiera, on retournera les expressions mêmes de l'auteur, du champion de la médecine adverse, et on ne mettra dans ses paroles que la rudesse qu'il avait lui-même mise dans les siennes. M. Magnan avait dit dans son livre, avec une apparence de fatuité ironique : j'espère que le temps est arrivé où l'on peut enseigner et pratiquer l'homœopathie sans passer pour « un ignorant abject, un pauvre illuminé ou un misérable charlatan. » Que répond-on à M. Magnan? Que ce temps n'est pas venu, qu'il est passé ! Qu'est-ce que c'est que ceci ? C'est la réfutation ironique d'une allégation ironique ; c'est surtout la prédiction de la mort prochaîne d'une doctrine qu'on regarde comme une erreur sans racine et sans avenir. Eh bien ! est-ce qu'il n'est pas permis de dire : « Vous mourrez, parce que vous êtes l'erreur, » et de le dire avec sévérité ?

Tout est mortel, messieurs, excepté la vérité ; tout est mortel, et rien ne l'est plus que ces inventions d'hier, ces élucubrations de quelques-uns qui disent : — La science n'est pas ce qu'elle doit être ; ce que les grands hommes ont accepté comme la science n'est rien ; c'est nous qui sommes la science nouvelle, la science tout entière ; nous venons de naître, mais nous vivrons toujours, et c'est vous, vous le résumé épuisé, vous le fruit déchu des siècles passés, c'est vous qui mourrez à jamais !

Mais, mon Dieu ! tous les négateurs ont tenu ce langage ; tous ceux qui veulent arriver et qui ne savent pas faire leur place dans ce monde, se plaignent et s'écrient que la société est mal faite, que le choix n'est pas libre, qu'il y a trahison, supercherie dans la manière dont cette société est conduite ; tous veulent être à la première place après avoir supprimé les autres, qui sont devant ; tous se disent immortels parce qu'ils sont nouveaux, et on verra sans cesse accuser de tendances rétrogrades et d'aveuglement dans l'esprit, ceux qui, comme nous, restent au service des vieilles causes, des vieilles vérités. Mais nous avons le droit de frapper sans ménagement l'erreur qui vient ainsi nous défier et qui a la prétention d'être immortelle ; nous avons le droit de parler son langage et de dire aux réformateurs : Votre doctrine est insensée ; elle est morte en naissant !

Nous avons surtout, et non plus aux yeux du monde seulement, mais même aux yeux de la justice, nous avons le droit de dire tout ce que nous pensons de cette doctrine, à la condition de ne nommer personne, de ne désigner personne. Sous l'abri de ce silence, nous avons le droit de faire connaître les sources de l'erreur et d'en indiquer les conséquences. Or, telle est notre situation dans la cause actuelle ; nous n'avons attaqué, nommé, désigné personne, excepté celui dont nous parlions, et qui ne se plaint pas ; tous les autres ont été laissés dans le vague.

Nous avons dit qu'il y avait parmi les homœopathes une classe d'hommes, ignorants ou crédules, qui se livraient sans remords à la pratique d'une doctrine dangereuse surtout parce qu'elle est impuissante, et qui n'est utile que lorsqu'elle est inactive. Nous avons dit que d'autres, en proie aux préoccupations d'une concurrence à la voix de laquelle il leur était impossible de se soustraire d'une manière complète, descendaient des hauteurs de l'illuminisme et se rapprochaient furtivement de la vérité ancienne. Nous avons flétri ces hommes, déserteurs de leur croyance, qui conservaient encore leur drapeau ; mais les adversaires les désavouent plus haut que nous ; ce sont eux qui ont donné à ces hérétiques de leur religion, à ces *Puséites* de leur orthodoxie, le nom dédaigneux d'*Insufficientistes*, parce qu'ils quittent parfois l'absolu de l'homœopathie pour revenir à l'allopathie et lui demander des secours qu'ils ne trouvent pas dans leur doctrine. Ce sont ceux-là que nous avons attaqués principalement, excluant ainsi tous nos adversaires, si l'on en croit le Mémoire, où ils prétendent ne pas être Insufficientistes. Nous n'apprenons qu'aujourd'hui qu'il y en a parmi eux qui pratiquent cette négation de leur doctrine.

Eh bien ! dans cette occasion, voyez donc le rôle qu'a joué M. Richelot et la part de responsabilité qui lui incombe. Supposons un instant une dissidence qui n'a pas existé entre lui et son rédacteur : supposons que M. Richelot ait dit à M. Gallard : — Voilà un livre dont l'auteur désire qu'on rende compte. — Supposons que M. Gallard ait manifesté des ardeurs, que M. Richelot ait eu besoin de tempérer en lui disant : — N'insultez pas ce jeune auteur ! — et M. Gallard aurait cédé à cette invitation. — Quant à la doctrine, — aurait ajouté M. Richelot, — vous pouvez, vous devez l'attaquer. — Et M. Gallard alors a été entraîné d'autant plus vigoureusement vers la critique qu'il a été plus prudent et plus poli envers l'auteur. Il y a mieux, sa sévérité a été spécialement dirigée contre les Insufficientistes que l'auteur condamne, que les adversaires désavouent, et auxquels d'une manière générale, mais, je le repète, sans nommer, sans désigner personne, il a imputé de la mauvaise foi, du mercantilisme, du charlatanisme.

L'auteur du livre, les Insufficientistes eux-mêmes, bien d'autres encore, gardent le silence, et voici que douze personnes se choisissent entre elles, se donnent de leur propre autorité le titre si vague d'homœopathes, se disent insultées, et demandent 50 000 francs de dommages-intérêts ! Est-ce que c'est là une situation qui puisse amener une condamnation contre le gérant et même contre l'auteur de l'article ?

Et maintenant que le procès a été examiné au point de vue de l'occasion qui l'a fait naître, il est facile de juger l'offense au point de vue de la gravité qu'on lui attribue.

Où serait cette gravité ? Serait-elle dans cette imputation générale de mauvaise foi, de mercantilisme, de charlatanisme, d'ignorance, d'illuminisme ? Mais la forme est alternative, et non cumulative ; mais le fond est à l'adresse de la doctrine générale, de la pratique générale ; rien qui s'applique personnellement à aucun des demandeurs ; tout est à peu près dirigé contre l'Insufficientisme, qu'ils repoussent.

Les demandeurs sentent si bien que l'article ne les a pas même désignés, qu'ils n'essayent même pas de se prétendre désignés par le seul fait cité dans l'article, et qui ne s'applique à aucun d'eux ; ils le sentent si bien, qu'ils tentent maintenant de se dire atteints personnellement en ce sens que leurs noms ont été prononcés à la dernière audience. Mais les faits dont on a parlé sont postérieurs à l'instance, et par suite, aucun de ces faits ne pouvait être dans l'esprit de M. Gallard au moment où il écrivait.

La gravité de l'offense n'existe donc pas pour les demandeurs, et la doctrine homœopathique n'a pas le droit de s'en plaindre d'une manière abstraite devant vous.

Cette gravité serait-elle dans le refus d'insertion d'une réponse à notre article ? Les adversaires, qui changent souvent le terrain du combat parce qu'ils voient qu'ils l'ont mal choisi, essayent de tout bouleverser dans la cause ; et comme ils ont un besoin immodéré, une soif ardente de publicité, comme ce procès n'a été fait que pour la publicité, et qu'ils comprennent que cette publicité va leur manquer s'ils s'en tiennent à la diffamation qui ne la permet pas, les adversaires nous ont fait signifier des conclusions toutes contraires à celles qui avaient servi de base à leur attaque et à leur défense. Il ne s'agit plus pour eux de demander la réparation d'une diffamation, il s'agit d'obtenir justice du refus d'insertion dans notre journal d'une réponse à notre article. Dans cette réponse, ils nous demandaient la rétractation de cet article, ils réclament des dommages-intérêts en raison du refus de cette insertion. Eh bien ! il est facile de démontrer que nous avons eu raison de ne pas insérer cette lettre. En effet, il suffit de la lire pour être convaincu qu'un jugement même n'en pourrait jamais ordonner l'insertion dans le journal auquel elle est adressée. Voici un passage qui suffira pour vous en convaincre :

« Nous venons donc vous demander, messieurs, comme c'est notre droit et notre devoir, *de rétracter publiquement* les expressions dont l'un de vous s'est servi à l'égard des médecins qui pratiquent l'homœopathie, et auxquelles l'*Union médicale* a prêté sa publicité. Par l'aveu d'une erreur et d'une *faute commise*, l'honnête homme s'honore lui-même et ne fait qu'ajouter à sa propre considération.

» A cette rétractation *vous devrez* ajouter la rectification, etc. »

Et plus loin :

« Nous vous demandons..... de *déclarer formellement* que, dans le passage cité, les expressions de M. Gallard ont dépassé malgré lui, nous voulons bien le croire, les limites de toute polémique *honnête et avouable*. »

Vous le voyez, messieurs, on nous demande là une rétractation formelle, une amende honorable catégorique, une insulte même pour un confrère, un ami, un collaborateur ; il n'est personne qui consente à insérer une lettre pareille, alors même qu'il aurait à se reprocher des torts que nous n'avons pas eus. Le tribunal a refusé dans une affaire récente, une insertion qui pouvait ressembler à une rétractation ; il s'est borné à ordonner l'insertion du jugement lui-même, et assurément le tribunal, qui n'a pas deux poids et deux mesures, n'accordera pas aux homœopathes ce qu'il n'a pas accordé à la famille d'un homme signalé comme un défectionnaire.

Et maintenant, vous connaissez la nature du procès : vous en savez l'occasion, vous avez pu mesurer la gravité de la prétendue offense. Il faut encore examiner à qui elle s'adresse, et qui a qualité pour s'en plaindre.

Sur ce point, nous adressons trois questions aux adversaires, et ils se sont préparé trois réponses. Nous leur demandons : Pourquoi est-ce vous qui vous plaignez? Ils nous répondent : Parce que les expressions dont vous vous êtes servis sont de nature à blesser dans leur considération tous ceux qui défendent, qui enseignent et qui pratiquent la doctrine homœopathique. Nous leur demandons alors : Mais pourquoi vous tous? — Parce que nous sommes des particuliers, une société particulière, qui avons été atteints par les offenses que vous avez dirigées contre la doctrine. — Mais alors pourquoi vous seuls, vous n'êtes pas les seuls homœopathes ? — Parce que nous sommes membres de la commission centrale homœopathique ; parce qu'à ce titre nous expliquons l'absence de nos confrères que nous défendons ainsi indirectement et suffisamment.

Nous demandons à nos adversaires la permission de ne pas nous contenter de leurs réponses. Nous répétons nos trois questions et nous y répondons à notre tour. Pourquoi vous ? Vous n'êtes ni nommés ni désignés. Pourquoi vous tous ? Vous n'avez aucun lien civil, administratif, scientifique ; vous ne pouvez avoir aucun lien judiciaire. Pourquoi vous seuls ? Vous ne représentez personne. Si vous réussissez, les autres viendront comme vous, au même titre que vous ; car si vous êtes offensés, ils le sont comme vous, autant que vous ; tous pourront donc venir après vous. Il n'est personne qui, lors même qu'il ne serait pas membre de la Société centrale homœopathique, ne puisse venir dire comme vous : J'ai été attaqué par M. Gallard dans la doctrine que je professe, je n'ai pas voulu me lancer le premier dans un procès, mais je viens aujourd'hui derrière ceux qui ont engagé la lutte, et je demande que le tribunal prononce pour moi la condamnation qu'il a prononcée pour eux.

C'est ainsi qu'en vous généralisant vous tombez dans la fin de non-recevoir, et qu'en vous restreignant, vous tombez dans l'inconséquence de l'isolement. Dans le premier cas, c'est la qualité qui vous manque, dans le second, c'est la cause qui vous fait défaut ; ou plutôt c'est vous qui faites défaut à la cause, car vous n'êtes pas la cause tout entière ; et pourtant vous imaginez de prendre une qualité qui ne vous appartient pas, pour essayer de représenter ceux qui n'en veulent pas poser. Ce n'est ni judiciaire ni logique.

Il vous faut choisir nettement la qualité en laquelle vous agissez. Êtes-vous une collection agissant comme collection ? Ah ! nous comprenons : nous avons pu, restant polis pour l'auteur, être injurieux pour la collection et les représentants officiels de cette collection. La collection aura pu sentir l'injure, les représentants officiels agiront et obtiendront réparation pour elle. N'êtes-vous pas une collection, et n'agissez-vous pas comme collection ? Ah ! nous ne comprenons plus : nous n'avons pas pu vous blesser, puisque nous ne vous avons ni nommés, ni désignés. Vous n'avez pas une face qui puisse ressentir l'injure, une bouche qui puisse s'en plaindre, une main qui puisse en tirer ou en recevoir réparation. N'étant pas la collection, vous ne pouvez être la doctrine ; vous pouvez être dans la doctrine injuriée, vous n'êtes pas dans l'injure adressée à la doctrine.

Mais vous avez beau dire aujourd'hui, vous avez, dans l'origine, agi comme collection.

Voyez votre sommation du 4 novembre 1857. Cette sommation est à la requête de deux de vous seulement, MM. Pétroz et Simon. Tous deux déclarent *agir en qualité de président et de secrétaire général de la Commission centrale homœopathique*. Tous deux *signent en cette qualité*. Tous deux *agissent pour tous* ceux qui défendent ou appliquent la doctrine homœopathique.

Voyez votre assignation. Elle est moins précise sans doute, mais elle rappelle la sommation et répète les qualités pour les deux personnes qui avaient signifié cette sommation ; l'assignation ajoute le titre de *membres* pour les autres, mais elle motive identiquement.

Voyez vos conclusions rectificatives : vous y essayez de fuir la prétention collective qui vous rend non recevables, mais en vain. La nécessité d'une explication prouve la justesse de notre observation. L'explication que vous y donnez *à posteriori* laisse le passé debout, ravive ce qu'elle veut effacer, montre la collection en la taisant ; la collection reste à la dose homœopathique, et moi profane, j'ai compris qu'elle n'en est que plus forte. Et, en effet, forcés de vous restreindre comme nombre, vous essayez de vous grandir comme représentation; forcés de rapetisser votre demande comme chiffre, vous voulez au moins la grossir comme signification.

Je termine sur ce point en faisant remarquer au tribunal que de tous ces efforts, de toutes ces tergiversations pour rendre possible une condamnation, il doit retirer cet avertissement, qu'on ne désire une condamnation que pour l'exploiter comme une consécration.

Et maintenant, après avoir dit aux adversaires : Vous avez beau dire, vous avez agi comme collection, je leur dis : Vous avez beau faire, vous n'avez jamais été, vous n'êtes pas une collection, vous le reconnaissez vous-mêmes dans la note de la première page de votre Mémoire :

« Les docteurs indiqués font tous partie de la Commission centrale homœopathique instituée par une délibération du Congrès homœopathique de Paris, dans la session de 1855. Cette Commission n'ayant pas d'existence légale, les membres qui la composent ont introduit l'action en leur nom personnel. Ils ont indiqué leur qualité de membres de la Commission centrale, pour que le tribunal sache pourquoi leurs confrères ne se sont pas joints à eux en plus grand nombre. »

Ainsi voilà votre aveu formel : Vous n'êtes pas une collection ; ni autorisée par l'administration, ou ancienne et consacrée par le temps; ni cohérente et reconnaissable, ni scientifique. Dès lors, vous ne pouvez intenter aucune action en justice en cette qualité. Ne parlez donc plus de vos confrères silencieux, vous ne suppléez pas leur silence, vous n'avez pas le droit de l'expliquer. En allant au fond des choses, vous reconnaîtriez que si tous vos confrères ne font pas ce procès avec vous c'est, ou qu'ils le blâment, ou qu'ils ont l'idée de le faire après vous si vous réussissez.

Et voyez, messieurs, la gravité de l'observation que je fais en ce moment. Si nous avions affaire à une collection, tout serait fini après le jugement ; nous serions définitivement absous ou condamnés. Avec le système des adversaires au contraire, rien ne serait limité, tout serait à recommencer. Après avoir payé 50 000 francs pour douze, soit pour chacun 4166 fr. 66 cent., nous aurions la même somme de 50 000 fr. par douzaine d'homœopathes, ou de 4166 fr. 66 c. par tête d'homœopathe ! Car vous n'êtes ni seuls, ni tous; il y en a d'autres avant vous, avec vous, à côté de vous, après vous; derrière vous sont les Insufficientistes. Vous ménagés, évités, apaisés, payés, les autres en demanderont autant; les Insufficientistes n'en seront que plus blessés; aujourd'hui vous, demain tous! *Turba ruit ou ruunt*, le procès successif, le procès universel. A 50 000 francs par groupe de... Combien êtes-vous ? Combien seront-ils? Quelle propagande ! Ceux qui enseignent ! Ceux qui défendent ! Ceux qui étudient..... Ceux qui croient, peut-être !

Ah ! il ne faut pas, comme on le faisait à la dernière audience, sourire avec dédain de ce que nous appelions nos fins de non-recevoir ; ce sont les règles éternelles de la justice, ce sont ces formes, vraie sauvegarde du fonds. Non ! nul n'a le droit de se plaindre d'une publicité scientifique ou autre, s'il n'a été personnellement désigné. Nul n'a le droit de se dire représentant d'une doctrine s'il n'en est le représentant officiel par un acte de l'autorité, ou du moins par une possession certaine et constatée par tous ceux qui professent la même doctrine; et alors même que cette possession existerait, elle ne créerait pas un intérêt collectif pouvant donner lieu à une action collective.

Êtes-vous du moins une classe de citoyens contre lesquels nous ayons essayé d'ameuter une autre classe? Non! il y a des classes ouvrières, propriétaires, commerçantes; des professions artistiques, libérales, scientifiques; des nomenclatures administratives ou politiques: il n'y a pas une classe d'homœopathes.

Mais, enfin, je le suppose un instant, fussiez-vous une collection ou une classe, est-ce que nous n'avons pas dans nos souvenirs ce qui a été dit des Juges par les plaideurs et par Racine; des Professeurs par les professeurs; des Médecins, par vous aujourd'hui, c'est l'injure; par Molière autrefois, c'était la moquerie; des Avocats par tout le monde; des Hommes par les femmes, des Femmes par les hommes? Est-ce que chacun se plaint de ce qu'on dit de tous? On vous a cité bien mal à propos, à la dernière audience, un exemple qui ne prouve absolument rien. On vous a parlé d'une injure adressée aux gendarmes de telle localité. Mais on a oublié de citer la localité et de dire qu'il n'y avait que trois gendarmes. Or, quand une injure s'adresse à une collection de trois individus, on ne peut pas dire qu'elle ne les atteint pas personnellement. Encore une fois, vous n'êtes pas ni une collection définie, ni une classe distincte dans le monde; vous n'êtes pas une société officielle, vous ne pouvez donc pas agir collectivement en justice.

Agissez-vous au moins comme simples particuliers? Ah! oui, vous le dites aujourd'hui, vous disiez hier le contraire. Mais si vous êtes de simples particuliers, alors ce n'est pas vous qui avez fait la sommation à laquelle vous nous reprochez de n'avoir pas obéi; d'autres que vous l'ont faite, et ils n'avaient pas le droit de la faire, et ils n'ont pas suivi et vous ne pouvez vous l'approprier. Oubliez vos titres, ils sont inutiles, ils sont superflus, ils trompent. Que diriez-vous d'un médecin de Paris dénonçant un exercice illégal fait à Perpignan? Est-ce que cela serait possible?

Dès lors, vous n'êtes ni nommés ni désignés; comment seriez-vous diffamés? Dès lors, vous n'avez pas le droit de réponse; comment auriez-vous le droit d'action? Quelle est, en effet, la condition essentielle du droit de réponse? c'est d'avoir été au moins désigné.

Est-ce que par cela seul qu'on aurait dit, et on l'a dit souvent: tous les avocats sont des ignorants, ou des chicaneurs de mauvaise foi, tous les médecins des charlatans, est-ce que chaque avocat et chaque médecin aurait le droit de s'écrier: Je suis suffisamment désigné, car on a désigné les avocats et les médecins sans exception? Non évidemment. Eh bien! l'article a dit: Les médecins homœopathes sont des charlatans. Est-ce qu'il s'ensuivra que tous les médecins à qui il plaira de se dire homœopathes, auront le droit de se regarder comme désignés et de faire insérer une réponse? Non évidemment; pour répondre, il faut être interpellé. Or, je le répète: il est palpable que la négation du droit de réponse entraîne *à fortiori* la négation du droit de réparation.

Le précédent que l'on tend à créer est dangereux, il mènerait à des procès sans fin, à des condamnations sans limites si on l'appliquait à tous, ou a une inconséquence immorale, à une illégalité flagrante, si on refusait de l'appliquer à quelques-uns.

En effet, messieurs, sans vouloir entrer dans des énumérations inutiles, et en me tenant strictement dans les limites de ce qui est nécessaire pour le jugement que vous avez à prononcer, permettez-moi de vous arrêter un instant sur ce que nous et nos pères avons vu : Toutes les sciences, toutes les doctrines ont été mêlées, superposées ; chacun a voulu faire un monde nouveau ; est-ce que le vieux monde de Dieu tel qu'il l'a fait, et de l'homme tel qu'il est, serait seul à n'avoir pas la parole ? A travers ces combats insensés, il y a eu évidemment des choses nouvelles excellentes, de vieux abus qui sont tombés, des lumières qui se sont faites. Il y a eu évidemment des vérités qui n'ont pas été reconnues le premier jour, mais qui l'ont été longtemps après. Il y a eu des erreurs qui se sont défendues héroïquement, qui ont retardé le progrès, c'est vrai ! Mais il y a eu encore plus d'innovations prétendues qui ont entravé le progrès au lieu de le servir, plus de vieilles expériences qui l'ont servi même en le retardant. La Vérité est fille de l'initiative et de l'examen. L'erreur seule s'irrite des attaques, et seule elle y succombe. Aussi, laissez faire la liberté, elle ne tue que les morts.

Voyez les sectes religieuses, les opinions philosophiques, les systèmes historiques, les luttes littéraires, les partis politiques, les doctrines scientifiques ; là aussi, l'erreur a parlé haut, et s'est tue : là aussi la vérité a parlé ferme, et a triomphé. Voyez surtout les habitudes professionnelles, et je m'arrête à celles-là sans m'appesantir sur le reste. Voyons, je vous le demande, n'y a-t-il pas deux manières de comprendre notre profession d'hommes de loi ? Est-ce qu'il n'y a pas parmi ceux qui l'exercent des hommes qui la comprennent d'une certaine façon, suivant les règles et les traditions, sous l'aile de leurs anciens, sous le regard de la magistrature, et qui se croient et se disent, par-dessus tous, pleins de conscience et de respect pour les formes et les règles de la justice ? N'y a-t-il pas d'autres hommes, au contraire, qui s'occupent de la pratique des affaires d'une certaine façon qui n'est pas la nôtre ? N'y a-t-il pas certaines catégories dans lesquelles il nous est permis de dire que la conscience n'a pas un empire aussi absolu, que celle que vous aimez, messieurs, à rencontrer parmi nous ? Eh bien ! quand on dit de ceux qui s'écartent ainsi du sein de cette collection respectable qu'on appelle le Barreau, qu'ils ne sont pas dignes du titre d'avocat, quand on dit qu'ils se laissent aller à des pratiques incompatibles avec l'inscription au tableau, certes, ce sont là des choses bien graves ; mais elles sont utiles à dire, elles combattent des tendances mercantiles, elles combattent une indépendance qui n'est que l'irrégularité ; aussi, pourvu qu'on ne désigne personne, nul n'aura le droit de répondre : c'est de moi que vous avez parlé ! Je fais ce que vous dites être mal, donc vous m'insultez ! — Ne voyez-vous pas que s'il en était ainsi, les tribunaux seraient obligés de consacrer le mal en lui accordant une réparation, ou de s'associer au blâme, en repoussant la plainte !

Disons donc que la plainte, que la réparation appartiennent exclusivement aux personnes désignées, ou aux êtres collectifs reconnus.

Il résulte de là que les adversaires n'ont pas plus le droit de se plaindre seuls au nom d'une collection qui n'existe pas, qu'ils n'ont le droit de se plaindre tous au nom d'une solidarité qui n'existe pas davantage. Et encore une fois, que les adversaires n'écartent pas par le dédain ces considérations de droit. Il a été facile de voir que pour eux, il ne s'agit ici ni de droit, ni de justice, ni de réparation ; qu'en réalité même, ce n'est pas de leur honneur qu'il s'agit. Ils savent bien qu'ils ont dit de nous ce que nous disons d'eux, ce que nous pensons de leur doctrine. Ils savent bien que ce sont eux qui, les premiers, ont accusé le corps médical d'être composé d'assassins ; ils savent bien que partout les médecins disent d'eux que ce sont des charlatans, mais dans le sens de la doctrine générale, et non pas dans le sens de la désignation personnelle. C'est dans ce sens que nous disons de l'homœopathie, qu'elle est l'erreur, qu'elle est l'intrigue.

Que les adversaires renoncent donc à plaider ; mais surtout qu'ils ne nous répondent pas (ils l'aimeraient mieux, je le sais) : Nous sommes Galilée, et vous êtes le mur de la prison où nous écrivons la parole immortelle, le stigmate ineffaçable : *Eppur si muove !* Nous sommes Christophe Colomb, et vous êtes, ou Gênes sa patrie qui le méconnaît, ou les convives qui ne savent pas faire tenir l'œuf debout, ou les évêques qui condamnent le génie, ou le roi qui donne des fers à qui lui donne un monde. Qu'ils ne disent pas : Nous sommes les martyrs, et vous êtes les bourreaux ! Non ! les martyrs ne plaident pas, ils confessent ; ils ne demandent pas des dommages-intérêts et de la publicité, ils sèment des doctrines et des dévouements.

Je vous l'ai dit, à notre point de vue, ce procès est une hérésie ; au vôtre, il serait du prosaïsme.

RÉPLIQUE DE Mᵉ ÉMILE OLLIVIER.

Messieurs,

En me levant pour répondre aux deux plaidoiries que vous venez d'entendre, j'éprouve, je l'avoue, un certain embarras. J'avais indiqué avec sincérité le but de ce procès ; j'avais dit : Nous ne venons pas vous demander un examen de la doctrine homœopathique, devant aboutir à une approbation ou à un blâme, nous venons vous prier de reconnaître que les médecins homœopathes ne sont pas hors la loi, et qu'on ne peut ni les injurier ni les diffamer. Malgré une telle déclaration, nos adversaires nous accusent de ne pas croire à notre procès, de ne nous soucier que médiocrement de son succès ; à les entendre, nous n'avons pas voulu appeler le droit à notre aide, nous n'avons pensé qu'à fixer sur nous l'attention du public, à faire une réclame. J'ignore si ceux au nom desquels on a prononcé ces étranges paroles ont l'habitude « des pensées de derrière ». Je sais seulement que ceux que j'ai l'honneur de représenter n'en connaissent pas l'usage, et qu'ils pensent ce qu'ils disent. Rien ne le prouve mieux que ma plaidoirie ; si les médecins homœopathes attendaient de moi un programme, ils ont été, vous l'avouerez, messieurs, singulièrement déçus dans leur attente. Vous le serez encore plus dans la vôtre, mon adversaire, si vous avez espéré que m'en tenant à des considérations générales ou à des arguments scientifiques, je dédaignerais le droit. Aujourd'hui plus que jamais c'est sous sa protection que je me place ; c'est lui que j'invoque ; c'est en lui que je me confie comme toujours ; vous allez entendre sa voix, vous allez apprendre de lui s'il est permis d'outrager, de càlomnier et puis de se glorifier de ses outrages et de ses calomnies !

L'article de M. Gallard excède-t-il les bornes de la critique permise ? S'applique-t-il aux demandeurs ? Est-il de nature à exiger une réparation ? Oui, avais-je répondu à ces diverses questions. Qu'a objecté mon premier adversaire à mes diverses affirmations ? Il s'est d'abord fait modeste : Nous ne vous avons pas insultés, a-t-il dit, nous avons repoussé avec énergie l'erreur que vous propagez, mais nous vous avons respecté, nous n'avons désigné aucun'de vous, c'est vous-mêmes qui vous êtes diffamés en vous reconnaissant. Puis entraîné par l'inspiration, cette ivresse de l'esprit, qui comme l'autre, arrache la vérité, il s'est écrié : M. Gallard vous a appelés dés charlatans et des fourbes, il a eu raison ; en vous fustigeant et en vous flétrissant, il a imité les plus illustres de ses maîtres, et il a mérité comme eux la reconnaissance publique : l'erreur, le charlatanisme, n'ont pas droit au respect. Après cette belle apostrophe, mon adversaire s'est adressé aux malades qui appellent des médecins homœopathes, et ne pouvant les accuser de charlatanisme, il les a déclarés des niais et des dupes ; enfin, quoiqu'il eût affirmé que l'article de l'*Union médicale* ne s'appliquait à personne, il a déclaré lui-même que les accusations de supercherie qui y sont contenues s'adressent à MM. Chargé, Love, Davet, Tessier.

Mon honorable adversaire a accouplé ainsi deux systèmes contradictoires. Si l'un est vrai, l'autre est faux ; pour les condamner je n'ai qu'à les invoquer successivement l'un contre l'autre. Pour prouver qu'il nie à tort d'avoir insulté les médecins homœopathes, je n'ai qu'à rappeler la partie de sa plaidoirie dans laquelle il se glorifie de l'avoir fait ; pour prouver qu'il est répréhensible de s'être glorifié de ses injures, je n'ai qu'à m'armer de la partie de sa défense dans laquelle il nie que sa critique ait été injurieuse. Ainsi contre lui je n'ai besoin que de lui-même, et sa défense s'annule par ses propres contradictions. Ma réplique serait donc superflue, si je ne craignais que nos juges, divisant ce qu'il a réuni, n'adoptassent l'un ou l'autre de ses systèmes ; cette crainte m'oblige seule à les examiner tous les deux.

Le premier consiste à nier non pas que l'article soit injurieux, le contraire est trop évident, mais qu'il le soit contre les personnes. Mᵉ Lefranc l'a répété après Mᵉ Andral : il ne s'applique qu'aux doctrines.

Je ne veux pas fatiguer le tribunal d'une nouvelle lecture de l'article de M. Gallard, je me borne à lui rappeler les diverses allégations que nous déférons spécialement à sa justice.

M. Gallard écrit :

« L'homœopathie ne peut être adoptée et mise en pratique de bonne foi par des médecins sérieux et instruits. »

Est-ce là une attaque contre une doctrine ou une injure contre des hommes ?

Il ajoute :

« On ne peut opposer que le silence et le dédain à ceux qui, battus sur les hauteurs où s'agitent les discussions scientifiques, essayent maintenant d'engager une
misérable lutte sur le terrain fangeux de la pratique industrielle et de l'exploitation. »

Est-ce d'une doctrine qu'on peut parler ainsi, ou bien des hommes qui la
professent ?

Il poursuit :

« L'homœopathie n'est plus une doctrine, encore bien moins une science. C'est
un commerce exercé par quelques-uns au détriment de la science et de l'humanité. »

Est-ce une doctrine qui exerce un commerce ?

Il dit encore :

« Les plus ardents promoteurs (voilà qui est très spécial), les plus ardents promoteurs de la doctrine ont le bon esprit de l'abandonner dans la pratique. Chaque
fois qu'ils se trouvent en présence d'une maladie grave, ils saignent, ils purgent,
ils donnent des doses massives absolument comme si Hahnemann n'eût jamais
existé ; mais ils crient par-dessus les toits qu'ils font de l'homœopathie. »

Cela s'applique-t-il à la doctrine ou aux hommes ? Ce n'est pas tout, il
précise :

« On a vu dernièrement un des plus en renom appelé près d'une dame du
grand monde (je vous raconterai tout à l'heure l'histoire de cette dame du grand
monde) qui, vers la fin d'une maladie incurable, était affectée d'anasarque et d'ascite, lui administrer journellement *cinquante centigrammes de calomel*, et déterminer ainsi une diarrhée colliquative, grâce à laquelle l'hydropisie diminua momentanément, mais l'issue fatale fut très certainement hâtée ; ce qui n'empêcha
pas l'entourage de la patiente d'être trompé par cette supercherie, et de proclamer
dans tous les salons de Paris *les heureux résultats du traitement homœopathique.* »

Est-ce de la doctrine qu'il s'agit ici, ou des hommes qui la pratiquent ?

M. Gallard continue :

« Qui donc maintenant voudrait prendre au sérieux les travaux publiés par des
hommes capables de tels actes et se donner la peine, je ne dirai pas même de les
discuter, mais seulement de les lire ? »

Encore une fois cela s'applique-t-il à la doctrine ou aux hommes. Comment !
voilà des livres que vous ne voulez pas lire, non pas parce qu'ils contiennent
des erreurs, mais parce qu'ils sont l'œuvre de gens coupables d'actions malhonnêtes, de médecins qui ne croient pas en ce qu'ils écrivent, qui abusent de
la crédulité publique ; vous soutenez tout cela, et puis vous prétendez que vous
n'attaquez qu'une doctrine. Allons donc ! un peu de bonne foi, et laissez
tomber vos masques. Ce n'est pas la doctrine que vous attaquez, ce sont les
hommes ; et vous ne les attaquez pas par amour de la vérité, parce que la
passion de la science vous transporte, mais parce que les malades les appellent, parce qu'ils soulagent, parce qu'ils guérissent, parce qu'ils font des

conquêtes journalières sur vos domaines ; ce n'est pas leur malhonnêteté qui
vous indigne, c'est leur succès !

M. Gallard conclut :

« Si nous consentons à nous départir de notre réserve habituelle en faveur du
livre de M. Magnan, c'est que, par exception, nous croyons avoir trouvé dans l'auteur un homme sérieusement convaincu, et susceptible, par conséquent, de reconnaître qu'il a pu s'égarer, si on lui démontre son erreur. »

Voilà qui est clair ; dans ce dernier paragraphe M. Gallard pose une règle
et une exception : La règle, c'est que tout homme qui se prétend homœopathe
est de mauvaise foi. L'exception, c'est que M. Magnan seul est convaincu.
Vous êtes des magistrats de cœur et de bonne foi, je m'adresse à vous comme à
des jurés, et je vous le demande, ces injures ne sont-elles pas les plus gros·
sières qu'on puisse adresser à des hommes ? Ne sont-elles pas de nature à
exciter l'indignation, la colère, la révolte ? Supposez-vous un instant unis à
des médecins homœopathes par les liens de l'amitié ou de la famille, ne sen-
tiriez-vous pas l'outrage jusqu'au fond de votre âme, et ne vous écririez·vous
pas comme moi : Non, dans un pays comme la France, dans un pays d'urbani-
nité et de loyauté, il ne peut pas être permis de parler ainsi ; il ne peut pas être
permis de respecter si peu les lois du goût et de la confraternité, il ne peut
pas être permis de violer aussi audacieusement l'inviolabilité à laquelle a droit
tout honnête homme !

M. Gallard l'a compris lui-même, et aussi a-t-il moins songé à justifier son
article qu'à l'atténuer : « Aurai-je été sévère, dur, excessif, a-t-il dit ; vous
n'avez pas à vous en plaindre. Je ne songeais à écrire ni sur l'homœopathie,
ni sur les homœopathes, lorsque M. Magnan est venu solliciter de moi un article. Attaquez mon livre, m'a-t-il dit, mais parlez-en ; tous les auteurs sont
ainsi. J'ai donc parlé du livre de M. Magnan : qu'il ne s'en prenne qu'à lui,
si ce que j'en ai dit est désagréable ; c'est lui qui l'a voulu. » Cette atténuation
est sans valeur, elle n'aurait de force que contre M. Magnan. Or cet honorable médecin a été fort gracieusement traité par M. Gallard et il ne réclame
pas. Est-ce que ceux qui se plaignent sont allés vous prier de parler du livre
de M. Magnan et des homœopathes ? Est ce qu'ils ont sollicité qu'on s'oc-
cupât d'eux, même pour les insulter ?

Du moins, ajoute M. Gallard, on reconnaîtra que les expressions les plus
sévères de mon article « misérable charlatan, ignorant abject, pauvre illuminé, »
ont été empruntées à M. Magnan lui-même. Il faut être possédé du désir
inextinguible de publicité pour esssayer de faire du bruit à propos de qualifications empruntées à un homœopathe lui-même. Cet argument n'est pas indigne du plus subtil des casuistes, d'Escobar lui-même. Jugez-en : M. Magnan
écrit : « On peut aujourd'hui appliquer la méthode de Hahnemann sans être
un ignorant abject, un pauvre illuminé, ou un misérable charlatan. » Que fait
M. Gallard ? Il renverse la proposition et il dit : « S'il est une époque où l'on
a pu appliquer la méthode de Hahnemann sans être un ignorant abject, un
pauvre illuminé, ou un misérable charlatan, ce n'est certainement pas à
l'époque actuelle. » Il renverse la proposition de M. Magnan, il dit non où

celui-ci a dit oui. Et il appelle cela *citer*. Le mot est charmant : je l'engage à ne pas citer souvent ainsi, sinon il n'en est pas à son dernier procès. Comme nous sommes ici pour discuter sérieusement, je n'insiste pas.

Je me hâte de reconnaître que la troisième atténuation invoquée par M. Gallard est plus spécieuse. Il l'a fait résulter du passage suivant de son mémoire :

« Jusqu'à présent, nous n'avons parlé de l'homœopathie qu'en la prenant au sérieux et en considérant les hommes qui la pratiquent comme profondément convaincus de son efficacité. Mais il ne faut pas croire qu'il en soit toujours ainsi. Nous voulons bien admettre que parmi les homœopathes, il se trouve un petit nombre de médecins consciencieux qui, alléchés par cette chose nouvelle et mystérieuse importée d'Allemagne, font abnégation de tout ce qu'ils savent pour adopter les théories de Hahnemann et se laisser guider par ses enseignements : « *Credo quia absurdum*, » disent-ils. Mais ceux-là comprennent parfaitement tout ce qu'une pareille doctrine a d'opposé à la science réelle, à la médecine classique, et les plaçant l'une et l'autre dans un antagonisme constant, ils n'ont jamais pu s'arrêter à l'idée de les associer dans leur pratique.

» Pour eux, « il est absolument interdit de confondre le traitement homœopathique avec les remèdes préconisés par l'ancienne médecine, une telle association serait monstrueuse ; car l'homœopathie est une doctrine nouvelle qui prétend être complète, qui n'admet rien en partage, qui veut être victorieuse ou terrassée. » Ce sont, nous le croyons fermement, de très honnêtes gens, incapables de nuire à leur prochain... sciemment du moins, mais qui, à nos yeux, ont un seul tort, et celui-là est immense, c'est de ne pas vouloir nous permettre de les appeler des ignorants ou des illuminés. Ils ont foi dans ce qu'ils prêchent, d'accord ; mais croire n'a jamais été le synonyme de savoir, et la médecine n'est pas une religion, c'est une science.

» Cependant, qu'on le sache bien, ceux qui croient réellement en l'homœopathie sont les moins nombreux ; d'autres, plus habiles, sans doute, mais certainement moins honorables, profitent de l'engouement du public pour l'homœopathie, qui est, il faut le dire, autant à la mode de nos jours que le baquet de Mesmer a pu l'être dans le siècle dernier. »

Vous voyez bien, a-t-on dit, que M. Gallard reconnaît lui-même que les homœopathes peuvent être honnêtes, convaincus de ce qu'ils pratiquent. S'il en est ainsi, répondrai-je à mon tour, pourquoi a-t-il écrit le contraire dans l'article ? La rétractation du mémoire n'efface pas l'article qui le précède, elle ne servirait qu'à nous donner contre M. Gallard le témoignage de M. Gallard lui-même. Mais ce qui tranche tout, c'est que cette rétractation n'est pas sincère. M. Gallard ne reconnaît ici l'honnêteté des homœopathes en général que pour mieux écraser celui qui est l'objet spécial de sa haine : l'honorable M. Tessier. Dès qu'il perd de vue ce but, et qu'il n'oppose plus les homœopathes purs aux insufficientistes, mais les homœopathes quelconques aux allopathes, dans son mémoire même, il répète que ce sont tous des fripons, et que les combattre ce n'est plus une question de science, mais d'honnêteté et de dignité professionnelle ; de telle sorte que sa modération accidentelle et calculée est encore plus coupable que ses injures !

J'ai rétabli la vérité des faits. Il est désormais constant que l'article de M. Gallard est dirigé non contre la doctrine homœopathique, mais contre les médecins homœopathes ; non contre quelques-uns, mais contre tous, et que rien ne l'excuse. Il ne me reste qu'à rechercher si le droit permet de le poursuivre. Les principes sont constants et reconnus par nos adversaires aussi bien que par moi. On ne peut réclamer contre un écrit que si l'on a été désigné, mais il n'est pas nécessaire que cette désignation soit individuelle, il suffit qu'elle résulte de l'ensemble de l'écrit. Rechercher si les demandeurs sont recevables, c'est donc rechercher s'ils ont été suffisamment désignés. Comment le révoquer en doute ? Si tous les médecins homœopathes sont des fripons, sauf M. Magnan, il est certain que MM. Pétroz, Gastier, etc., sont atteints par ces qualifications et qu'ils peuvent les relever.

Mᵉ Lefranc ne le croit pas, et il a opposé à cette prétention le dilemme suivant : Vous agissez comme collection, ou vous agissez comme individus. Si vous agissez comme collection, vous êtes non recevables ; n'ayant pas une existence légale, vous êtes le néant. Si vous agissez comme individus, vous n'êtes pas davantage recevables ; n'étant pas nommés, vous êtes sans intérêt.

Nous n'agissons pas comme collection ; nous ne sommes pas un être moral autorisé par la loi, nous ne pouvons introduire une action judiciaire en cette qualité ; si une sommation a d'abord été libellée au nom MM. Pétroz, président, et Léon Simon, secrétaire de la Commission centrale homœopathique, l'assignation a été délivrée au nom de tous les demandeurs individuellement, et le titre de membre de la Commission centrale homœopathique n'a plus été qu'une désignation pareille à celle de chevalier ou officier de la Légion d'honneur, ajoutée aux noms et prénoms.

Je reconnais donc moi-même la vérité de la première partie du dilemme ; suis-je atteint par la seconde ? Est-il vrai qu'agissant en ma qualité d'individu, je n'aie aucun intérêt ? Non. Je suis désigné, atteint, ainsi que je l'ai prouvé, j'ai donc un intérêt. Mais, dit mon adversaire, pour que vous fussiez recevables, il serait nécessaire que tous les médecins homœopathes de France se joignissent à vous ; sans cela, après ce procès jugé, rien ne serait terminé, et l'on verrait surgir une légion d'homœopathes vrais ou faux, qui tous réclameraient à leur tour des dommages-intérêts. Qu'importe, répondrai-je ? Où avez-vous lu dans la loi, mon adversaire, où avez-vous vu dans la jurisprudence une doctrine aussi monstrueuse que la vôtre ? Comment, si plusieurs personnes sont attaquées ensemble, il suffira de l'opposition d'une seule pour rendre toute action impossible ? Il y a des manières très diverses de recevoir l'injure. Bossuet raconte avoir connu un saint homme qui, lorsqu'il était outragé, se jetait à genoux, et les bras levés au ciel, demandait à Dieu de pardonner au pécheur et d'attendrir son âme. Si cette manière d'exercer la vengeance est touchante, elle est peu juridique. La loi ne nous demande pas tant de résignation ; si quelques-uns de ceux qui sont atteints par une injure collective se contentent d'une vengeance aussi chrétienne, les autres ne sont point contraints d'imiter leur vertu ; et s'il ne leur convient pas de se jeter à genoux et de lever les yeux au ciel, ils peuvent introduire une action en justice ; s'il ne leur convient pas de demander à Dieu de changer l'âme de l'offenseur, ils peuvent demander à la justice de lui donner une leçon salutaire. Sans doute d'autres pourraient à la rigueur intenter après nous un procès semblable à celui-ci. En fait, cela ne sera pas, puisque nous agissons au nom de tous. Cela serait-il ? A qui la faute ? Si le délit que vous avez commis est tel

que beaucoup en aient été atteints, pouvez-vous trouver dans cette circonstance que vous avez vous-même créée une raison d'impunité ? Pensez donc
aux conséquences de cette opinion. On serait puni quand on aurait insulté une
personne ; dès qu'on en aurait insulté cent, on serait inviolable. A mesure
que le délit s'étendrait, au lieu de devenir plus grave, il deviendrait innocent.
On ne pourrait pas dire : Un tel, banquier juif, est un voleur ; mais on
pourrait dire : Tous les juifs sont des voleurs. On ne pourrait pas imprimer :
Tel juge est un prévaricateur, et l'on pourrait dire : Tous les juges sont des
prévaricateurs. On ne pourrait pas accuser un prêtre déterminé d'être un
misérable, et l'on pourrait prétendre que tous les prêtres sont des misérables.
On ne pourrait pas soutenir que tel fonctionnaire est un fripon, et l'on pourrait affirmer que tous les fonctionnaires sont des fripons. Un tel système renverse toutes les barrières que la loi a opposées à l'injure et à la diffamation ;
il assure l'impunité aux diffamateurs habiles, et il laisse pour toute ressource
à leurs victimes, non le pugilat, que les mœurs repoussent autant que les lois,
mais le duel, que les mœurs tolèrent encore, et que tout homme d'honneur
doit réprouver. Non, je le soutiens au point de vue de la morale, aussi bien
qu'au point de vue de la loi, il n'est pas possible de faire contre une collection
d'individus plus que contre un individu. Si l'injure est défendue contre un
seul, à plus forte raison l'est-elle contre plusieurs.

Je reconnais que l'individu atteint en même temps que d'autres l'est
moins fortement que s'il avait été seul désigné ; le coup perd en force ce
qu'il a en étendue. Aussi j'admets sans hésiter une différence entre le cas où
l'individu qui se plaint est nommé, et celui où il est compris dans une attaque
générale, quoique précise. Quand l'individu est nommé, le tribunal n'a à
résoudre que les questions suivantes : L'écrit est-il injurieux ? A-t-il occa-
sionné un préjudice ? Quand l'individu n'est pas nommé, il doit se demander,
en outre, si l'intention de l'écrivain a été de comprendre celui qui réclame
dans son attaque générale.

Dans notre espèce l'affirmative est évidente. Sans doute la qualité d'homœopathe ou d'allopathe étant le résultat d'un acte individuel de la volonté
peut être variable, et n'a pas la fixité, la certitude légale de la plupart des catégories que j'ai citées à titre d'exemple ; mais il n'y a rien à conclure, sinon
que les demandeurs auront à justifier qu'ils professaient la doctrine homœopathique au moment de la publication de l'article dont ils se plaignent. Ce
point ne fait aucun doute en ce qui concerne les médecins que je représente.
Je dis plus, il est certain qu'en parlant des plus *ardents propagateurs de la
doctrine*, M. Gallard les a eus précisément en vue : de telle sorte que l'attaque
n'est générale que dans la forme ; en réalité, elle est individuelle.

Bien d'autres que les homœopathes ont eu les idées que je développe, les
tribunaux les ont constamment partagées. Voici en quels termes M. Dalloz le
constate (*Répertoire*, vᵒ PRESSE).

« On a dû remarquer que la loi accorde le droit de réponse à ceux qui ont été
nommés ou *désignés* dans un article de journal. — Il est donc sans importance
que le nom de la personne qui veut faire insérer sa réponse ne se trouve pas dans
l'article qui y donne lieu, si d'ailleurs elle y est clairement désignée.

» Quant aux réunions de personnes, il faut se conformer aux règles générales sur les actions. — Si la réunion forme un être moral reconnu par la loi, l'action peut être intentée en son nom.

» Lorsqu'une fraction seulement d'un corps reconnu par l'État a été diffamée, l'action doit s'exercer individuellement par ceux qui ont été attaqués. — Aussi a-t-il été jugé que, lorsqu'une imputation diffamatoire a été adressée aux gendarmes d'une telle ville, les individus composant cette réunion peuvent intenter une action en réparation en leur nom direct et personnel. » (Crim. rej., 25 février 1830, aff. le *Constitutionnel*, voy. n° 1114. V. en ce sens M. de Grattier, t. I, p. 344, n° 1122.)

« Les électeurs forment une partie très notable de la nation ; mais ils ne constituent pas un corps distinct et organisé qui ait le droit d'agir en justice. En conséquence, il a été décidé que des électeurs qui se prétendent diffamés, comme tels ne peuvent exercer qu'une action individuelle en réparation de ce délit. » (Rennes, 15 février 1838, aff. électeurs de Vannes, voy. n° 897, 5°, n° 1124.)

En résumé, je vous défère un article dans lequel, ne se contentant pas de déclarer une doctrine folle et meurtrière, on ajoute que ceux qui la professent sont des charlatans, des fripons ; à côté de cet article, un mémoire dans lequel on a écrit que ces charlatans étaient surtout les plus ardents promoteurs de la doctrine ; une plaidoirie dans laquelle, précisant plus encore, on a nommé MM. Chargé, Simon, Davet, Love, Tessier. Si de telles désignations ne sont pas suffisantes, il faut renoncer à en trouver qui soient précises ?

Ma réponse à la fin de non-recevoir est donc péremptoire. Si l'on avait accepté le débat ainsi que je l'ai offert, j'aurais terminé, et je ne sache pas qu'il y ait eu jusqu'ici, dans mes paroles, quelque chose qui ressemble à une réclame. Mais après avoir détruit le premier système de mes adversaires, il est nécessaire que je combatte le deuxième. Vous vous rappelez qu'il consiste en ceci : Quelle que soit la rigueur des accusations contenues dans l'*Union médicale*, M. Gallard n'est pas répréhensible parce que ces accusations sont vraies ; fussent-elles fausses, elles ont été produites de bonne foi.

Dans cette théorie il est un point que j'accepte : c'est que la preuve fournie de la vérité des faits rendrait notre action mal fondée ; je nie que la bonne foi ait une influence égale. Notre action, ne l'oublions pas, est en dommages-intérêts et non en diffamation. Si l'action était en diffamation, le prévenu pourrait exciper de sa bonne foi, mais la preuve des faits lui serait interdite. Les homœopathes fussent-ils des charlatans et des fripons, s'il les en avait accusés avec intention de nuire, il serait condamné. L'action étant en dommages-intérêts, la bonne foi n'a plus qu'une importance accessoire ; puisque la simple imprudence, aux termes de l'art. 1382, fait naître des dommages-intérêts, elle peut servir à modérer la condamnation, elle ne peut l'écarter. La recherche de la vérité des faits prend au contraire une importance décisive. Et voilà quel est, après le respect de notre art, le principal motif qui nous a décidés à préférer l'action civile à l'action correctionnelle. MM. Gallard et Richelot, après une condamnation correctionnelle, eussent pu dire : Nous avons succombé parce que nous n'avons pas été admis à la preuve. Si nous avions été devant la juridiction civile, nous aurions établi que M. Tessier a tué la duchesse de M..., que MM. Simon ou Chargé ont commis des actes épouvantables ! Vous êtes devant la justice civile, le champ vous est ouvert, prouvez, prouvez que nous sommes des charlatans et des fripons, alors aucune condamnation ne saurait vous atteindre ; sinon soyez confondus, et n'espérez pas qu'une prétendue bonne foi vous protége contre la peine que méritent les calomniateurs !

M. Gallard n'a pas même à prouver la vérité de ses affirmations contre la doctrine homœopathique. Hahnemann, a-t-il dit, est un Mesmer, un Cagliostro sans conviction ; il s'est proposé la recherche des causes premières ; sa doctrine ne repose que sur l'expérience mal faite du quinquina ; elle rompt avec la tradition ; les expériences la condamnent, les corps officiels la proscrivent, le ridicule la poursuit. Que tout ceci soit vrai ou faux, cela importe peu : M. Gallard a pu se tromper sans courir aucun danger. Je ne lui demande que la preuve de l'accusation qu'il a portée contre les médecins homœopathes et que son défenseur a ainsi reproduite ; je cite textuellement d'après mes notes et d'après la plaidoirie sténographiée : « Les homœopathes » administrent les remèdes les plus énergiques sous le nom de globules. »

Si le fait est vrai, c'est une infamie, prenez acte de mes paroles. S'il y a des médecins homœopathes qui, en disant aux malades : Je vous donne des globules, leur administrent des doses allopathiques, flétrissez-les, chassez-les de cette enceinte, vous rendrez un service à l'homœopathie elle-même. Mais si le fait n'est pas vrai, si votre accusation est calomnieuse, oh ! alors, condamnez les écrivains qui osent répandre de pareils mensonges, ou déclarez les homœopathes hors la loi !

Pour savoir si M. Gallard a prouvé que les médecins homœopathes donnent des remèdes allopathiques sous forme de globules, il importe de préciser avant tout les principes homœopathiques, de déterminer dans quelle mesure Hahnemann a rompu avec la tradition, et de rechercher s'il a absolument interdit l'emploi des moyens traditionnels ou allopathiques. Or voici ce que je trouve dans l'*Organon :*

« Ces vérités incontestables, qui s'offrent d'elles-mêmes à nous quand nous interrogeons la nature et l'expérience, expliquent d'un côté pourquoi la méthode homœopathique est si avantageuse dans ses résultats, et démontrent de l'autre l'absurdité de celle qui consiste à traiter les maladies par des moyens antipathiques et palliatifs.

» Ce n'est que dans des cas extrêmement pressants, où le danger que la vie court et l'imminence de la mort ne laisseraient point le temps d'agir à un médicament homœopathique, et n'admettraient ni des heures, ni parfois même des minutes de délai, dans des maladies survenues tout à coup chez des hommes auparavant bien portants, comme les asphyxies, la fulguration, la suffocation, la congélation, la submersion, etc., qu'il est permis et convenable de commencer au moins par ranimer l'irritabilité et la sensibilité à l'aide de palliatifs, tels que de légères commotions électriques, des lavements de café fort, des odeurs excitantes, l'action progressive de la chaleur, etc. Dès que la vie physique est ranimée, le jeu des organes qui l'entretiennent reprend son cours régulier, parce qu'il n'y avait point ici maladie, mais seulement suspension ou oppression de la force vitale qui, d'ailleurs, se trouvait par elle-même dans l'état de santé. Ici se rangent encore divers antidotes dans les empoisonnements subits : les alcalis contre les acides minéraux, le foie de soufre contre les poisons métalliques, le café, le camphre (et l'ipécacuanha) contre les empoisonnements par l'opium, etc. »

Les disciples purs de Hahnemann ont admis les mêmes principes. Le vénérable M. Pétroz, dont on ne peut prononcer le nom sans s'incliner, qu'une
longue vie de probité et d'honneur place au-dessus de toutes les attaques,
déclare dans le journal de la Société gallicane du 1er février 1858 que le traitement de la syphilis, de certaines affections cutanées réclame l'administration
de doses minimes, mais non infinitésimales.

M. le docteur Léon Simon, dans ses remarquables commentaires sur l'*Organon*, écrit page 556 :

« Je me souviens d'avoir été appelé l'an dernier pour une fièvre intermittente
pernicieuse algide. J'arrivai au milieu de la nuit ; la malade était au troisième
accès ; elle était glacée comme un cadavre, le pouls filait sous le doigt, l'oppression était extrême, une vive douleur existait dans la région du péricarde ;
les yeux étaient éteints. La malade faisait ses adieux à sa famille, disant qu'elle se
sentait mourir ; la respiration devenait râlante. En face d'un danger imminent, je
n'hésitai pas un instant à couvrir de sinapismes les extrémités inférieures et supé-
rieures et à faire prendre par cuillerées à bouche du vin de Bordeaux pur. Au
bout d'un quart d'heure la réaction se rétablit ; au froid glacial succéda une chaleur intense telle, que la malade disait qu'elle se sentait comme brûlée. La chaleur
s'éteignit peu à peu, et l'apyrexie survint sans que la malade eût à traverser le
stade de sueur. »

Il raconte ensuite que, dans un danger imminent de congestion cérébrale
chez une dame au huitième mois de sa grossesse, il avait pratiqué une saignée, et il ajoute :

« Aujourd'hui, après trente-trois ans de pratique médicale et vingt-deux ans de
pratique homœopathique, je saignerais encore dans un cas semblable. »

M. le docteur Chargé s'exprime de même dans ses *Études médicales*
de 1838, p. 2 :

« Ainsi on leur a dit : L'homœopathie est une médecine qui ne saigne pas alors
même que la saignée est urgente et ne peut être différée sans que la mort s'en-
suive ; l'homœopathie administre des médicaments tellement divisés à l'infini, que
toute action de leur part est impossible. L'homœopathie donne des poisons qui
tuent ou qui guérissent, mais qui toujours jouent la vie du malade à *quitte ou
double*, etc., etc. Les gens sensés n'ont pas voulu de cette médecine ; ils ont raison de ne pas en vouloir, ils n'en voudront jamais. Mais heureusement, telle n'est
pas l'homœopathie : elle saigne quand la nécessité de désemplir promptement le
système circulatoire, ou de débarrasser un organe essentiel à la vie d'une trop
grande quantité de sang qui le comprime, rend indispensable la saignée ; elle n'administre pas de poisons : ceci est une atroce calomnie que rien ne justifie ; enfin
elle emploie des substances qui ont une action bien positive et déterminée, et de
plus, laisse le praticien libre de donner les médicaments par grains, par onces et
par livres, etc., etc. »

Dans ces différents cas, Hahnemann et ses disciples n'administrent pas les
médicaments pour guérir, mais comme palliatifs, ou pour écarter l'obstacle
qui s'oppose à l'action régulière de la force vitale. Le soulagement étant obtenu

et l'obstacle écarté, ils ont recours, pour guérir, aux médicaments donnés aux doses infinitésimales.

D'autres médecins que les disciples purs de Hahnemann, nommés les *insufficientistes*, et qui s'appellent eux les *éclectiques*, vont encore plus loin ; ils pensent que, même dans certains cas ordinaires, pour guérir et non-seulement pour pallier, on peut recourir à des moyens allopathiques ou traditionnels.

Ceci posé, que voulez-vous établir ? Que dans certains cas, tel ou tel médecin homœopathe s'est servi des médicaments et des procédés allopathiques ? Pour cela il n'était pas nécessaire de produire des registres de pharmacie ni d'obtenir des héritiers du marquis de Rancoigne l'oubli de tous les liens qui ont existé entre leur parent et le docteur Davet ; il n'était pas nécessaire de venir à l'audience armés de pièces qui vous ont été livrées par trahison, il suffisait d'ouvrir nos livres, vous y eussiez lu l'aveu public, formel, ancien, de ce que vous alléguiez. Si vous aviez été moins ignorant de la doctrine homœopathique, vous n'eussiez point présenté comme une découverte ce qui se trouve depuis des années dans tous nos écrits.

Mais vous n'avez pas dit seulement que les médecins homœopathes recouraient à des moyens allopathiques, vous avez ajouté qu'ils administraient des remèdes allopathiques sous forme de globules. C'est en cela que consiste la véritable gravité de votre accusation. Que produirez-vous pour l'appuyer ? Les lettres intimes de M. Davet avec le marquis de Rancoigne, un registre de pharmacie et une histoire sur M. Tessier.

Les lettres de M. Davet ne prouvent rien. M. Davet, en soignant le marquis, donnait quelques conseils à la marquise, qui était entre les mains d'un médecin allopathe ; une fois il prescrivit à son client des eaux minérales et des lavements d'orgeat. Cette prescription déguisait-elle un globule ?

Le registre du pharmacien ne signifie pas davantage. J'y trouve des ordonnances allopathiques signées par MM. Simon et Love.

Mᵉ ANDRAL. — Je n'ai pas nommé le docteur Simon.

Mᵉ ÉMILE OLLIVIER. — A l'audience, c'est possible ; mais je lis dans le registre de votre pharmacien que toutes les ordonnances allopathiques des médecins homœopathes sont entourées de rouge : or, je vois entourées de rouge les ordonnances du docteur Simon. Si je ne m'expliquais pas, le Tribunal pourrait penser qu'il s'agit du docteur Léon Simon ; vous avez un grand intérêt à ce qu'il le croie, afin de discréditer auprès de lui un de ceux qui représentent avec le plus de fidélité la doctrine pure de Hahnemann. Je ne tomberai pas dans le piége, et ne serait-ce que pour démontrer la loyauté de vos arguments, je dirai au Tribunal que le docteur Simon signalé par le pharmacien est un médecin allopathe fort occupé, de la rue Vanneau, et non le médecin homœopathe Léon Simon, qui habite rue Saint-Lazare.

Le docteur Love du registre est bien le médecin homœopathe, demandeur au procès ; seulement il est faux que dans ses ordonnances il prescrive des médicaments allopathiques sous forme de globules, il les ordonne ouvertement et dans le style des formules traditionnelles ; je dois ajouter que les prescriptions de cette nature remontent toutes aux années 1849 et 1852, pendant lesquelles M. Love hésitait encore entre l'allopathie et l'homœopathie.

Reste l'histoire relative au docteur Tessier. Écoutez-la et rougissez de votre imposture.

M. Tessier soignait la duchesse de M... Cette dame pratiquait l'homœopathie avec intelligence, avec ferveur ; elle avait l'habitude de faire apporter de la pharmacie des tubes remplis de médicaments, et les potions se préparaient en sa présence. Elle était atteinte d'une hydropisie générale et d'une hydropisie de poitrine. Trois fois elle se trouva sous le coup d'une suffocation imminente ; chaque fois, M. Tessier lui administra un gramme de calomel dans du sirop de fleur de pêcher. Et savez-vous où fut préparé ce médicament qui n'avait pas l'apparence de globules ? Chez M. Blondeau ou chez M. Goblet, les pharmaciens allopathes ordinaires de la duchesse. Chaque fois cette médication intelligente sauva la malade ; et si la maladie est devenue enfin la plus forte, du moins les derniers jours ont été reculés, rendus moins pénibles : c'est le témoignage que M. le duc de M... rend à M. Tessier dans une lettre que j'ai entre les mains, lettre dans laquelle, en lui envoyant un objet précieux qui avait appartenu à la duchesse, il ajoute : « Nous vous prions tous de penser quelquefois, en le voyant, à la reconnaissance que nous conserverons toujours pour vos soins si dévoués et pour la manière dont vous avez su adoucir les derniers moments de celle que nous pleurons. »

Vous n'avez donc rien prouvé contre aucun médecin homœopathe, et vous méritez d'être condamnés pour les avoir injustement accusés. Du moins étiez-vous de bonne foi ? Il y a deux espèces de mauvaise foi qui correspondent à deux mots du langage juridique : le dol et la fraude. Imputer à quelqu'un des faits faux auxquels on ne croit pas soi-même, c'est commettre un dol. Les lui imputer en y croyant, mais sans avoir pris toutes les précautions pour s'éclairer, c'est commettre une fraude. En droit, on est responsable du dol aussi bien que de la fraude. Je ne veux pas rechercher avec acharnement si l'article de M. Gallard contient le dol plutôt que la fraude. J'accepte avec plaisir la supposition la plus favorable ; j'admets qu'il a été très convaincu et que c'est l'entraînement de la jeunesse, de la passion qui a guidé sa plume ; je me borne à soutenir qu'il a commis dans sa critique des erreurs qu'il eût évitées en étudiant mieux. Je le prouve en examinant ses diverses attaques contre la doctrine homœopathique elle-même.

Je ne reviendrai pas sur ce qui concerne Hahnemann. Quand mon honorable contradicteur aura étudié sa vie, que, de son propre aveu, il ignore, il comprendra qu'il faut être aveuglé par la haine pour insulter ce grand homme de bien et ce savant immortel. Je laisse M. Lasègue à ses déclamations, et je ne rappelle au Tribunal que les paroles de M. Marchal de Calvi et de M. Imbert-Gourbeyre, l'un et l'autre allopathes :

« Hahnemann fut un homme de génie », dit le premier (*France médicale et pharmaceutique*, 1855). — « On ne sait pas assez, dit le second, que le célèbre médecin allemand a été en pharmacodynamie l'homme le plus savant *qui ait jamais existé*, vivant de longues années dans la poussière des bibliothèques, compulsant toutes les grandes collections scientifiques, journaux, traités, mémoires, thèses, observations. Depuis Hippocrate jusqu'à nos jours, il a analysé tout ce qui avait pu être dit sur les propriétés réelles des médicaments ; il a surtout largement puisé dans le siècle précédent, siècle toxicophile, commencé par Melchior Frick, continué par Storck et sa brillante école. De sorte que, en exposant les propriétés des médicaments anciennement connus, il n'a fait que raconter la tradition ; bien plus, il les a vérifiées lui-même, et malgré une méthode d'exposition qui paraît bizarre, malgré les détails qui semblent minutieux, on ne peut s'empêcher d'être frappé de l'accord qui existe entre Hahnemann et ses devanciers. Pour se convaincre de tout ce que j'avance, il suffit de lire tout ce que le médecin allemand a écrit en particulier sur l'arsenic ; et en résumé, pour être logique, il faut accepter Hahnemann sur le terrain de la pharmacodynamie, ou nier toute l'observation ancienne. » (*Gazette médicale de Paris*, 1858.)

Si j'ai peine à comprendre que M. Gallard se soit si légèrement expliqué sur Hahnemann, je comprends encore moins sa prétention de donner l'expérience pour base à l'ancienne médecine, et d'imputer à l'homœopathie la recherche des causes premières : Est-ce l'homœopathie qui dit : « *Contraria contrariis curantur*, tel est le dogme qui domine toute la thérapeutique : mais encore une fois, pour faire l'application de cette loi fondamentale à l'art de guérir, il faut connaître la nature des maladies. » (Bouillaud, *Philosophie médicale*, p. 319.) — Est-ce l'ancienne médecine qui a inspiré ce passage de l'*Organon* : « Comme cette loi thérapeutique de la nature se manifeste hautement dans tous les essais purs et dans toutes les expériences sur les résultats desquels on peut compter ; que, par conséquent, le fait est positif, peu nous importe la théorie scientifique, la manière dont il a lieu. Je n'attache aucun prix aux explications que l'on pourrait essayer d'en donner. » (*Organon*, § XXIII.) — La vérité est que l'expérience n'est, pour l'ancienne médecine, que, l'empirisme, et que selon l'aveu de Sprengel (t. V, p. 382), elle a toujours emprunté sa base à la philosophie dominante. L'expérience, presque abandonnée depuis Hippocrate, date, dans la médecine moderne, de Hahnemann.

M. Gallard n'est pas plus heureux relativement à la loi des semblables qu'il ne l'a été sur Hahnemann et sa méthode. Elle ne repose, a-t-il dit, que sur une expérience mal faite. Autant de mots, autant d'erreurs. Ce n'est pas après une seule expérience que Hahnemann a été amené à la loi des semblables ; après l'expérience du quinquina, il eut un soupçon, il n'arriva à la certitude qu'après de nombreux essais, *à posteriori et non à priori*, pour parler le langage de la scolastique. Il l'a raconté lui-même :

« Dans les articles que j'ai ajoutés à la *matière* de Cullen, j'ai déjà fait observer que le quinquina administré à hautes doses provoque chez les sujets impressionnables, jouissant d'ailleurs d'une bonne santé, un véritable accès de fièvre qui offre beaucoup de ressemblance avec celui de la fièvre intermittente, et que c'est *probablement* à cette propriété qu'il doit de surmonter et de guérir ainsi cette espèce de fièvre : l'expérience que j'ai maintenant me permet d'affirmer positivement cette assertion. » (P. 65.)

Hahnemann n'a jamais soutenu que le quinquina donnât la fièvre intermittente, il a dit qu'il produisait une fièvre analogue à la fièvre intermittente ; c'est aussi l'avis de Bretonneau, que MM. Velpeau et Trousseau s'honorent d'avoir eu pour maître :

« L'observation de chaque jour prouve que le quinquina donné à haute dose détermine chez un grand nombre de sujets un mouvement fébrile très marqué. Les caractères de cette fièvre et l'époque à laquelle elle se manifeste varient selon les individus. Le plus souvent, des tintements d'oreille, la surdité et une sorte d'ivresse précèdent l'invasion de cette fièvre. Un léger frisson s'y joint. Une chaleur sèche, accompagnée de céphalalgie, succède à ces premiers symptômes, s'éteint graduellement et se termine par de la moiteur. Loin de céder à de nouvelles et à de plus fréquentes doses de ce médicament, la fièvre causée par l'absorption du principe actif du quinquina ne manque pas d'être exaspérée. »

Le même témoignage se rencontre dans un Mémoire lu à l'Académie des sciences par M. A. Chevallier :

« M. Zimmer, fabricant de sulfate de quinine à Francfort, a reconnu que les ouvriers employés à la pulvérisation du quinquina dans sa fabrique étaient atteints d'une fièvre particulière qu'il désigne par le nom de fièvre de quinquina. Cette maladie, selon M. Zimmer, est assez douloureuse pour que des ouvriers qui en ont été atteints aient renoncé à la pulvérisation du quinquina, et aient quitté la fabrique. »

Enfin voici comment s'exprime un des médecins les plus instruits, les plus honnêtes et les plus dignes de respect et de créance, le savant M. Pidoux, dans la sixième édition de son *Traité de thérapeutique* en collaboration avec M. Trousseau, t. II, p. 338 ; ces paroles sont motivées par l'observation de Bretonneau que je viens de reproduire :

« Ces effets physiologiques du quinquina, signalés dans les termes mêmes qu'on vient de lire dans la première édition de notre *Traité de thérapeutique*, avaient été *méconnus et niés* par la plupart des médecins de notre pays ; mais depuis quelques années des travaux d'abord à l'étranger, et ensuite en France, ont été faits sur cette matière, et bien que les auteurs se soient attribué l'honneur d'une découverte qui appartient tout entière à M. Bretonneau, et que nous avions consignée dans un ouvrage devenu classique, leur témoignage n'en est que plus précieux, et aujourd'hui il n'est pas de médecin, un peu attentif, qui n'ait tous les jours l'occasion de constater les faits sur lesquels nous venons d'insister.

» La surdité ordinairement passagère que cause l'ingestion d'une assez forte dose de quinine peut, dans quelques cas, devenir plus inquiétante et plus durable. Le docteur Ménière, médecin de l'institution des Sourds-Muets de Paris, et qui a fait de si intéressantes recherches sur les troubles de l'ouïe, a vu des individus qui, après l'usage longtemps continué du sulfate de quinine à hautes doses, ont conservé des tintouins pendant plusieurs années ; il cite également le fait d'un enfant qui devint sourd IMMÉDIATEMENT après l'administration du sulfate de quinine, et chez qui la surdité resta complète durant plusieurs années et ne put être entièrement guérie. »

On conviendra qu'en présence de ces autorités, nous n'ayons pas à nous inquiéter beaucoup du scepticisme de M. Béhier et des fanfaronnades de M. Jeannel, de Bordeaux !

Hahnemann ne base pas la loi des semblables seulement sur ses nombreuses expériences ; il n'imite pas Paracelse qui, après avoir voyagé pendant dix années sans ouvrir un livre, inaugura son cours en livrant aux flammes tous les ouvrages anciens ; il commence l'*Organon* par un chapitre intitulé *Des guérisons homœopathiques dues au hasard*, et il ajoute : « Mon but, en agissant ainsi, a été de faire voir que la médecine homœopathique AURAIT PU ÊTRE TROUVÉE AVANT MOI. » Les exemples rapportés dans ce chapitre sont curieux, je ne veux citer que celui relatif à la guérison des brûlures, dont Sydenham, Fernel, Hunter, se sont occupés. Pour guérir une brûlure, la loi des contraires exige qu'on expose au froid l'organe affecté ; or l'expérience a démontré même aux médecins allopathes, que le meilleur moyen de guérir une brûlure, c'est d'approcher l'organe malade du feu ou de l'entourer d'alcool et de térébenthine. J. Bell raconte qu'une dame s'étant brûlé les deux bras avec du bouillon, il plongea l'un dans l'eau, et il entoura l'autre d'essence de térébenthine ; au bout d'une demi-heure le dernier ne causait plus de souffrances, tandis que le second continua pendant des heures à être douloureux ; dès que la malade le retirait de l'eau, elle y ressentait des douleurs bien plus aiguës, et la guérison de ce bras exigea beaucoup plus de temps que celle de l'autre. Rien n'est plus aisé à expliquer. Tout médicament a deux actions, l'action première et l'action seconde, ou si, vous le préférez, une action et une réaction ; l'action passe, la réaction dure. Si l'action première est contraire au mal et le soulage, l'action seconde lui sera semblable et l'exaspérera ; si l'action première est semblable au mal et l'aggrave, la réaction lui sera contraire et le guérira. M. Trousseau a reconnu lui-même la vérité de cette observation d'où découle la loi des semblables, lorsqu'il remarque que les gens exposés habituellement à un foyer ardent, tels que les forgerons et les cuisiniers, ont le teint pâle, qu'il en est de même des habitants du Midi, tandis que les gens qui vivent en plein air et les habitants du Nord sont plus généralement colorés. « Pendant qu'ils sont exposés à la chaleur du soleil, dit le brillant professeur, il y a *fluxion* sur la face, mais le phénomène secondaire, c'est la *défluxion*, s'il m'est permis de me servir de ce mot. » (*Union médicale*, 15 juillet 1856.)

Hahnemann, après avoir invoqué les expériences anciennes, cite les passages des écrivains qui ont soupçonné l'homœopathie « non pas, dit-il, pour établir l'excellence de cette méthode qui s'établit toute seule et d'elle-même, mais pour échapper au reproche d'avoir passé ces espèces de pressentiments sous silence, pour m'arroger la priorité de l'idée. » Aucun n'est plus formel que le danois Stahl :

« La règle admise en médecine de traiter la maladie par des remèdes contraires ou opposés aux effets qu'ils produisent (*Contraria contrariis*) est complétement fausse et absurde. Je suis persuadé, au contraire, que les maladies cèdent aux agents qui déterminent une maladie semblable (*Similia similibus*) : les brûlures par l'ardeur d'un foyer dont on approche la partie, les congélations par l'application de la neige et de l'eau froide, les inflammations et les contusions par celle des spiritueux. C'est ainsi que j'ai réussi à faire disparaître la disposition aux aigreurs par de très petites doses d'acide sulfurique, dans des cas où l'on avait inutilement administré une multitude de poudres absorbantes. »

Aux citations d'Hahnemann j'en ajouterai une de saint François de Sales, pour prouver qu'il y a longtemps déjà que les personnes étrangères à la médecine connaissent la loi des semblables (*Traité de l'amour de Dieu*, liv. II, chap. 20) :

« Les médecins méthodiques ont toujours en bouche cette maxime, que les contraires sont guéris par leurs contraires ; et les spagiristes célèbrent une sentence opposée, que les semblables sont guéris par leurs semblables. Or, quoi qu'il en soit, nous savons que deux choses font disparaître la lumière des étoiles : l'obscurité des brouillards de la nuit et la plus grande lumière du soleil ; et de même nous combattons les passions en leur opposant de plus grandes affections de leur sorte ; l'amour sensuel et terrestre sera ruiné par l'amour céleste, ou comme le feu est éteint par l'eau, à cause de ses qualités contraires, ou comme il est éteint par le feu du ciel à cause de ses qualités semblables plus fortes et prédominantes, Notre-Seigneur use de l'une et l'autre méthode en ses guérisons spirituelles. »

Tant d'arguments et tant de faits ont-ils été renversés par les expériences de MM. Andral, Orfila et Trousseau ? Avant de l'examiner, permettez-moi de vous soumettre trois observations importantes.

Quand on doit apprécier des expériences, il ne faut pas se décider par l'honnêteté de ceux qui les ont faites. On peut être fort honnête et se tromper. Guy-Patin est un type d'honnêteté autant que d'esprit et d'entêtement, et il écrivait à son ami Falconnet : « Le quinquina ne guérit pas la fièvre intermittente, et nous l'avons abandonné. *Jacet ignotus et sine nomine pulvis.* » Riolan était un honnête homme, et il a combattu les expériences d'Harvey. Mariotte était un honnête homme, et il ne réussit pas d'abord en répétant les expériences de Newton sur le prisme. Je suis très convaincu de la sincérité et de la loyauté des médecins qui nient l'homœopathie ; je suis non moins convaincu de la sincérité et de la loyauté de ceux qui l'affirment. Honnêteté pour honnêteté, MM. Pétroz, Simon, Chargé, Gastier, Tessier, Molien, Love, Cretin, etc., sont les égaux de MM. Andral, Orfila, Bally, Trousseau, etc.

En second lieu, l'insuccès de quelques expériences ne prouve rien contre une doctrine. C'est de M. Andral que je l'ai appris dans la discussion sur la fièvre typhoïde : « Telle méthode donne aujourd'hui des succès qui demain donnera des revers. Bien plus, la même méthode entre des mains différentes donne simultanément des succès et des revers. A qui croire ? »

Enfin, quand on veut expérimenter selon les conseils d'Hahnemann, il faut distinguer les expériences sur l'homme à l'état sain et les expériences sur le malade. Pour agir sur l'homme à l'état sain, il est nécessaire de recourir à des doses massives, aux teintures mères ; les doses infinitésimales n'agissent qu'après un très long temps ; elles ne sont efficaces tout de suite que sur le malade. Un exemple vulgaire vous rendra sensible la raison de cette différence. Quand on a la gorge malade, on ne peut supporter le vin, les épices et certains mets, tandis qu'on les supporte naturellement quand elle est saine. De même une petite quantité de médicament agira sur un organe sensible et disposé à subir un remède approprié, tandis qu'il faut une plus grande quantité pour opérer le même effet sur un organe vigoureux, et sans rapport morbide avec la subtance médicamenteuse. Ceci me permet d'écarter les expériences sur cent cinquante globules d'aconit avalés par le docteur Béhier. Cent cinquante globules d'aconit ne pouvant équivaloir à une dose massive, ce que M. le docteur Béhier ignore, en vertu de cette maxime allopathique qu'on peut combattre ce qu'on ne connaît pas, il est tout simple qu'il les ait avalés, et qu'il ait bien dîné ensuite. Le médecin homœopathe qui, selon son récit, l'a menacé d'effets effroyables s'il affrontait l'épreuve, était un ignorant, ou, ce qui est plus probable, il a voulu se moquer de lui.

Ces principes posés, j'examine d'abord l'expérience de M. Orfila. M. Orfila, chimiste éminent, a analysé, vous a-t-on dit, des médicaments homœopathiques, et il n'y a rien trouvé : *ex nihilo nihil.* Je suis convenu moi-même qu'au delà des premières dilutions, les réactifs chimiques ne révélaient plus rien ; mais cela ne prouverait contre la puissance des infiniment petits qu'autant qu'il serait établi en même temps qu'aucune substance n'est active dès qu'elle échappe aux réactifs chimiques. Or, voici ce que les savants nous apprennent sur cette question.

« La chimie, dit un des savants les plus éminents et les plus dignes d'admiration, M. Littré, a pour domaine la matière inorganique. Dans le milieu vivant, toutes les qualités qu'elle possède à un degré si éminent tournent contre elle ; ce qu'elle veut mesurer ou peser n'est ni mesurable ni pondérable ; ce qu'elle veut assujettir à des proportions a pour caractère d'en changer sous les moindres influences ; ce qu'elle veut prévoir n'est pas susceptible de prévision par le côté chimique. » (*Revue des Deux-Mondes*, 1er janvier 1855.) Dès lors qu'y a-t-il d'étonnant, si l'appareil de Marsh, un composé de tubes bruts et inertes, rend manifestes jusqu'à des millionièmes de grammes d'arsenic, que l'organisme humain, doué d'une vitalité si puissante et d'une sensibilité si exquise, ressente l'action des médicaments aux doses infinitésimales ? Que de faits l'attestent ! Autrefois les champs de Pœstum étaient couverts de roses, la campagne de Rome était peuplée d'une race forte et saine ; dans un diamètre de plus de cinq lieues, sur les voies Flaminienne et Appienne s'élevaient des tombeaux splendides, des arcs de triomphe, des monuments dignes du peuple roi. Aujourd'hui la fièvre règne seule sur les champs où furent les roses, et sur ceux où s'étendaient les voies qui conduisaient les peuples dans la capitale du monde ; à certaines époques de l'année on n'y rencontre plus que des hommes hâves, pâles, défaits, rongés par un mal intérieur, suivis de femmes et d'enfants grelottants ; des miasmes meurtriers infectent l'atmosphère, et cependant les réactifs chimiques n'ont rien saisi dans l'air de Pœstum ou de la campagne de Rome qui ne se trouvât dans l'air des pays les plus salubres. M. Babinet le constate et il ajoute :

« En général, la quantité de matière nécessaire pour agir sur le système nerveux et sur nos organes est extrêmement petite. On a analysé chimiquement l'air infect pris dans l'égout de Montmartre et celui qui avait été recueilli dans un espace libre et bien isolé sur les quais, près du pont de la Concorde, et chimiquement parlant, on les a trouvés identiques. Un morceau de musc qui avait fourni pendant vingt ans des émanations odorantes à l'air libre n'avait rien perdu de son poids. L'air qui donne les fièvres de marais et celui de la Zélande, qui donne constamment les fièvres d'automne, ne déposent rien d'appréciable aux réactifs les plus sensibles. Quelles influences physiques faut-il donc imaginer ou admettre ? » (*Revue des Deux-Mondes*, octobre 1854.)

M. Chevreul a recueilli les mêmes faits que M. Babinet : « Il peut y avoir dans l'atmosphère une matière délétère qui échappera au chimiste parce qu'elle est en proportion trop faible. Ainsi, bien que plusieurs analyses d'eau de Seine prises au-dessous des lieux les plus propres à la vicier n'aient rien fourni de concluant, il est permis d'admettre avec Thouret, Tenon, Parent-Duchâtelet, qu'il y peut entrer des principes d'infection qui se révèlent seulement par leurs effets sur l'organisme. » (Lévy, *Traité d'hygiène*, t. II, p. 579.)

M. Bouchardat, certainement aussi digne de foi qu'Orfila, a raconté à l'Académie des sciences, dans les séances des 24 et 31 juillet 1843, une expérience encore plus concluante. Il a dissous un milligramme d'iodure de mercure dans vingt litres d'eau ; il y a plongé successivement quelques poissons ; en quelques secondes ils sont tous morts ; et cependant, ajoute-t-il : « Cette proportion de sel mercuriel est tellement faible, un *millionième, qu'elle échappe aux réactifs chimiques les plus sensibles.* »

Si les doses infinitésimales produisent des effets d'empoisonnement entre les mains d'un savant, pourquoi entre les mains d'un homœopathe ne produiraient-elles pas des effets curatifs ? Les médecins allopathes que la passion n'aveugle pas l'ont reconnu, et après les témoignages empruntés à la science générale, je puis invoquer ceux non moins précieux que me fournira la médecine elle-même.

Boerhaave (*Tractatus de viribus medicamentorum*) : « *Medicamenta dividi possunt in partes adeo minutas, ut imaginationes vim penè eludant quæ retinebunt vires.* »

Hufeland, le premier médecin de l'Allemagne de son temps :

« Se laisser prévenir contre ce moyen par l'extrême petitesse de la dose, ce serait oublier qu'il est ici question d'un effet dynamique, c'est-à-dire d'un effet sur le vivant, et qu'on ne peut apprécier ni par les livres ni par les grains. Quel est celui qui a pu déterminer pondérativement l'arome, ou bien la quantité d'un virus nécessaire pour produire un effet quelconque ? Étendre une substance, est-ce donc constamment l'affaiblir ? Et le liquide qui s'étend ne peut-il être un véhicule qui développe en elle une propriété nouvelle, un nouveau mode d'action plus subtil que celui qu'elle possédait auparavant ? »

Kopp ne fut pas d'abord aussi favorable, et dans le premier volume de ses *Memorabilia* il attaquait l'homœopathie ; après l'avoir publié, il se livra à de nouvelles expériences, et dans le second volume il déclara ceci :

« Si j'étais appelé à prononcer comme juré, ma conscience ne me permettrait pas de prononcer autrement : Oui, les décillionièmes déploient des vertus curatives déterminées. »

Sans être aussi explicite que les précédents, un adversaire de l'homœopathie, M. Pidoux, reconnaît l'importance des atténuations médicamenteuses :

« Si l'on veut obtenir leurs effets spéciaux, il faut généralement administrer les médicaments à petites doses, car alors leurs effets communs sont très peu sensibles. Veut-on, au contraire, agir davantage par leurs effets communs que par leurs effets spéciaux, il convient de les donner à doses beaucoup plus fortes. Ce principe est capital en thérapeutique.

» Qui ne sait que le bichlorure de mercure manifeste d'autant mieux ses effets spécifiques, sa vertu antivénérienne, que quand, donné à petites doses, suspendues de temps en temps, il ne détermine aucun effet physiologique, c'est-à-dire aucun effet commun ; et que, d'autre part, du moment que ceux-ci apparaissent, ce médicament ne nuit pas seulement aux voies digestives, mais qu'il n'exerce plus aussi bien son action antisyphilitique ?

» Il y a bien peu de médecins qui sachent voir dans l'ipécacuanha autre chose qu'un vomitif. A la vérité, si on le donne à hautes doses, tous ses effets spéciaux se perdent dans son action émétique. C'est pourtant un tonique du poumon et de l'intestin, mais qu'on n'éprouve qu'en l'administrant à faibles doses. » (*Introduction*, p. 88.)

Mon adversaire s'est écrié, en parlant de Broussais : « N'invoquez pas ses expériences de la dernière heure ; il n'avait pas l'usage de ses facultés, l'homme qui dictait dans son testament : J'ai cherché l'âme partout avec mon scalpel, et je ne l'ai pas trouvée : donc elle n'existe pas. » Broussais avait raison ; on a beau fouiller dans le corps humain, disséquer les muscles, plonger le regard dans les chairs palpitantes, suivre les nerfs dans leur circuit intérieur, on ne trouve pas l'âme. Quelle est sa nature ? où réside-t-elle ? Dans quel organe a-t-elle son siége principal ? Comment vient-elle en nous, comment nous quitte-t-elle ? Nul ne répondra jamais à ces questions, qu'il est d'une curiosité indiscrète de trop sonder ; et cependant l'âme existe. Quel aveuglement a empêché mon adversaire de s'apercevoir qu'après avoir blâmé Broussais, il l'imitait, lorsque reproduisant contre les doses homœopathiques l'argument du scepticisme contre l'existence de l'âme, il disait : « J'ai cherché partout les infiniment petits avec des réactifs chimiques, et je ne les ai pas trouvés : donc ils n'agissent pas. » Comme Broussais, il a raison : on a beau consulter les réactifs chimiques les plus actifs, diviser, fouiller, on ne trouve rien dans les dernières dilutions. Pourquoi l'action des infiniment petits ? Qu'est-ce qui la produit ? A quelle loi se rattache-t-elle ? Nous l'ignorons, nous ne l'apprendrons peut-être jamais, et cependant les infiniment petits agissent. Est-ce donc le premier phénomène que nous ne puissions ni nier ni expliquer ? Ne sommes-nous pas entourés de causes mystérieuses qui nous dominent sans que nous puissions les découvrir ou les écarter ? L'homme n'est-il pas semblable à ces filles de Niobé, qui tombent à droite, à gauche de leur mère, atteintes par des flèches que lance une main invisible ?

J'aurais désiré ne point m'expliquer sur les expériences de M. Andral, je ne puis me taire après l'insistance de mon confrère ; du moins je serai bref, et je n'oublierai pas le respect que je dois à un des princes de la médecine, à un homme puissant par la science et par la clientèle, à un professeur de la Faculté, à un membre de l'Académie, à un écrivain et à un homme loyal.

L'objection principale contre les expériences de M. Andral, c'est que lorsqu'il les fit, en 1834 et 1835, il était, suivant l'expression de M. Maxime Vernois, un de ses élèves, dans *une ignorance obligée* (*Analyse complète et raisonnée de la matière médicale de Hahnemann*). Les principaux ouvrages d'Hahnemann, notamment la matière médicale, n'étaient point traduits, et

M. Andral ne sait pas l'allemand. Ses expériences portent témoignage des
faibles connaissances qu'il avait en homœopathie. J'en prends une au hasard :
« *Donné Bryone trentième dilution ; symptômes prépondérants : douleurs
vagues ; effet nul.* » Il suffit d'avoir parcouru l'*Organon* pour savoir que, d'après
Hahnemann, il n'y a pas de symptômes prépondérants, mais un ensemble de
symptômes, et que le médicament approprié est celui qui correspond à l'ensemble de ces symptômes et non à quelques-uns d'entre eux, et aux symptômes
particuliers de préférence aux symptômes généraux. S'attacher à un symptôme
prépondérant pour essayer de le combattre, c'est faire de l'allopathie, et non
de l'homœopathie. Les citations incomplètes de M. Béhier sont sans force
en présence de tant de passages dans lesquels Hahnemann a condamné cette
pratique. Il était donc nécessaire que bryone, donné d'après un diagnostic
aussi vague et aussi peu hahnemanien, ne produisît pas d'effet. Les expériences
de M. Andral n'eussent été concluantes que si, faites dans des conditions entièrement contraires aux préceptes du médecin de Kœthen, elles avaient donné
un résultat favorable ; leur insuccès confirme l'homœopathie plutôt qu'elle
ne la détruit. Je dirai donc à M. Andral père : Vous êtes un maître illustre,
vous connaissez tout ce que la médecine a de plus secret dans le présent comme
dans le passé, vous avez expérimenté de bonne foi, mais vous n'aviez pas
approfondi assez la doctrine de Hahnemann lorsque vos essais ont eu lieu ;
ce qui me permet à moi, ignorant, de dire à vous que tous les savants saluent
comme une de leurs gloires : votre insuccès ne prouve rien. Vous l'avez
reconnu vous-même, lorsque quelque temps après, vous écriviez dans le
7ᵉ volume du *Bulletin de thérapeutique :*

« Sans préjuger ici la question que les homœopathes ont soulevée dans les derniers temps sur la propriété qu'auraient les agents curatifs de déterminer dans
l'organisme les maladies qu'en allopathie on se propose de combattre par eux,
nous croyons que c'est là une vue qu'appuient quelques faits incontestables, et qui,
à cause des conséquences immenses qui peuvent en résulter, mérite au moins
l'attention des observateurs. A supposer, ce qui est très probable, que Hahnemann
soit tombé à cet égard dans l'exagération si facile aux théoriciens, parmi les faits
nombreux qu'il cite à l'appui de ses opinions, il est certain qu'il en est quelques-
uns qui sont parfaitement en harmonie avec sa pensée ; que l'on répète ces expériences, il est vraisemblable que l'on verra surgir quelques autres faits aussi
authentiques. Qu'un esprit vigoureux médite ces faits, qu'il les compare, après les
avoir explorés sous toutes leurs faces, qui sait les conséquences qui en pourraient
jaillir ? « Nous ne savons le tout de rien. » disait Montaigne ; si nous savions le tout
de quelque chose, quel progrès immense pourrions-nous ajouter ! car nous aurions
le critérium de la vérité complète. »

Votre appui dans ce procès, c'est sans doute, mon adversaire, votre talent,
mais aussi le nom que vous portez : engagez donc M. Gallard à comparer ses
paroles à celles de votre père, et apprenez-lui comment les maîtres de la science
traitent les doctrines, même lorsqu'ils les repoussent !

Je conclus sur les expériences des allopathes par l'extrait suivant de Laënnec,
l'inventeur de l'auscultation, rapportées par M. Bouillaud (*Clinique médicale,* p. 93) :

« Il est des espèces d'observations critiques dont je ne dirai que peu de mots, ce sont celles de quelques médecins qui, après de très légers essais, ont dit qu'ils n'avaient pas pu reconnaître tel ou tel signe stéthoscopique, qu'ils n'ont pas trouvé la *pectoriloquie*, même dans le cas où le poumon était fortement excavé, qu'ils l'ont trouvée dans d'autres cas où le poumon était tout à fait sain, etc.

» Il est facile de répondre à ces sortes d'objections. Si tel médecin qui ne s'est jamais sérieusement occupé de chirurgie voulait à quarante ans se mettre à faire des opérations de la taille sans préparation et sans conseil d'aucun chirurgien exercé, il pourrait lui arriver de tailler des gens qui n'ont pas de pierre, de ne pas trouver la pierre où elle existe, de ne pouvoir pas même faire pénétrer le cathéter dans la vessie, etc., surtout s'il opérait avec le désir de trouver la chose impraticable, comme semblent avoir fait la plupart des observateurs dont je viens de parler. Il y a d'ailleurs des sourds, et il n'en existe pas de pires que ceux qui ne veulent pas entendre. »

Après ce que j'ai déjà exposé dans ma première plaidoirie, il n'est pas nécessaire que je m'étende beaucoup sur les expériences faites par les homœopathes dans des hôpitaux d'allopathes. Pour revenir sur celles de M. Bally, j'attendrai qu'il ait retrouvé son registre, et avant de vous entretenir de nouveau de M. Natalis Guillot, j'attendrai qu'il ait répondu aux démentis de M. Tessier. Quant aux autres, celles de MM. Gueyrard et Chargé par exemple, je les caractériserai d'un mot : Elles ont été de vraies mystifications de la part de ceux qui les ont proposées. M. Gueyrard soumet quelques malades au régime homœopathique ; pendant son absence un interne entre dans sa salle, et pratique une saignée sans l'en avertir et quoiqu'il n'y eût aucune urgence.

Les faits relatifs à M. Chargé sont plus graves.

Au milieu d'une épidémie cholérique qui désolait Marseille, le maire appelle le docteur Chargé et lui demande de se rendre à l'Hôtel-Dieu pour y montrer les ressources de l'homœopathie. Bien qu'il ait écrit en 1838 dans ses *Etudes médicales* qu'il ne fallait jamais consentir à expérimenter dans des hôpitaux d'allopathes, entraîné par l'amour de l'humanité et obéissant à l'élan d'une riche nature, le docteur Chargé accepta et se mit à l'œuvre, consacrant jours et nuits à ses malades. Au bout de *trois* jours et non de *huit*, ainsi que l'a écrit à tort le maire de Marseille, il se retira. Pourquoi ? Est-ce par impuissance ? Non, par conscience, parce qu'il était impossible de se rendre plus longtemps complice de la comédie qu'on jouait ; le service était dans un état d'abandon complet, ni élèves, ni infirmiers, ni couvertures. Il avait été convenu que les malades seraient répartis par portions égales dans le service homœopathique et dans le service allopathique ; néanmoins on envoyait au docteur Chargé tous les malades désespérés, notamment trois femmes au vingtième jour de la fièvre typhoïde. La retraite du docteur Chargé a été une protestation et non une défaite. Rien ne prouve mieux la sagesse de sa décision que ce qui arriva après son départ. Les allopathes qui, au fort de l'épidémie, avaient perdu proportionnellement moins de malades, au moment de l'épidémie décroissante perdirent presque tous les entrants, dix sur onze, cinq sur six, huit sur onze. Le docteur Chargé n'était plus là pour recevoir leurs morts ! Après ces détails, le tribunal comprendra que je n'ai pas à prouver que ce n'est pas la honte d'un échec qui a chassé le docteur Chargé de Marseille.

L'accueil qu'il reçoit quand il y retourne, les sympathies qui éclatent autour de son nom, le vengent suffisamment des insultes de ses envieux !

Que mon adversaire ne crie pas à la calomnie, qu'il ne prétende pas qu'en alléguant de pareils faits j'exagère. Pour ma justification, je n'ai qu'à rappeler le passage du mémoire dans lequel M. Gallard ne rougit pas d'avouer qu'à Paris, des élèves chargés de distribuer des remèdes homœopathiques ne donnaient que de l'eau pure filtrée, par simple espièglerie, ajoute-t-il. Ainsi, voilà un malade qui est peut-être à toute extrémité, les moments sont tous précieux : le médecin lui prescrit un remède ; l'élève, sans nul souci de l'humanité, du devoir, de la probité médicale, lui donne de l'eau, et M. Gallard, pour cet acte odieux, n'a d'autre qualification que celle d'espièglerie. Après de tels aveux, quelle foi voulez-vous qu'inspirent vos expériences? Vous les commencez dans l'ignorance de l'homœopathie, la passion vous égarant, vous les poursuivez avec des supercheries : est-il surprenant qu'elles échouent?

Aussi, dès qu'elles sont faites dans des conditions sérieuses, elles réussissent : « Nos registres attestent, écrivaient le 2 janvier 1846, les administrateurs de l'hospice de Thoissey, que depuis l'entrée en fonction de M. Gastier, le nombre des décès, relativement au nombre des malades admis à l'hospice, a été moindre qu'auparavant; que les dépenses en remèdes ou frais de pharmacie ont été presque nuls, et que le service, devenu plus simple, plus facile, a été sensiblement allégé. » — L'administration, à Paris, a constaté des résultats identiques dans le service de M. Tessier, à Sainte-Marguerite. Pendant les trois années 1849, 1850, 1851, il y a eu, dans le service de l'homœopathie, 399 décès sur 4663 entrants; soit 85 pour 1000. Pendant les mêmes années, dans le service de la médecine ordinaire, il y a eu 411 décès sur 3724 entrants; soit 113 pour 1000. Et cependant même chez eux les médecins homœopathes sont obligés de lutter contre les fraudes. Un jour le docteur Tessier s'aperçut qu'un interne donnait à son insu des pilules d'opium à l'une de ses malades.

Les principes homœopathiques rétablis, les expériences appréciées, m'efforcerai-je de prouver qu'Hahnemann n'est pas ridicule, et que quelques exagérations évidentes ne prouvent rien contre sa doctrine? Non, messieurs, vous savez mieux que moi que les inventeurs sont comme ces enfants qui, pour franchir un fossé, le dépassent. La postérité abandonne leurs exagérations et garde leurs découvertes. Ce n'est pas, d'ailleurs, aux médecins allopathes qu'il convient d'invoquer le ridicule. N'entendent-ils pas l'éclat de rire que leur pratique a arraché à tous les siècles. Léon X eut pour successeur Adrien VI, un théologien austère après un épicurien. A peine arrivé à Rome, le nouveau pontife fut épouvanté d'y trouver l'antiquité triomphante ; il annonça des projets de réforme ; il parla d'effacer le jugement dernier, de disperser les statues rassemblées au Belvéder, ces statues que Michel-Ange, dans ses dernières années, venait toucher de ses mains défaillantes, pour conserver jusqu'au bout les jouissances de l'art. *Sunt idola antiquorum*, disait-il. La mort le surprit avant l'exécution de ses projets. Il y eut à Rome une explosion de joie formidable; le peuple courut à la maison de Giovanni Antracino, le médecin du défunt, l'entoura de guirlandes, et écrivit sur la façade : « Le sénat et le peuple romain au libérateur de la patrie ! »

Combien de fois nos littérateurs n'ont-ils pas répété les sarcasmes des Romains de la renaissance; et Molière, aussi versé dans la médecine que dans la philosophie et dans la science des passions humaines, n'a-t-il pas résumé, en des paroles éternelles, la polémique du passé, lorsque dévoré par la maladie et à la veille de mourir, il disait dans le *Malade imaginaire* : « Les médecins savent la plupart de fort belles humanités, savent parler en beau latin, savent nommer en grec toutes les maladies; mais pour les guérir, c'est ce qu'ils ne savent pas du tout. Recourir aux médecins n'est permis qu'aux gens vigoureux et robustes qui ont des forces de reste pour porter les remèdes avec la maladie. »

Si l'homœopathie n'est pas ridicule, est-elle délaissée ? Mon adversaire a essayé de vous le persuader. La découverte de Harvey, a-t-il dit, était universellement acceptée trente ans après sa divulgation; il y a soixante ans que l'homœopathie lutte, qu'a-t-elle conquis? Ce rapprochement est une erreur. La circulation du sang est de 1619; quarante ans après, Fagon l'ayant soutenue dans sa thèse, voici, d'après Fontenelle, ce que la Faculté pensa de cet acte : « Étant sur les bancs, il fit une action d'une audace signalée, qui ne pouvait guère, en ce temps-là, être entreprise que par un jeune homme, ni justifiée que par un grand succès: il soutint dans sa thèse la circulation du sang. Les vieux docteurs trouvèrent qu'il avait défendu avec esprit cet étrange paradoxe. »

L'homœopathie est vieille de soixante ans, si l'on reporte sa naissance aux premiers ouvrages de Hahnemann; elle n'a que vingt-trois ans, si l'on prend pour point de départ son établissement en France. Examinez son état : je ne parle pas de l'Allemagne, où elle a des cliniques, à Vienne notamment, obligatoires, nous raconte le docteur allopathe Galavardin, au même titre que les cliniques ordinaires; de la Belgique, où elle compte deux représentants dans l'Académie, les docteurs Varlez et Carlier; de l'Angleterre, où elle possède des hôpitaux et des cliniques; de l'Italie, où elle a été saluée par les maîtres de l'art; du nouveau monde, où elle domine. Restez en France, écoutez les bénédictions qui s'élèvent de tant de familles; comptez les paroles de reconnaissance de tant de malades guéris après que la médecine traditionnelle les avait déclarés incurables; entrez dans les salles trop étroites de ses dispensaires gratuits; voyez le pauvre converti, comme le riche l'est depuis longtemps; et puis demandez-vous si ce sont là des signes de défaite et d'abandon. Ah ! si l'homœopathie était délaissée, vous ne seriez pas si fort en colère !

La méthode de Hahnemann est encore bien souvent impuissante, mais quand elle ne peut plus rien, elle ne torture pas; elle est, si j'ose dire, douce envers la mort, elle ne trouble pas les dernières heures du mourant; elle n'en fait pas, avant même qu'il ne soit plus, un objet d'horreur pour ceux qui l'entourent; sous prétexte de le retenir encore, elle ne lui ravit pas le plus sublime et le dernier des droits de la liberté humaine, celui de s'en aller dans la possession de soi-même, le sachant et le voulant !

Messieurs, rien n'est plus noble, rien n'est plus respectable que l'indignation inspirée par l'amour de la science contre le charlatanisme; mais rien n'est plus déplorable, rien n'est plus bas que l'indignation qu'inspire contre une doctrine nouvelle l'ardeur des passions envieuses. Je ne me plains pas

des violences de la Vérité. La Vérité, je le sais, a une parole rude, amère parfois, mais elle ne se montre jamais la ceinture dénouée et l'écume à la
bouche; elle est belle à contempler jusque dans ses colères, et si l'on em-
ployait devant elle la langue de M. Gallard, elle ne la comprendrait pas!

RÉPLIQUE DE M⁰ ANDRAL.

Messieurs ,

Mon adversaire a invoqué des faits et produit des citations que je voudrais
vérifier. Le tribunal comprendra que dans une matière aussi étrangère à mes
études ordinaires il m'est presque impossible de répondre d'une manière précise et décisive, sans en référer sur plusieurs points à mon client ; je lui
demanderai donc de continuer l'affaire à une prochaine audience et de m'accorder une demi-heure de réplique.

M. LE PRÉSIDENT, *après avoir consulté le tribunal*. — Le tribunal est
décidé à finir aujourd'hui les débats de cette affaire.

M⁰ ANDRAL. — Je me soumets au désir du tribunal.

Le but principal de la plaidoirie que vous venez d'entendre, c'est la glori-
fication pratique de l'homœopathie qui par la bouche éloquente de son avocat
vante ses petits succès et se recommande de son mieux à la confiance du
public. En vain mon honorable contradicteur se défend-il de cette pensée
dont l'ont pénétré ses clients et qui le domine à son insu. Non, vous n'êtes
pas indignés! Si vous étiez indignés, vous trouveriez d'autres accents. Mais
vous avez cru l'occasion bonne pour appeler l'attention sur votre mérite collectif et un peu sur votre mérite individuel, et vous êtes partis en guerre.
C'est nous, dites-vous, c'est nous que l'envie, que l'inquiétude étouffent !
Nous nous débattons contre vos succès, contre vos progrès, et nous laissons
éclater une colère dont vous vous glorifiez comme d'un aveu. — Banale
réponse à l'usage de tous les génies méconnus et de tous les novateurs de
bas étage ! on se trompe d'ailleurs sur nos sentiments : ce n'est pas la colère,
c'est le mépris qu'inspirent à mon client les pratiques homœopathiques. Vous
nous avez mieux compris quand, résumant notre pensée, vous vous êtes écrié
un peu plus tard : « *Le mépris pleut de toutes parts sur l'homœopathie.* »

Je ne répondrai ni à vos récriminations qui ne donneront le change à
personne, ni aux éloges complaisants que vous vous êtes donnés à vous-mêmes ;
mais je répéterai plus que jamais, après vous avoir entendus une seconde fois,
que ce que vous cherchez dans ce procès, c'est la publicité. Que ce soit chez
vous « une pensée de derrière ou une pensée de devant », il n'y a personne
dans cette audience qui ne le sente et ne le comprenne. Qui donc a fait le
procès et tiré de l'oubli notre article pour faire tant de bruit autour de
Hahnemann et de ses disciples? Est-ce vous ? — Si inquiets que nous soyons
de vos succès, nous nous tenions modestement en repos dans les bureaux de

notre journal, et nous ne songions pas à parler au public. C'est vous qui avez provoqué le débat; c'est vous qui avez ameuté la foule, sans doute pour qu'elle vous entende. Mais je laisse aller la réclame à son adresse, et je me hâte d'arriver à ce qui peut toucher le tribunal.

On a voulu me mettre en contradiction avec moi-même et me battre, a-t-on dit, avec mes propres armes ! J'aurais commencé par nier qu'il y eût dans l'article ou dans le mémoire aucune allusion personnelle ; puis, *entraîné par l'ivresse de la parole*, j'aurais appliqué à chacun des demandeurs toutes les accusations contenues dans l'article et dans le mémoire. Il y a là une confusion facile à détruire. J'ai constamment dit et je répète que dans l'article comme dans le mémoire M. Gallard n'a eu *personnellement* en vue aucun des demandeurs. Mais lorsque vous êtes venus ici, lorsque vous nous avez sommés de justifier nos assertions (ce sont les termes mêmes dont vous vous êtes servis), nous avons dû prendre des noms propres à titre d'exemple, et ces noms nous les avons naturellement choisis parmi les demandeurs. Dans l'article et dans le mémoire nous n'avons fait aucune allusion personnelle, directe ou indirecte ; le procès commencé, nous vous avons discutés, vous qui nous attaquiez ; c'était notre droit, et les vérités que nous vous avons dites pour les nécessités de la défense ne peuvent rétroactivement donner à l'article une portée que l'article n'avait pas.

Mais dans l'article même, nous dit-on, ce n'est pas seulement la doctrine que vous attaquez, ce sont les hommes, quand vous dites par exemple : « *L'homœopathie est un commerce exercé par quelques-uns au grand détriment de la science et de l'humanité.* » — Non, quand nous avons écrit ces lignes, nous n'avons pas mis en cause *des personnes*, *des individus* qui aient qualité pour se plaindre. A côté de la doctrine il y a la pratique, et si j'ai le droit d'attaquer la doctrine, j'ai également le droit d'attaquer la pratique, pourvu que je reste dans des termes généraux, pourvu que je ne désigne personne. J'ai dit que la doctrine était absurde ; j'ai ajouté et j'ajoute encore que la pratique est illusoire, dangereuse, mensongère ; mais je n'ai désigné individuellement aucun de vous ; je ne suis donc pas sorti de mon droit. Dans les sciences qui ne sont pas uniquement spéculatives, il est impossible de discuter la théorie sans discuter la pratique.

Le tribunal me permettra d'opposer aux histoires d'électeurs et de gendarmes de mon adversaire un procès qui a eu un grand retentissement et qui a avec l'affaire beaucoup plus d'analogie. Je ne nommerai personne. Un très grand industriel, je pourrais même dire un très grand personnage, avait dans un prospectus vanté outre mesure certaine affaire métallurgique ; un autre industriel publia une lettre dans laquelle il traita de mensongères les promesses du prospectus. L'industriel attaqué poursuivit l'autre en diffamation, et le prétendu diffamateur répondit : « Je suis venu pour éclairer le public, pour dire que l'affaire pour laquelle on appelait ses capitaux était mauvaise, que les promesses que l'on faisait étaient mensongères ou d'une extrême légèreté. » Et le tribunal et la cour admirent ce système et renvoyèrent le prétendu diffamateur, parce qu'ils virent dans la lettre publiée un acte de loyale discussion, un avertissement salutaire pour tant de gens disposés à croire de préférence ceux qui mentent. J'ai dit que je ne nommerais pas les parties, mais le compte rendu de l'affaire se trouve dans la *Gazette* et dans le *Droit* de 1853, au mois de juillet, si je ne me trompe.

Les droits qu'on accorde à l'industrie, on ne les accorderait pas à la science? On pourrait mettre le public en garde contre les entreprises qui menacent sa fortune, et l'on ne pourrait pas le prémunir contre les guérisseurs qui compromettent sa santé et sa vie? Le bon sens et la jurisprudence sont d'accord pour donner à la critique le droit de discuter non-seulement les théories, mais aussi les pratiques des hommes qui sollicitent en quelque matière que ce soit la confiance publique.

« Mais, dit l'adversaire, nous ne sommes pas devant un tribunal correctionnel, vous ne pouvez pas invoquer ici votre bonne foi, comme vous n'avez cessé de le faire. Le tribunal vous a répondu, dans l'affaire Pelleport, qu'il ne vous suffit pas de prouver votre bonne foi, qu'il vous faut encore établir l'exactitude des faits que vous avez avancés. » Je ne sais si l'analogie entre le procès actuel et l'affaire Pelleport est parfaite ; mais je veux bien l'admettre ; j'accepte la discussion sur ce terrain ; seulement, si, comme je l'espère, je gagne mon procès, il en résultera que dans l'opinion du tribunal tout ce qu'a dit M. Gallard est vrai. C'est vous qui l'aurez voulu. Je n'aurais pas osé attribuer une telle portée au jugement que je sollicite et que j'espère ; je vous remercie, et je prends acte de vos paroles.

Je quitte donc avec mon adversaire le terrain de la bonne foi où il s'était placé lui-même à la dernière audience et qu'il abandonne aujourd'hui, sans doute parce qu'il sent ses pas défaillir, et j'examine rapidement si tout ce qu'a dit M. Gallard est non-seulement sincère, mais exact.

Ici encore une équivoque qu'il faut que je relève. Je n'ai pas prétendu que vous veniez dire à vos malades : « Ceci que vous allez prendre, c'est de l'aconit à la trentième dilution, » et qu'ensuite au lieu d'aconit à la trentième dilution, vous leur donniez de la belladone à dose *massive*; je ne suis pas convaincu qu'on ne le fasse pas quelquefois et qu'on ne donne pas de temps à autre des alcaloïdes sous le nom de globules. Je crains même que vous n'ayez blessé des gens que vous ne voulez pas blesser en déclarant « infâme » un procédé qui n'est peut-être pas tout à fait inusité. Mais comme je n'en ai pas la preuve dans les mains, je ne l'ai pas dit…

M° ÉMILE OLLIVIER. — Je vous demande pardon, vous l'avez dit !

M° ANDRAL. — Permettez-moi de croire que je me souviens en général de ce que je dis.

Ce que j'ai dit et ce que je maintiens, le voici : Plusieurs parmi vous prennent l'enseigne de l'homœopathie pour se recommander ; ils empruntent ce nom que prône la mode, je ne le conteste pas, et puis quand on est venu à eux précisément parce qu'ils se disent homœopathes, ils soignent suivant les règles de la médecine ordinaire les malades qui ne peuvent pas juger leurs ordonnances et qui ne savent pas ce qu'on leur donne. Je crois même, et je ne m'en repens pas, que j'ai appelé cela une supercherie. Puis, apportant la preuve de ce que j'avançais, j'ai cité M. Love et M. Gastier comme s'écartant souvent des règles qu'ils préconisent. Aujourd'hui, messieurs, on ne conteste pas qu'on fait tantôt de l'homœopathie, tantôt de la médecine, au gré des circonstances, on devrait peut-être dire au gré du hasard ou des clients auxquels avant tout il faut plaire. On ne le nie pas, on s'en vante même, et l'on cite quelques petites phrases où messieurs les homœopathes daignent honorer de leur approbation quelques-uns des remèdes qu'emploie la médecine traditionnelle. Pourquoi donc cette déclaration vient-elle si tard ? Pourquoi, dans la première plaidoirie, lorsque vous railliez si agréablement les incertitudes et les tergiversations de la médecine, pourquoi n'avez-vous pas avoué que vous alliez d'un système à l'autre ? Quand on a chanté les merveilles de la doctrine nouvelle, pourquoi n'a-t-on pas indiqué que les réformateurs avaient la rare sagesse d'emprunter quelque chose à leurs devanciers ? On eût par là répondu à l'un des plus graves reproches que nous ayons dirigés contre Hahnemann ? Pourquoi dans le Mémoire a-t-on dit tout le contraire ? Pourquoi M. Pétroz, M. Simon, M. Gastier, M. Love, M. Chargé, qui viennent dire aujourd'hui qu'ils pratiquent alternativement les deux doctrines, ont-ils écrit à la page 100 de leur Mémoire qu'ils ne sont pas de ceux qui allient jamais les deux pratiques ? Pourquoi ? C'est qu'on ne prévoyait pas les preuves que nous avons apportées. Vous vous rappelez, messieurs, avec quelle ardeur, quelle insistance, quelle inquiétude, mon adversaire témoignait à la dernière audience le désir bien légitime de voir les pièces que j'annonçais. Ces pièces, je les ai communiquées, et alors on a proclamé qu'on n'avait jamais fait ni dit autre chose. Aveu tardif et suspect !

Sans citer M. Andrieu, M. Magnan, et d'autres qui sont indiqués dans notre Mémoire (p. 55), écoutez ce que dit sur ce point Hahnemann :

« L'homœopathie *ne verse pas une seule goutte de sang ; elle ne purge pas* et ne fait jamais vomir ni suer (vous vous dites disciples d'Hahnemann, et vous saignez, vous purgez) ; elle ne répercute aucun mal externe par des topiques, et ne prescrit ni bains chauds ni lavements médicamenteux ; elle n'applique ni vésicatoires, ni sinapismes, ni sétons ou cautères ; jamais elle n'excite la salivation ; jamais elle ne brûle les chairs jusqu'à l'os avec le moxa ou le fer rouge, etc. » (*Organon*, Préface.)

Et ailleurs :

« Il faut avoir bien peu approfondi l'étude de l'homœopathie, n'avoir jamais vu aucun traitement homœopathique bien motivé, n'avoir point su juger jusqu'à quel point les méthodes allopathiques sont dénuées de fondement, et ignorer quelles suites, les unes mauvaises, les autres effrayantes, elles entraînent, pour vouloir faire marcher ces détestables méthodes de pair avec la véritable médecine et les représenter comme des sœurs dont elle ne saurait se passer. *L'homœopathie pure,* qui ne manque presque jamais son but, qui réussit presque toujours, *repousse toute association de ce genre.* » (*Organon*, p. 138.)

Vous nous avez dit : « Supprimez les infiniment petits, l'homœopathie restera debout. » Et vous vous dites les disciples de Hahnemann ? — Comment l'ombre du grand homme, du rival de Bacon et de Descartes, de Newton et de Galilée, ne s'est-elle pas dressée devant vous pour vous anathématiser ? Ouvrez donc son *Organon* aux pages 301 et 153, et vous y lirez :

« Une dose plus forte que la nécessité ne l'exige, même du remède le plus ho- mœopathique, agit avec trop de violence et porte un trouble trop grand, trop prolongé dans les facultés morales et intellectuelles, pour qu'on puisse de bonne heure reconnaître l'amélioration dans l'état de ces dernières. Je ferai remarquer ici que *cette règle si importante* est une de celles contre lesquelles pèchent le plus les médecins qui passent de l'ancienne école à celle de l'homœopathie. Aveuglés par le préjugé, ils s'abstiennent des plus petites choses, des solutions les plus étendues des médicaments, et se privent ainsi des plus grands avantages que l'expérience en a mille et mille fois retirés ; *ils ne peuvent faire* ce qu'accomplit le véritable homœopathe et se donnent *à tort pour ses disciples.* « Et le maître vous accuse de « n'agir ainsi que pour vous épargner la peine de chercher le remède homœopa- » thique, ou plutôt pour *ne pas vous donner celle de devenir médecin homœopa-* » *thiste, tout en ayant l'air de l'être.* »

Après Hahnemann, permettez-moi de citer l'honorable M. Requin :

« Arrière donc, s'écrie le savant académicien, arrière, tiers parti justement re-poussé de droite et de gauche entre le camp des vrais homœopathes et le nôtre ! arrière, vous, praticiens amphibies ! vous, Janus à double langage ! *vous, chauves-souris de l'homœopathie,* qui dites comme il vous plaît, tantôt *je suis souris,* et tantôt *je suis oiseau!* VOUS NE PRENEZ LE NOM D'HOMŒOPATHES QUE COMME UNE ENSEIGNE ET POUR ALLÉCHER CERTAINES GENS. » (Requin, *Homœopathie,* Supplément au *Dictionnaire des dictionnaires de médecine.*)

Hahnemann et Requin, d'accord sur ce point, ont raison : La médecine et l'homœopathie n'ont pas des règles diverses, mais contraires. Je l'ai déjà dit, l'une est la négation de l'autre; il sera impossible d'allier leur pratique, tant qu'on ne pourra pas dire que les deux préceptes *Contraria contrariis* et *Similia similibus* sont synonymes : les gens sincères et honnêtes des deux côtés s'y sont refusés jusqu'à ce jour, et ils s'y refuseront tant que l'arithmétique dira que 2 et 2 font 4.

Mais soit ! Les demandeurs sont plus accommodants. Ils combinent, ou du moins ils pratiquent indifféremment les deux systèmes contradictoires. Hahnemann, a-t-on dit, l'a prescrit lui-même, ce qui doit vous étonner, messieurs, après les passages que je viens d'avoir l'honneur de vous lire. Hahnemann l'a prescrit dans quelques cas rares, exceptionnels, et les re-gistres que je produis prouvent qu'on le fait sans cesse. M. Tessier donne de l'opium pour guérir de l'insomnie. L'insomnie est-elle une maladie subite, mortelle, qui demande un remède instantané? — Mais quoi ? Vous sai-gnez chaque jour, dites-vous ! Comment conciliez-vous cette déclaration avec cette excuse que vous présentiez au nom de M. Gueyrard, avant de prévoir vos aveux forcés. M. Gueyrard à qui on avait confié une salle d'hô-pital à Lyon, a interrompu les expériences parce qu'une nuit un interne avait saigné un malade qui sans cela allait mourir, et qu'un homœopathe qui se respecte ne peut voir saigner ! Et maintenant vous dites que tous vous saignez tous les jours, tant qu'on veut! C'est ainsi que Dieu veut que le men-songe se confonde de lui-même en se contredisant.

De tout ceci, messieurs, laissez-moi retenir une leçon assez instructive. Je remercie les demandeurs d'avoir reconnu que, dans tous les cas graves, urgents, ils ont recours aux règles de la médecine traditionnelle. Les remèdes qu'ils nous empruntent, disent-ils à la vérité, ne sont que des *palliatifs*, et, quand on les a administrés, on recourt bien vite aux globules, qui seuls guérissent. Palliatifs tant que vous voudrez ! palliatifs me sont chers, s'ils me sauvent la vie, tandis que de votre propre aveu vos tout-puissants globules, avant de me guérir radicalement, me laisseraient mourir ! Tenez, le monde a raison ; il n'est pas votre dupe autant qu'il en a l'air, et instinctivement il devine ce que vous valez : on vous appelle pour de petits maux qui n'inquiètent guère, ou pour des malades désespérés qu'on ne peut plus compromettre. Mais dans les cas graves, sérieux, qui cependant laissent quelque espérance, on se méfie des globules et des globulistes.

En tous cas, messieurs, en soutenant à la dernière audience que les homœopathes recourent souvent aux règles de la médecine traditionnelle, je n'avais qu'un but, expliquer certains succès apparents de l'homœopathie. J'ai eu raison au delà de mes espérances. Je disais que l'excellence de l'homœopathie n'était pas démontrée par certains succès de ville et même par certaine clinique de l'hôpital Beaujon, parce qu'en ville et à Beaujon on appelait souvent à son aide d'autres moyens que l'homœopathie. Non-seulement je l'ai prouvé, mais on l'avoue. Qu'on ait tort ou raison d'allier les deux systèmes, les adversaires ne peuvent plus dire que les guérisons obtenues par eux prouvent l'efficacité des globules, puisque si souvent, pour les obtenir, de leur propre aveu, ils recourent à toute autre chose que les globules.

A ce propos, sans nommer personne, mon client avait parlé dans son article d'une dame morte à la suite d'une dose de calomel qui lui avait été prescrite par un médecin homœopathe, et M. Tessier vient dire, par la voix de mon adversaire, je ne sais à quel titre et de quel droit, car il n'est pas au procès : « C'est moi qui ai prescrit cette dose de calomel. » Et là-dessus mon adversaire est venu jeter dans le débat des noms et des douleurs que, ce me semble, on aurait dû mieux respecter...

Mᵉ ÉMILE OLLIVIER. — J'en ai l'autorisation !

Mᵉ ANDRAL. — Vous avez l'autorisation de M. Tessier, je ne sais pas si vous avez celle de la famille.

Mᵉ ÉMILE OLLIVIER. — Pourquoi dites-vous donc ce que vous ne savez pas ?

Mᵉ ANDRAL. — Je ne le dis pas, je le demande pour l'apprendre. Quant à moi, qui n'ai pas cette autorisation, je ne suivrai pas mon adversaire dans la chambre de cette illustre morte pour tirer argument de son agonie aux yeux du public ; je ne troublerai pas la reconnaissance de sa famille ! Non, non, sur ce point, je ne dirai qu'une chose, c'est que M. Tessier, qui n'est pas au nombre des demandeurs, n'a le droit de me demander aucune explication. S'il nous fait un procès, nous lui répondrons. Je ne sais même pas si c'est en effet de lui qu'a entendu parler mon client.

Mais M. Chargé est bien au nombre des demandeurs ; or on nous accuse de l'avoir calomnié, en racontant les expériences faites par lui à l'Hôtel-Dieu de Marseille. Nie-t-on que dans les journaux et dans une petite brochure enrichie de nombreux certificats comme on en voit à la quatrième page des feuilles publiques, M. Chargé a annoncé que sur 80 cholériques à lui confiés, il en avait « guéri 80 sans en perdre un seul », et que, dans certains cas, « il avait fait

mieux encore ? » Non. Nie-t-on que, appelé l'année suivante à faire des expériences à l'Hôtel-Dieu de Marseille, il a perdu les trois quarts de ses malades ? On ne le nie pas davantage ; mais on dit que ses confrères écoulaient
méchamment sur sa salle tous les cas désespérés. Or, dans le rapport officiel
que le tribunal connaît, un témoin bien impartial, M. Honnorat, maire de
Marseille, a constaté que les malades qui se présentaient étaient alternativement dirigés, *sans choix aucun*, un jour sur la salle de M. Chargé, et le lendemain sur celle de son confrère. Cette réponse me suffit et suffira à tout le
monde.

Passant des personnes aux choses, Mᵉ Ollivier reproche à mon client d'avoir
dit à tort que Hahnemann s'était contenté d'une seule expérience sur le quinquina pour proclamer la règle *Similia similibus.* Il a, s'est-on écrié, expérimenté sur 135 substances. Ce que mon adversaire nomme les expériences
de Hahnemann, c'est ce chaos de symptômes dont j'ai déjà cité quelques-uns
au tribunal. Un malade prend un décillionième de grain d'un médicament
quelconque ; huit jours, trente jours, cinquante jours après, il éprouve une
douleur dans une *dent creuse* et *dans un cor* (*sic*), ou après avoir un peu
trop dîné il éprouve un sentiment de plénitude (*sic*), ou bien encore il a un
rêve triste ou érotique (tout cela est textuel et pris au hasard), chacun de ces
faits très naturels est attribué à l'effet du médicament et devient un symptôme. Je défie qu'on me montre un homme de bon sens ayant lu ces prétendues expériences et les prenant au sérieux.

Malgré moi, vous me ramenez toujours à Molière, et quand je lis vos expériences, je songe à Sganarelle prescrivant à la muette Lucinde de prendre
du pain trempé dans du vin, parce que « les perroquets apprennent à parler
en mangeant de cela. » La *vertu sympathique* du pain et du vin trempés ensemble, reconnue par l'exemple des perroquets, c'est un symptôme, c'est une
expérience à la façon de Hahnemann. Quoi qu'il en soit, messieurs, Hahnemann a lui-même dit et répété à toutes les pages de son ouvrage que l'idée de
son système lui avait été inspirée par les remarques de Cullen sur le quinquina. Sur ce simple indice, il a conçu et mis au jour son système. Dix ans
seulement, dix ans après, les expériences en question sont venues de gré ou
de force confirmer la théorie affirmée *à priori*. C'est tout ce qu'a dit mon
client ; ici encore il a donc été dans le vrai.

Le quinquina donne-t-il ou ne donne-t-il pas la fièvre intermittente ?
Comme moi, mon adversaire reconnaît que cette question ne peut être discutée ici. Cependant, pour charmer l'auditoire, on cite M. Bretonneau et un
honorable chimiste, M. Chevallier. Cela ne fait rien au procès, mais cela pare
le système. En ce qui touche M. Bretonneau, auquel on fait dire ce qu'il
n'a pas voulu dire, je répète cette simple question à nos adversaires : Peuvent-ils me citer une seule ligne où M. Bretonneau ait, soit directement, soit
indirectement, adhéré à l'homœopathie ? Je les en défie. Si donc il repousse
l'homœopathie, c'est qu'il ne pense pas ce que vous lui faites dire. Ce que
M. Bretonneau a observé, comme M. Chevallier, comme bien d'autres, c'est que
le quinquina donne certains symptômes dont l'ensemble a été nommé *fièvre
quinique*. Mais, d'une part, cette fièvre n'est pas *intermittente*, et c'est l'*intermittence* que le quinquina guérit dans la fièvre comme dans les névral-

gies et d'autres maladies. La fièvre intermittente est même la seule que ce végétal guérisse. D'autre part, le quinquina ne guérit pas la fièvre quinique. Or, pour que les expériences invoquées confirmassent la règle *Similia similibus*, il faudrait : 1° que le quinquina, qui *guérit la fièvre intermittente*, *donnât la fièvre intermittente ;* et 2° que le quinquina, qui *donne la fièvre quinique, guérît la fièvre quinique.* Or ni l'une ni l'autre des deux propositions n'est confirmée par les expériences même qu'invoque l'adversaire ; ni l'une ni l'autre n'est exacte. M. Gallard a donc eu raison de dire que le quinquina ne donne pas la fièvre, le genre de fièvre qu'il guérit, et l'homœopathie s'écroule tout entière avec la base fragile que lui a donnée son fondateur. En tous cas, et que le quinquina donne ou ne donne pas la fièvre, ce qu'a dit M. Gallard, c'est que MM. Andral, Bouillaud, Double, Trousseau, etc., c'est que la Faculté, l'Académie et tous les corps savants d'Europe étaient, sur ce point, d'un avis contraire à celui de Hahnemann. Le fait est vrai. Vous ne pouvez condamner mon client pour avoir énoncé un fait vrai. Quelle que soit l'autorité de ces expériences et de ces décisions, M. Gallard a eu le droit de les invoquer, à la seule condition de les rapporter exactement.

Mais, dit-on encore sur ce point, vous ne pouviez ignorer qu'il y a dans la science des faits certains, incontestés, qui confirment la règle *Similia similibus.* Ainsi, on met de la neige sur les membres gelés ; ainsi encore on met de l'alcool, on aurait même pu ajouter de l'éther, sur les membres brûlés. — Messieurs, l'analogie qu'on veut tirer de ces faits est spécieuse et m'aurait facilement embarrassé ; mais on l'avait déjà invoquée dans le Mémoire adverse, et j'en ai à l'avance obtenu la facile explication. On met de la neige sur les membres gelés, non parce que la neige pourrait geler un membre sain, mais parce que la neige est moins froide que le membre gelé, et sert comme de transition pour le [préparer à recevoir l'impression d'agents plus chauds. La neige est en quelque sorte un calorique relatif qu'on emploie pour empêcher le membre gelé d'être saisi par le contact de corps trop chauds. C'est ainsi qu'à un homme qui meurt de faim on administre les liquides les plus légers avant de lui donner des aliments plus substantiels. Quant à l'alcool, il s'évapore rapidement, et produit alors du froid, en dégageant, pour se l'approprier et la dissiper, la chaleur du corps sur lequel on l'applique. Et si l'on préfère l'éther qui est plus inflammable que l'alcool, c'est parce que ce liquide est encore plus volatil, et par conséquent soustrait une plus grande quantité de calorique aux parties avec lesquelles il est mis en contact. Telles sont les explications que j'ai cru comprendre et que j'espère avoir fidèlement rendues de ces phénomènes auxquels on avait su prêter une physionomie toute différente. Aux hommes du métier, on n'oserait pas présenter des arguments si faciles à résoudre ; mais vous le savez déjà, ce n'est pas aux savants qu'on s'adresse. Qu'importe que les arguments soient vrais, pourvu qu'ils puissent satisfaire la foule? En tous cas, je m'étonne qu'on vous demande de condamner mon client non plus même pour avoir dénaturé, mais pour avoir omis tel ou tel fait qu'il vous convient de citer. Cela revient à dire qu'à peine de mauvaise foi, il aurait dû prévoir tous vos arguments, bons ou mauvais, et les développer !

J'arrive (je vous demande pardon du désordre de ma marche, mais je passe en revue, comme je le puis, comme elles me reviennent à l'esprit, les objections principales de l'adversaire), j'arrive à un point plus grave. Les expériences faites sur l'homme sain par MM. Andral, Trousseau, Béhier, etc., etc., n'ont aucune valeur, nous dit-on; sur l'homme sain, ce n'est point à dose homœopathique, c'est à dose massive qu'il faut agir! Hahnemann l'a dit! — Messieurs, on avait déjà élevé cette objection dans le Mémoire; on l'a répétée à cette audience. Je regrette qu'on n'ait pas indiqué le passage de Hahnemann où serait formulée cette règle. Du reste, je m'empare de la déclaration, et j'ai été bien aise d'entendre mon adversaire dire que lui-même il aurait assez de confiance dans l'innocuité des globules pour prendre 150 globules d'aconit sans aucune crainte. Comment? tout à l'heure, on nous disait que les globules sont impuissants dans les cas graves et urgents; maintenant on les déclare impuissants sur l'homme sain. Ces globules terribles qu'on peut à peine contempler, qu'il suffit de respirer pendant une seconde pour être radicalement guéris des maladies les plus invétérées, ne font absolument rien ni sur les gens bien portants, ni sur les gens très malades; il leur faut, pour agir, des maladies faites exprès?

De qui se moque-t-on ici? Je comprendrais encore qu'un globule ne fît pas grand effet; mais que cent cinquante globules pris d'un coup ne produisent absolument aucun effet, même sur un homme sain, c'est ce que je ne puis m'expliquer qu'en me rappelant qu'ils ne contiennent rien. L'homœopathe de M. Béhier n'était pas de votre avis, et il avait prédit au spirituel médecin qu'il serait tué sur place. Savez-vous, messieurs, pourquoi les demandeurs posent en principe que les globules ne font rien sur l'homme sain, c'est que l'expérience est trop facile à faire.

Mais il y a ici une étrange contradiction que je ne puis m'empêcher de relever. Quand vous voulez prouver contre le bon sens que les globules contiennent un principe médicinal, vous dites que chaque dilution crée, développe, *potentifie* la force médicamenteuse ; puis, quand vous avez à expliquer pourquoi les globules ne produisent aucun effet sur l'homme sain, oubliant ce que vous venez d'affirmer, vous répondez que les dilutions ont épuisé le médicament et ne lui ont pas laissé assez de force. Les dilutions, nous dites-vous maintenant, ont enlevé à l'aconit l'énergie nécessaire pour agir sur une personne bien portante. Les dilutions n'ont donc pas augmenté, développé la puissance de l'aconit? Vous revenez au bon sens, et je vous en félicite. Mais que devient la théorie fondamentale des infiniment petits? Que devient cette force mystérieuse, impalpable, imperceptible, mais dynamique et toute-puissante que vous aviez tout à l'heure si péniblement créée?

Ce que je constate, moi, c'est que, de votre aveu, nous avons très exactement indiqué la manière dont se font les dilutions, et que nous avons été dans le vrai en disant que vos globules ne contiennent que des octillionièmes ou des décillionièmes de grain, et moins encore. Cela me suffit pour repousser votre demande et aussi pour former l'opinion des gens de sens.

Sur cette question des globules....

M. LE PRÉSIDENT. — Le tribunal trouve que ces questions sont suffisamment expliquées.

Messieurs,

Il y aurait inconvenance de ma part, après l'observation que vient de faire le tribunal, à rentrer dans cette partie des débats où les doctrines scientifiques se sont trouvées en jeu. D'ailleurs, je dois déclarer ma complète insuffisance. Ces questions, qui constituent le véritable intérêt du procès, ne sont pas de mon domaine. Je n'oserais pas dire qu'elles ne sont pas du vôtre, cependant je le pense; mais c'est à vous d'apprécier ces choses.

Je suis devant vous uniquement pour examiner la question de savoir si le gérant de l'*Union médicale*, que je représente plus particulièrement, est coupable, soit d'avoir laissé insérer l'article qui vous est déféré, soit d'avoir refusé l'insertion de la sommation qui lui a été adressée au nom d'une collection de personnes qui prenaient des qualités qu'elles n'ont pas le droit de prendre pour agir en justice.

Voilà très particulièrement le procès que j'ai à plaider. Permettez-moi de dire d'ailleurs que dans cette question qui divise la médecine en deux camps, nous, pauvres tributaires de la maladie et de l'art de guérir, nous ne sommes jamais complétement libres. Quant à moi, je ne me sens pas l'être. Je conserve un souvenir à tous ceux qui dans des moments difficiles, douloureux, m'ont rendu des services; il peut se trouver, je ne veux pas que mon client le sache, que peut-être j'aurai quelque jour consulté un homœopathe; le globule qu'il m'a donné, tout infinitésimal qu'il a pu être, m'a laissé, je ne sais pas quoi, mais quelque chose que j'appellerai, si vous voulez, de la reconnaissance. J'ai lu dans les pièces de ce procès une belle définition de la médecine. Elle doit, dit-on, guérir quelquefois, soulager souvent, consoler toujours. Il y a donc des médecins qui guérissent, il y a des médecins qui soulagent; et, quant à moi, je ne veux pas méconnaître que messieurs les homœopathes, s'ils ne savent pas guérir et soulager, sont de la classe des médecins qui consolent. En telle sorte que je m'en tiens à mon procès et que je m'y renferme.

Qu'est-ce que M. Richelot, et qu'est-ce qu'on lui impute? M. Richelot est le gérant de l'*Union médicale*, journal publié sous le patronage d'un grand nombre de médecins éminents. M. Richelot préside à la rédaction d'une feuille qui est essentiellement scientifique. Lisez-la si le temps vous le permet, et si votre amour des questions qu'elle traite vous y conduit; je n'hésite pas à dire que vous n'y verrez aucune attaque personnelle d'aucun genre; c'est une feuille de discussion. Pour moi qui ai l'honneur de défendre M. Richelot, et qui, par conséquent, suis un peu obligé de lire la feuille qu'il m'envoie, j'y ai vu des discussions très passionnées, où les homœopathes n'étaient pour rien, où les allopathes étaient pour tout, et se disaient des choses très sévères par amour pour la vérité. Si ces discussions s'animent, elles vont même parfois jusqu'aux personnes, parce qu'il est extrêmement

difficile de qualifier une erreur sans un peu qualifier et atteindre celui qui la
commet. Quand ce journal a parlé de vous, messieurs les homœopathes, il ne
pouvait être moins énergique; sévère contre la doctrine, il a été plus réservé
pour ceux qui la pratiquent. Mais de l'agression, de la compétition, de la
concurrence, comme l'a dit mon adversaire (je regrette l'introduction de ces
paroles dans la cause, elles me révoltent et m'indignent), de l'agression, de
la compétition, nous n'en avons jamais fait contre vous. Vous exercez notre
profession, vous y introduisez une erreur, nous le croyons, nous le disons : à
aucun titre vous n'avez à nous appliquer ce reproche de concurrence com-
merciale dans l'exercice d'une profession qui doit être essentiellement libé-
rale. Ceci nous blesserait, si nous ne savions pas toutes les colères que peut
inspirer une cause désespérée.

Revenons à M. Richelot. Que s'est-il passé? On a voulu qu'il parlât de l'homœopathie; il ne le voulait pas, il n'a pas d'estime pour cette doctrine : que
voulez-vous? vous ne pouvez pas obtenir l'estime par jugement. C'est autrement que cela s'obtient : c'est au temps, au travail, à l'honorabilité qu'il faut
le demander. L'estime n'est pas le fruit de l'agitation, c'est un fruit d'un
autre ordre, et qui naît, croît et mûrit dans d'autres conditions. M. Richelot
ne voulait donc pas qu'on parlât dans l'*Union médicale* de la brochure de
M. Magnan; on insista, et M. Richelot dit : « Rendez compte de l'œuvre de
M. Magnan. » On en rend compte. Qui en rend compte? Un homme distingué,
et qui d'ordinaire est chargé de ces travaux.

Vous voyez que ce n'était pas un acte d'hostilité; c'était, sous l'obsession
d'un auteur très désireux qu'on parlât de lui, un travail à faire sur un livre
qui venait de paraître. Avait-on dit à M. Magnan qu'en rendant compte de sa
brochure on en parlerait avec respect? Avait-on pris quelque engagement?
Non, on n'en pouvait pas prendre. Je crois même, sans connaître M. Magnan,
que si on l'eût consulté, il aurait eu le bon goût de demander qu'on parlât
de lui avec sincérité. Le critique, la plume à la main, rend hommage à celui
qui vient d'écrire. Ce n'est pas un hommage de simple convenance? Non, il le
trouve sincère; il trouve dans son écrit un ton général qui lui permet des
compliments à sa loyauté; c'est un homœopathe loyal, convaincu. Il lui rend
cette justice ! Et puis dans le compte rendu de l'œuvre, il aborde la question
scientifique. Il ne pouvait pas parler d'autre chose ! Vous ne vouliez pas qu'à
l'instar du poëte, ne voulant pas parler de M. Magnan, il parlât de tout autre
ouvrage et renouvelât l'histoire de Simonide.

Dans son travail, M. Gallard rencontre un passage, celui où l'auteur avait
dit : « Ce n'est pas à l'époque actuelle qu'on peut prétendre que la doctrine
homœopathique ne peut être exercée que par *un ignorant abject, un pauvre
illuminé, ou un misérable charlatan.* » Le jeune auteur, avec une confiance
charmante et de bonne foi, croit à l'avenir de sa doctrine. « Ce n'est pas une
doctrine qu'il faille accepter, dit-il, aveuglément, par pure délicatesse et
simple urbanité; c'est une doctrine qui veut être victorieuse et qui ne veut
être acceptée qu'à ce titre. » M. Gallard ne peut pas aller jusque-là. Il regarde
l'homœopathie comme une doctrine sur laquelle on peut encore discuter
quand on rencontre des hommes comme M. Magnan, qui la pratiquent de
bonne foi, et il lui répond : « Vous vous trompez; c'est au contraire à l'époque

actuelle qu'on doit proclamer ce que, selon vous, il n'est plus permis de dire, car la lutte est close, la science a protesté, les maîtres vous ont jugés. » M. Gallard retourne donc une phrase de l'auteur, il ne fait pas autre chose.

Mon honorable contradicteur, avec plus d'habileté que d'exactitude, se récrie : « C'est étrange, ce système de défense. Quoi ! j'aurais dit : « Je suis un honnête homme. » Un écrivain viendra, et, retournant ma phrase, mettant une négation là où je plaçais une affirmation, là où j'avais dit : « Je suis un honnête homme, » il dira : « Vous êtes un malhonnête homme, » et cette phrase ainsi retournée ne sera pas une injure ! »

Je vous en demande pardon, cette assimilation n'est pas admissible ; la raison et le bon sens procèdent d'une autre sorte. Non, vraiment, lorsque dans un ouvrage je vois cette phrase pleine de suffisance : « L'époque actuelle n'est plus l'époque où l'on peut dire que la médecine homœopathique est une doctrine, etc., » il est très permis de reprendre la phrase et de dire : « Vous vous trompez ; c'est au contraire à l'époque où nous sommes que la chose peut se dire ; car des expériences ont été faites, des études consciencieuses ont permis de juger cette doctrine. » Et quand on prend une phrase qu'on rencontre et qu'on la retourne, on répond à un défi, on répond à une témérité. On la reprend et on la retourne pour dire : « C'est une erreur, vous croyez le débat clos par la victoire, il est clos par la défaite. » Ce n'est pas là une façon d'insulter les gens, c'est une façon de rétorquer une affirmation téméraire devant laquelle on ne peut pas courber la tête.

J'ajoute que quand vous avez dit que ce procès n'était pas un procès en diffamation, vous vous êtes encore trompés, il n'a au contraire d'intérêt que parce que c'est un procès en diffamation. S'il s'agissait d'une doctrine, le juge pourrait bien avoir un avis, mais il ne pourrait pas décider. Il faudrait qu'il déclarât que c'est une question qui prend des proportions extrajudiciaires, qui présente des difficultés insolubles pour les hommes qui n'ont pas fait des études spéciales. C'est donc au fond, puisque nous n'avons nommé personne, une façon de diffamation latente que vous signalez à la justice ; c'est comme diffamés, et à ce titre seulement, que vous pourriez nous poursuivre.

Que si avec votre connaissance du droit, qui est grande, vous voulez nier qu'il s'agit d'une diffamation ; que si par amour de la publicité, vous voulez absolument qu'on parle de vous, nous sommes plus modestes, nous aurions mieux aimé que ces débats eussent lieu sans bruit, sans éclat ; mais enfin, si l'amour du bruit et de la publicité vous possède à ce point qu'il faille à tout prix qu'on parle de vous, permettez que, pour vous complaire, nous ne laissions pas changer la nature du débat. Restons franchement ce que nous sommes, et que le procès reste ce qu'il est. Si nous vous avons diffamés, il y a faute, et nous sommes responsables. Or, nous avons la conscience que nous n'avons jamais voulu vous diffamer. En rendant compte d'un de vos ouvrages, nous avons apprécié la doctrine au profit de laquelle vous avez pris les armes, et je dis à cet égard au tribunal, au point de vue de la diffamation, que, dans la phrase incriminée, nous avons laissé à ceux qui pratiquent la doctrine homœopathique *une option* qui exclut toute idée d'offense personnelle.

Après avoir reconnu que M. Magnan était sincère et loyal, nous avons dit que pour exercer et pratiquer la doctrine homœopathique, il fallait être ou *un igno-*

rant abject...... Je ne trouve pas ces expressions gracieuses, mais je n'y vois pas une injure formelle, parce que nous appeler ignorants les uns les autres, c'est malheureusement si commun, que nous-mêmes qui parlons d'une manière plus urbaine que ne l'est la plupart du temps le langage dont on se sert, nous ne sommes pas toujours exempts de cette mauvaise habitude ; je crois donc en général qu'il faut savoir se laisser appeler ignorants... de savants à savants, c'est surtout ce qu'il faut savoir faire. (*Sourires.*)

Après « abject ignorant » il y a *pauvre illuminé.* Remarquez que ce sont toujours des alternatives, « *abject ignorant* ou *pauvre illuminé* ». Eh bien ! « pauvre illuminé », quand on discute une doctrine nouvelle ; « pauvre illuminé », quand on s'adresse à Hahnemann qui a écrit les choses bizarres, excentriques que vous savez, et il en a écrit de plus excentriques et de plus bizarres encore ; quand on écrit ces choses, il ne faut pas se plaindre de « pauvre illuminé ». Je vois même de la bienveillance dans ce mot-là. Quand e dis à quelqu'un : « Pauvre illuminé, » je ressens pour lui je ne sais quelle douce commisération. Je n'hésite pas à dire qu'on ne peut pas, dans une discussion, empêcher « pauvre illuminé » de passer. C'est la qualification la plus bénigne possible de l'erreur : « Pauvre illuminé ! ! ! »

« *Misérable charlatan...* » Oh ! par exemple, je ne recommanderais pas ce mot. Des charlatans, il y en a parmi les homœopathes, je le pense ; il y en a peut-être parmi les allopathes. Mais où vous avez tort, c'est de vous précipiter sur « misérable charlatan », de vous l'appliquer, car vous savez que vous avez un choix entre trois possibilités : « abject ignorant, pauvre illuminé, et misérable charlatan. » Je ne vois pas pourquoi vous prendriez la dernière. Quoi qu'il en soit, cette expression que je n'ai pas forgée, que je vous ai empruntée en la retournant, n'est pas meilleure pour être de vous, et si j'avais à recommencer, comme je n'aime pas les procès, j'en choisirais peut-être une autre. Là n'est pas la question ; notre triple alternative n'était pas une qualification qui pût être nécessairement, volontairement, ni pour aucun de vous individuellement, injurieuse.

Je veux, messieurs, vous dire très rapidement un mot sur ce qui me paraît être le droit.

L'adversaire a répondu à la plaidoirie de Me Lefranc, sous laquelle je voulais m'abriter par le silence. Il a répondu que la collectivité n'existait pas. Me Lefranc avait dit *collection,* on a dit *collectivité.* Mais collection ou collectivité, ce n'est pas là ce qui agit, selon vous. Si l'être collectif n'existe pas, vous avez donc fait *une sommation* pour un être collectif qui n'existe pas ; dès lors cette sommation était nulle. Nous avons eu raison de ne pas obtempérer. Vous n'êtes pas un être collectif, vous êtes quelques homœopathes, les paladins de l'homœopathie, vous avez voulu prendre fait et cause pour ceux qui ne se mêlent pas dans le procès. Quelques-uns des plus notables ne l'approuvent pas, ils préfèrent la pratique silencieuse, et peu jaloux de cet éclat qui vous plaît tant, ils ne s'y mêlent pas. Vous avez cependant pris un air de collection alors que vous ne le deviez pas. Sous ce rapport, vous l'avez reconnu, votre action est nulle. Il reste que j'ai à répondre à dix ou douze d'entre vous, le nombre n'importe pas à l'affaire. Savez-vous que vous m'embarrasseriez beaucoup, moi, qui défends M. Richelot, et qui veux le défendre sérieusement. M. Richelot a permis qu'on parlât dans son journal de misérables charlatans que je ne connais pas, de gens ignorants que je ne connais pas, de pauvres illuminés que je ne connais pas, que l'auteur ne nomme pas : et douze ou treize homœopathes viennent se plaindre de ces expressions qu'ils s'appliquent ! Pourquoi se les appliquent-ils ? Ils ont tort. Ils veulent, au profit de ce qu'ils croient la science, faire une démonstration personnelle. Ils ont espéré obtenir de vous la guérison d'une blessure qu'ils se font ainsi et que nous ne leur avions pas faite. Il leur répugnait de se dire personnellement insultés, outragés, alors ils ont imaginé de se transformer en un être collectif, ils ont pris à droite et à gauche des présidents et des secrétaires, pour pouvoir dire : C'est une injure générale qui nous émeut ; elle ne nous atteint pas, elle atteint le corps homœopathique. Erreur, cent fois erreur ! il n'y a pas de corps homœopathique.

Que vous soyez des *negotiorum gestores*, que vous ayez derrière vous des homœopathes à défendre, cela juridiquement ne se peut. Veuillez nous dire au nom de qui vous nous demandez ces dommages-intérêts, quels sont ceux qui se croient insultés ? Vous reculez, personne ne veut de ce rôle.

Quand on examine sérieusement, on arrive à trouver la vérité, à trouver que c'est purement et simplement une doctrine scientifique qui a la prétention de faire juger qu'elle est à l'abri des sévérités et des emportements de la critique. Une doctrine n'a pas ce droit-là. Une doctrine arrive dans le monde inconnue ; par cela seul qu'elle est nouvelle, elle révolte les doctrines anciennes. Est-ce une bonne doctrine ? Ce n'est pas la question. Les lectures qu'on m'a forcé de faire m'ont donné là-dessus des ébranlements douloureux. Quand j'ai vu les effets de vos globules qui, à des distances de quarante jours, peuvent me faire dire *prune* alors que je veux dire *poire*, je me suis effrayé. M. Richelot est venu m'apporter un rapport fait à la Société médicale, j'ai dû le lire, et à mesure que j'ai lu, j'ai été encore plus déconcerté. Je ne prétends pas qu'avec des lectures faites pour l'audience on puisse juger de pareilles choses ; seulement, j'ai senti ébranler le peu de confiance que dans des moments de souffrance, moi aussi, j'aurais pu avoir pour vos globules.

Il serait impossible, si nos adversaires avaient raison, de critiquer, de juger aucune doctrine. Broussais avait presque mis les sangsues sur un trône ; il en faisait un usage extraordinaire. Cela tenait à une conception scientifique qu'il avait et qu'il a cherché à faire dominer. C'était un homme d'un grand talent, il a eu ses adeptes. On a connu la doctrine de Broussais, on l'a critiquée, et comme il ne ménageait pas le sang, on a fait de sa doctrine une doctrine d'assassin. Broussais assassin !!! C'est une métaphore ! Il faut, quand on parle d'hommes comme Broussais, savoir accepter les excès et les métaphores. Mon confrère doit comme moi accepter les métaphores ; c'est là ce qui colore le langage, c'est là ce qui fait que quand vous exagérez, vous plaisez encore. La métaphore fait pénétrer dans l'esprit beaucoup de vérités qui sans elle n'en approcheraient pas. La métaphore scientifique, il faut savoir l'accepter aussi, et ne pas prendre pour des outrages des termes violents que le mouvement de l'esprit suggère, mais qui ne sont ni clairement définis, ni volontairement lancés à votre adresse.

Messieurs, on pourrait dire beaucoup de choses, et je ne veux pas les dire, sur la nécessité de la liberté des discussions scientifiques. Je soumets au tribunal ce qui me paraît plus clairement résulter de ces faits. N'est-il pas évident que quand ils demandent 50 000 francs de dommages-intérêts, les adversaires ne font pas état d'un grand amour pour cette liberté. Pour nous rassurer, ils nous disent que ces 50 000 francs, s'ils les obtenaient de vous, ils les donneraient aux pauvres. Ces 50 000 francs ne sont donc que le prétexte ; dans les dernières conclusions ils s'en tiennent à la publicité ; ils demandent que nous soyons tenus d'insérer dans l'*Union médicale* la condamnation qu'ils espèrent. En effet, c'est vraiment pour cela que nous sommes poursuivis. La doctrine homœopathique, qui soutient une lutte et qui la soutient avec persévérance, voudrait qu'on lui vînt un peu en aide. Un peu de publicité, un jugement qui fournirait l'occasion de faire une réclame pour la doctrine homœopathique, seraient assez du goût de nos adversaires ; c'est le but qu'ils poursuivent. Je dis que ce but n'est pas légitime, que la science ne procède pas ainsi ; il valait mieux répondre à M. Gallard qui terminait par un défi. Faisons des expériences, vous dit-il, faites-les avec nous, voyons vos globules, étudions vos infiniment petits. Si vous êtes la vérité, vous êtes obligés de vous faire reconnaître. Comme vous êtes une doctrine expérimentale, il faut continuer, continuer toujours vos expériences. Voilà ce que la science comporte, et ce que l'amour de la science peut offrir.

J'ajoute, messieurs, quant *aux termes* de la sommation qui nous était faite, que c'était une sommation qui ne nous était faite que pour être refusée. Les termes inacceptables le prouvent

Avez-vous jamais vu un homme, pour peu qu'il se respecte, consentir à écrire « qu'il se rétracte parce qu'il a fait une polémique *malhonnête et non* » *avouable ?* » voilà les termes de cette sommation. En vérité, je vois bien que le défenseur n'était pas là, non pas que je mette en doute le savoir-vivre et le savoir-écrire des auteurs de la protestation ; mais c'étaient des hommes passionnés, violents : on ne demande jamais à un homme d'écrire qu'il a fait une polémique contraire à l'honnêteté et non avouable. La chose est claire. Vous n'avez fait votre sommation que pour être refusés. Ce que vous cherchiez, c'était l'audience. Eh bien ! de l'audience, j'espère qu'il sortira ceci, que vous étiez sans qualité pour agir comme vous avez agi en vous disant les représentants de l'homœopathie ; en second lieu, que vous êtes sans qualité, même en ce moment, parce que si vous voulez agir personnellement, vous n'avez pas ce droit, aucun de vous n'ayant été nommé ni désigné. Je puis et dois dire plus, sans vous faire de concession, uniquement parce que c'est la vérité, on ne songeait pas à vous, hommes de l'homœopathie. On songeait à l'homœopathie elle-même, c'est à l'homœopathie qu'on a dit toutes ces choses : il appartient essentiellement à ceux qui pratiquent la science depuis longtemps, lorsque vous venez parmi eux, lorsque vous voulez vous imposer, lorsque vous affirmez votre doctrine avec le sentiment de cette supériorité qui révolte les consciences ; je dis, il leur appartient, à ceux-là, de défendre les vieux principes, de déclarer que vous n'êtes que l'erreur, et de vous poursuivre à ce titre.

Il leur appartient, quand vous vous signalez comme une doctrine ayant de l'unité, de l'absolu, de vous dire que vous pourriez bien n'être que des éclectiques, et qu'alors vous devez ne pas faire tant de bruit.

Vous faites l'éloge de M. Tessier.... M. Tessier? je ne le connais pas; je ne
suis chargé de l'attaquer ni de le défendre; quelque éminent qu'il puisse être,
il n'est rien ici, il a le bon esprit de n'être pas du procès. Il est, m'apprenez-vous, médecin en titre d'un hôpital; il fait, m'apprenez-vous encore,
l'allopathie de temps à autre, de l'homœopathie plus souvent, et vous ajoutez
que parmi les homœopathes, c'est un éclectique. Eh bien! un éclectique, c'est
un homme qui partage sa confiance entre plusieurs principes; un éclectique
en médecine, c'est un médecin qui croit à ce que croient la plupart des
médecins, que l'homœopathie peut quelquefois soulager, très souvent consoler, et qu'il ne faut pas l'exclure. Un éclectique, c'est un médecin qui donne
parfois des globules, mais qui, la plupart du temps, saigne et purge. Un
éclectique de ce genre, savez-vous ce que je lui reprocherais? ce serait, au
lieu de faire simplement ce qu'il croit utile au point de vue de son art, au lieu
de se qualifier de médecin tout simplement, ce serait de prendre une qualification déterminée, de se dire homœopathe, et de se signaler à ce titre. Voilà
ce que je lui reprocherais si j'avais ce droit-là, parce qu'il me paraît qu'il est
dans les conditions des médecins ordinaires. Il n'y a pas un seul de ces grands
noms qui ont figuré dans le procès qui ne soit un éclectique. S'il lui était
démontré que des globules fussent utiles, il pourrait bien les ordonner, il ne
serait pas homœopathe pour cela, il ne s'en ferait pas un titre particulier. Il
pourrait dire, je fais de l'homœopathie et de l'allopathie, mes moyens de
guérir, et je prends mes éléments partout où je les trouve.

Nous attaquons ceux qui font d'une doctrine une enseigne; qui disent:
Nous savons tout, les autres ne savent rien; Hahnemann, c'est notre patron,
c'est lui qui a découvert l'art de guérir, on ne le connaissait pas avant lui.
Ce sont là de mauvaises pratiques médicales qui n'annoncent pas la vraie
science.

Quand nous rencontrons une doctrine dangereuse, nous avons le droit de
l'attaquer. Quand nous la surprenons prenant à la vieille science ses méthodes
sans les avouer, nous la surprenons en pratique déloyale, et nous avons le droit
de l'attaquer. Nous avons le droit de l'attaquer à la condition de ne désigner
personne, de ne diffamer personne. Je ne puis pas m'empêcher, en terminant,
de le redire, toutes les fois que j'attaque une erreur énergiquement et bien
sincèrement, je ne puis pas me flatter que l'homme qui professe cette erreur
me saura bon gré de mes attaques; je ne puis pas me flatter que l'homme
qui professe cette erreur ne la soutiendra pas avec l'énergie du désespoir.
S'il fallait, par ménagement humain, porter l'indulgence pour les hommes
jusque-là que nous absoudrions leurs erreurs, en vérité nous aurions perdu
tous les droits de la critique, la science serait sacrifiée, le mensonge aurait
le trône du monde. Il n'y siége que trop, et dans tous les genres; c'est une
suite de l'infirmité humaine: ne l'aggravons pas.

Dans un temps où l'on écarte la presse des affaires du gouvernement, il y
a une grande part au moins à laisser à la liberté scientifique. Il ne faut pas
proclamer qu'il y a des doctrines qui ont planté leur drapeau dans la science
sans qu'il soit permis aux doctrines soit anciennes, soit contemporaines, de
frapper sur ce drapeau et de chercher à le faire tomber. C'est là ce qui a paru
à M. Richelot être de son devoir. Il est le gérant d'un journal purement

scientifique. Il a fait faire ce compte rendu, et quand il l'a examiné, il a trouvé qu'il disait à l'homœopathie ce qu'on est en droit de lui dire ; il a cru qu'il pouvait, sans mauvaise conscience aucune, laisser passer l'article. Ma conviction est qu'il a fait ce qu'il avait le droit de faire, et que l'en punir serait un coup fatal porté à la liberté de la presse scientifique. J'espère que le tribunal repoussera la demande.

OBSERVATION DE Me ÉMILE OLLIVIER.

Mon honorable contradicteur a plaidé avec beaucoup d'esprit, c'est son habitude ; cependant je n'ai que deux mots à répondre à sa plaidoirie, pour la réfuter. Il ne s'agit pas de savoir si M. Gallard a pu appliquer aux médecins homœopathes les qualifications d'ignorant abject, pauvre illuminé, misérable charlatan. Ces expressions ne sont pas les seules qui soient injurieuses, et dont nous nous plaignions. Il s'agit également de savoir si l'on a pu écrire : « *L'homœopathie ne peut être adoptée et mise en pratique de bonne foi par des médecins instruits. L'homœopathie n'est plus une science, c'est un commerce exercé par quelques-uns au détriment de la science et de l'humanité. Les travaux écrits par des hommes capables de tels faits ne doivent pas être discutés, pas même lus : ils sont rédigés avec l'intention de capter la bonne foi des gens du monde, ils mentent comme tous les prospectus*, etc. » Si M. Gallard s'était borné à dire comme mon honorable contradicteur : « Quand une doctrine a levé son drapeau, il est permis de frapper sur ce drapeau et de le faire tomber, » il n'eût fait qu'une métaphore innocente ! Malheureusement il s'est permis des affirmations plus sérieuses, et c'est de ces affirmations que nous demandons justice.

LETTRE ADRESSÉE A Me ÉMILE OLLIVIER, AVOCAT,

Par le docteur CRETIN.

Paris, le 30 novembre 1858.

Mon cher monsieur,

Voici les notes que je vous ai promises et les pièces à l'appui.

Le scandale, ce sont nos adversaires qui l'ont voulu ! La publicité, ce sont eux encore qui l'ont recherchée ! Ils ont espéré du procès un grand retentissement, de leurs critiques répétées par la presse un grand effet, de l'acquittement de M. Gallard une condamnation définitive de l'homœopathie. Nous n'avons, nous, rien recherché, mais nous n'avons aussi rien redouté de tout cela. En présence du refus obstiné d'insérer la lettre de MM. Pétroz et Léon Simon père, nous n'avions plus qu'à nous adresser à la justice pour obtenir une protection efficace sous le triple rapport de notre liberté, de notre dignité, du caractère légal dont nous sommes revêtus. S'il est permis au premier venu de nous traiter plus indignement que le débitant de drogues de la place publique, autorisé par le maire ou par le préfet, il ne nous reste plus qu'à déchirer notre diplôme de docteur, puisque, malgré son texte, il ne nous assure plus la protection des lois.

Le défenseur de nos adversaires a discuté les doses infinitésimales à divers points de vue ; il a nié leur efficacité en se fondant sur ce qu'Orfila n'avait pu découvrir aucune trace de médicaments, au moyen des réactifs, dans les doses infinitésimales. Les expériences d'Orfila, supposées exactes, ne prouveraient rien contre l'efficacité des doses infinitésimales. Aucun réactif chimique n'a pu déceler, dans l'air des marais Pontins ou de la Sologne, le miasme qui donne la fièvre. On lit dans le *Dictionnaire de médecine* de MM. Littré et Robin :

« Miasme. On appelle ainsi les émanations qui, bien qu'inappréciables pour la plupart par les procédés de la physique ou de la chimie, se répandent dans l'air, adhèrent à certains corps avec plus ou moins de ténacité et exercent sur l'économie animale une influence plus ou moins pernicieuse... L'existence de ces miasmes est souvent appréciable à nos organes des sens, si elle ne l'est *pas aux instruments et aux réactifs*. En effet, au milieu des chaleurs de l'été, n'est-on pas frappé de cette odeur nauséeuse qui s'élève dans les villes et les marais desséchés quand, après une longue sécheresse, une pluie orageuse peu abondante survient, etc. »

Ainsi notre organisme, même à l'état normal, à l'état de santé, est impressionné par des agents qu'aucun instrument de physique, qu'aucun réactif chimique ne peuvent mettre en évidence.

A bien plus forte raison est-il possible que ces mêmes agents ou des agents similaires impressionnent l'organisme souffrant ? Et n'est-ce pas ce que nous voyons tous les jours ? Les rhumatisants, les goutteux, les malheureux affectés de névralgies, ne sont-ils pas avertis, quelquefois longtemps à l'avance, par des souffrances cruelles, des moindres variations atmosphériques, augmentation ou diminution de la vapeur d'eau dans l'air, changement de vent, augmentation ou diminution de l'électricité atmosphérique, etc., alors que, d'une part, ces changements ne sont encore annoncés par aucun instrument de physique, et que, d'autre part, les personnes qui entourent les pauvres patients n'éprouvent elles-mêmes aucune sensation particulière, ni à l'approche de ces changements, ni lorsqu'ils ont eu lieu.

Les réactifs chimiques sont impuissants à découvrir tous les éléments qui constituent les eaux minérales. C'est l'*Union médicale* elle-même qui le proclame (25 novembre 1854). Ils sont bien plus impuissants encore à rendre compte de l'action de ces mêmes eaux minérales sur l'économie.

Y a-t-il cependant un médecin qui la conteste ? Et Orfila n'était-il pas le premier à la reconnaître ?

Dans le *Dictionnaire de médecine* en trente volumes (2ᵉ édit., t. XXVI, p. 433), à l'article *Pus*, P. Bérard s'exprime ainsi : « Il existe des variétés du pus que ni le microscope ni l'analyse chimique ne peuvent distinguer du pus ordinaire, mais qui recèlent dans leur partie liquide un principe virulent, d'où naît la contagion d'un certain nombre de maladies, la syphilis, la morve, la variole, la vaccine. » Pour être conséquent avec lui-même, Orfila aurait-il nié la contagion plutôt que de proclamer l'impuissance de la chimie? Ainsi le miasme qui foudroie et que l'air transporte, le virus qui empoisonne et que charrie le pus, échappent également aux instruments de la physique et aux réactifs de la chimie. — Pourquoi n'en serait-il pas de même du médicament dans les doses infinitésimales, sans qu'il eût rien perdu de sa puissance à l'impuissance de nos recherches?

L'action des doses infinitésimales sur l'homme malade n'est point une découverte de Hahnemann. Dès 1673, Robert Boyle parle déjà du developpement des forces et des vertus des médicaments, du marbre même, par la trituration et par le frottement. Avant lui, l'idée d'atténuer les médicaments avait déjà été émise par Jérôme Cardan, et, avant celui-ci, par Pline. Boerhaave est formel sur ce point: « *Medicamina dividi possunt in partes adeò minutas, ut imaginationis vim penè eludant, quæ tamen retinebunt vires.* » (*Tract. de Viribus medicamentorum.*) « Les médicaments peuvent être divisés en parties tellement minimes, qu'elles dépassent presque la portée de l'imagination et qu'elles n'en conserveront pas moins de forces. »

Hufeland s'exprime ainsi : « Quel est celui qui a pu déterminer pondérativement l'arome ou bien la quantité d'un virus nécessaire pour produire un effet quelconque ? Étendre une substance, est-ce donc constamment l'affaiblir ? »

Il est inutile de rappeler les parfums et les odeurs qui pénètrent l'air et impressionnent notre odorat sans qu'aucune analyse chimique ait jamais pu en constater le principe dans l'air qui en est imprégné.

Sans être aussi explicite que Hufeland, Boerhaave, Boyle, Cardan, un adversaire bien connu de l'homœopathie, M. Pidoux, ne peut s'empêcher de reconnaître l'importance des atténuations médicamenteuses, même en ce qui concerne leur action sur l'homme sain. Page 85 de son Introduction au *Traité de thérapeutique*, en collaboration avec M. Trousseau, 6ᵉ édition, M. Pidoux s'exprime ainsi :

« Proposons, en passant, quelques faits pour montrer que c'est par le procédé seul des petites doses comparées aux grandes qu'on peut déceler les propriétés spéciales, hyposthénisantes ou autres, de certains médicaments, et les isoler des propriétés communes dont la prédominance les a toujours dénaturées. . . . .

» . . . . . Qui ne sait que le bichlorure de mercure manifeste d'autant mieux ses effets spécifiques, sa vertu antivénérienne, que quand, donné à de petites doses, suspendues de temps en temps, il ne détermine aucun effet physiologique, c'est-à-dire aucun effet commun ; et que, d'autre part, du moment où ceux-ci apparaissent, ce médicament ne nuit pas seulement aux voies digestives, mais qu'il n'exerce plus aussi bien son action antisyphilitique?

» Il y a bien peu de médecins qui sachent voir dans l'ipécacuanha autre chose qu'un vomitif. A la vérité, si on le donne à hautes doses, tous ses effets spéciaux se perdent dans son action émétique. C'est pourtant un tonique du poumon et de l'intestin, mais qu'on n'éprouve qu'en l'administrant à faibles doses.

» Oui, certes, le médicament agit par impression, et le tort des Italiens est de n'avoir point vu qu'il en est ainsi d'un bout à l'autre de son action, et qu'en tant que médicament il n'agit et ne peut agir qu'ainsi. »

Ainsi le médicament agit par *impression* et non *chimiquement ;* MM. Trousseau et Pidoux le reconnaissent, le proclament, avec Pline, Jérôme Cardan, Robert Boyle, Boerhaave, Hufeland, avec Hahnemann et tous ses disciples. C'est un fait, et c'est tout le secret de l'action des doses infinitésimales. Nos adversaires le nient, voilà tout, bien différents en ceci des chimistes qui constatent en chimie une foule de faits du même genre et les acceptent quoique ne pouvant les expliquer.

On lit dans le *Cours élémentaire de chimie* de M. Regnault, l'illustre membre de l'Institut :

« La dissolution de bioxyde d'hydrogène présente, au contact de certains corps, des phénomènes très remarquables. Avec l'or, le platine, l'argent, TRÈS DIVISÉS, ou certains oxydes métalliques, comme le peroxyde de manganèse, le peroxyde de plomb, etc., elle se décompose avec effervescence en dégageant de l'oxygène, tandis que les substances qui ont effectué la décomposition ne subissent aucune altération. Ces substances ont agi par leur *presence*, mais ne sont pas entrées chimiquement dans la réaction. On a appelé cette ACTION MYSTÉRIEUSE *action de présence* ou *action catalytique ;* nous la retrouverons dans un grand nombre de phénomènes. Il est bon de remarquer que les substances agissent, dans ce cas, d'autant plus efficacement qu'elles sont PLUS DIVISÉES ; car le dégagement d'oxygène n'a lieu qu'à leur surface. » (T. Ier, p. 129.)

Et ailleurs :

« L'inflammation du mélange explosif des gaz hydrogène et oxygène, ou de l'hydrogène seul au contact de l'air, n'est pas seulement produite par l'approche d'une allumette enflammée ou par le passage d'une étincelle électrique. Cette inflammation a encore lieu à froid, en présence de certains corps, principalement de la mousse de platine (platine dans un état de division extrême). L'action de la mousse de platine, dans cette circonstance, n'est pas encore bien expliquée. »

Les physiciens vont bien plus loin encore que les chimistes. Ils reconnaissent que les grandes forces de la nature, les forces motrices, les forces destructrices, les forces fécondantes, les forces créatrices, résultent toutes de la division extrême de la matière, de sa division poussée jusqu'à l'infini, état dans lequel elle se présente sous l'apparence d'un fluide particulier, l'éther. M. Arago pensait que le calorique, l'électricité, la lumière, ne sont que des modifications de ce fluide. Dans ces conditions, les physiciens opèrent sur des quantités telles, que le calcul conduit toujours à des fractions dont le dénominateur est infiniment grand. Le signe adopté par eux en cette circonstance ∞, représente bien autre chose que la fraction homœopathique qui, dans l'imagination de nos adversaires et sous la parole de leur défenseur, a pour numérateur l'unité, et pour dénominateur l'unité suivie de seize mille zéros. Soixante, et non seize mille ! Soixante, jamais plus, et c'est déjà trop pour certaines capacités intellectuelles ! Ceci peut s'écrire, ceci se conçoit même ; mais l'infiniment petit des physiciens dépasse toutes les bornes et n'entre pas moins dans le calcul : ainsi la fraction de seconde que la lumière met à parcourir un mètre ; le poids de la quantité de musc dont un centimètre, un décimètre cube d'air est imprégné, etc.

Sous nos yeux même nous voyons ces grands effets de la divisibilité, de la désagrégation de la matière, se produire en développant des forces nouvelles. L'eau à l'état solide, la glace, n'est pas employée comme force motrice. Que l'on rompe la cohésion de ses molécules, qu'elle passe à l'état liquide par une simple élévation de température d'un ou deux degrés, elle devient une force motrice considérable. Que, sous l'influence du calorique, elle soit réduite à l'état de vapeur, et ses molécules de liquides, devenues gazeuses, sont aussitôt douées d'une force élastique suffisante pour transporter des convois énormes sur nos chemins de fer, des navires immenses sur les mers, briser et projeter au loin, par son explosion, les obstacles les plus résistants. Les prodigieux effets de la poudre à canon ne sont pas dus à une autre cause que le passage rapide d'un corps solide à l'état gazeux avec une tension et une force élastique dont son volume primitif n'avait pu donner aucune idée.

Tous ces faits, nous croyons les comprendre parce que nous les constatons. Mais, en réalité, nous ne les connaissons que par les lois de l'hydrostatique, de l'hydrodynamique, par les lois qui régissent la dilatation des gaz et la force élastique des vapeurs. Nous ne les connaissons que par les phénomènes, nous n'en pénétrons ni la cause ni la nature ; en un mot nous ne les expliquons pas.

Que nos adversaires nient les actions *catalytiques* des chimistes, la divisibilité infinitésimale de la matière des physiciens, comme ils nient l'action des médicaments par impression, et à doses infinitésimales ; que, pour appuyer leurs négations, ils en appellent au ridicule, cela importe peu à la science, cela importe aussi peu à MM. Regnault, Trousseau et Pidoux, qu'à Pline, Jérôme Cardan, Robert Boyle, Boerhaave, Hufeland, Hahnemann et tous ses disciples. C'est là une question purement expérimentale, dans laquelle on n'apporte la plaisanterie qu'à défaut d'autre argument.

Nous n'avons que faire d'ailleurs de les suivre sur ce terrain où nous aurions trop beau jeu. Ce n'est plus le ridicule seulement, comme du temps de Molière, de Lesage, de Voltaire, que nous pourrions leur opposer, c'est pis encore, comme vous pouvez vous en convaincre par la lecture d'une leçon de M. Trousseau, que l'*Union médicale* a publiée dans son numéro du 15 juillet 1856, avec illustrations. Je vous envoie le numéro. Lisez, à la page 342 et à la page 343, les passages que j'ai marqués à l'encre. M. Trousseau se vante hautement d'avoir accepté un moyen préconisé par un ignoble charlatan, et qui n'est autre que l'instrument de la plus révoltante débauche. Et à l'instant même M. Trousseau constate les vertus antiphlogistiques du calorique, les vertus excitantes du froid, l'importance de leurs applications thérapeutiques, dans des cas diamétralement opposés à ceux où on les a vantés jusqu'à ce jour, et il se garde bien de reconnaître que c'est à Hahnemann, à la vérification qu'il a faite de la loi des semblables, à la généralisation qu'il lui a imprimée, à l'homœopathie enfin, que l'on doit ces applications fécondes et le redressement de ces erreurs grossières qui n'étaient que trop accréditées.

Une pareille inconséquence n'a pas lieu de nous surprendre de la part de M. Trousseau. Tout son *Traité de thérapeutique* n'est en effet que la démonstration de cette grande loi des semblables, par les faits, pour chaque médicament, et sa négation systématique dans la discussion.

Nos adversaires prétendent que tous les corps savants acceptent le progrès avec empressement, et ils en donnent pour preuve l'accueil fait aux grandes découvertes de notre temps, l'éther, le chloroforme, l'amylène, l'acide carbonique, les agents les plus énergiques de l'*anesthésie* ou suppression de la douleur, parce qu'ils sont les moyens les plus sûrs et les plus prompts que l'on connaisse de l'asphyxie.

En veut-on un autre exemple? Dans la séance du 24 novembre 1855 de la Société de chirurgie, M. Denonvilliers, professeur à la Faculté de médecine, rend compte des bons effets qu'il a obtenus de la substitution de la glycérine au cérat dans le pansement des plaies diverses. La glycérine venait d'être préconisée par M. Cap, qui en avait fait une étude spéciale. La communication de M. Denonvilliers est accueillie par les plus énergiques protestations de ses confrères; aucun d'eux ne connaît la glycérine, nul ne l'a expérimentée. Cela importe peu. M. Chassaignac prétend qu'elle s'altère promptement; M. Broca la regarde comme un corps absolument inerte et fait une éloquente sortie contre les panacées. M. Cloquet, qui depuis est arrivé à l'Institut, l'assimile à un vernis isolant. C'est un concert unanimes de dénégations. (*Bulletin de la Société de chirurgie de Paris*, 1856, t. VI, p. 272 et suiv.)

Ah! s'il s'était agi d'un agent qui, comme l'éther, comme le chloroforme, comme l'amylène, tue rapidement entre les mains mêmes des plus habiles opérateurs, et porte chaque semaine le deuil dans une nouvelle famille, le progrès eût été accepté d'enthousiasme! Mais il s'agissait d'un agent qui, à ses propriétés inoffensives, joint l'efficacité aujourd'hui la moins contestée dans les affections les plus graves, la fièvre typhoïde, les affections pultacées, couenneuses, gangréneuses, la phthisie elle-même. On le repousse sans examen et de parti pris.

Sous le rapport de la morale et de l'équité, nos adversaires ne se montrent ni moins sévères ni moins susceptibles. Ils reprochent à M. Magnan d'avoir laissé inscrire sur la couverture de son livre le nom d'un libraire étranger aux publications médicales, et ils approuvent M. Manec de s'être adressé aux gens du monde dans le *Papillon*, journal charivarique d'Agen. Il n'y a point de journaux de médecine en province, disent-ils, force est donc de recourir aux journaux littéraires ou politiques. Or il y a trois journaux de médecine qui se publient à Montpellier, deux ou trois à Lyon, deux à Bordeaux, un à Toulouse, etc. Est-ce donc qu'ils se sont assez respectés pour refuser les communications de M. Manec ?

Quant à la question expérimentale, elle est tranchée avec une égale autorité. La médecine, dit-on, repose sur l'observation depuis Hippocrate, et pas n'était besoin de la réforme de Hahnemann pour la faire entrer dans cette voie. A ce compte, on peut en dire autant des sciences physiques, chimiques, naturelles, et de la réforme de Bacon et de Descartes. Avant ces grands hommes, l'observation était restée à l'état d'empirisme, la science à l'état de système. Les faits, au lieu d'être sériés, classés, coordonnés selon leurs rapports naturels, étaient expliqués en vertu d'hypothèses que l'on considérait comme des dogmes; et que la scolastique faisait respecter au besoin par le bras séculier. A partir de Bacon et de Descartes, toutes les sciences qui secouent cette tyrannie dogmatique, ce joug dégradant du préjugé et de la routine, pour entrer dans la voie de l'observation, de l'expérimentation méthodique, prennent un développement rapide. Seule la médecine persiste dans l'empirisme traditionnel, et s'agite vainement entre les systèmes contradictoires. C'est ainsi que, faute de méthode, malgré les hypothèses physiques, chimiques, mécaniques, au moyen desquelles elle prétend rendre compte de l'action des médicaments, elle retombe du dichotomisme de Broussais dans celui de Brown, elle retourne à l'humorisme de Boerhaave et de Galien, au naturisme d'Hippocrate, pour revenir au vitalisme de Bordeu, à l'animisme de Stahl, elle abandonne le matérialisme pour le spiritualisme, l'organisme pour le vitalisme, et, en fin de compte, sans avoir changé un iota à la thérapeutique, aboutit au scepticisme par la méthode expectante, la dernière des négations.

Hahnemann, au contraire, procède comme Bacon et Descartes, comme Buffon et Cuvier, comme Lavoisier et Berzelius ; il rejette toute hypothèse sur la nature de la maladie, sur le mode d'action des médicaments ; il observe les faits, l'action des médicaments sur l'homme sain, leur action sur l'homme malade ; il saisit entre ces deux faits le rapport de similitude, entrevu par ses plus illustres devanciers, Hippocrate, Fernel, Paracelse, Stahl, Van Helmont, Linné; il le démontre expérimentalement comme Newton avait fait pour la chute des graves, et, de même qu'alors la loi de l'attraction universelle s'était trouvée par le fait formulée, de même, par la démonstration de Hahnemann, la loi de la thérapeutique apparaît, et, de ce jour seulement, cette science se trouve constituée.

La loi des semblables, l'action des doses infinitésimales, telles que les a démontrées Hahnemann, existent-elles réellement? Questions purement expérimentales, sur lesquelles les meilleurs esprits peuvent être partagés, MM. Pétroz, Cabarrus, Tessier, Léon Simon père, Chargé, Gastier et leurs amis se prononcer pour l'affirmative avec Hahnemann, Hufeland, Boerhaave, Linné, Van Helmont, Stahl, Paracelse, Robert Boyle, Cardan, Pline, Hippocrate lui-même, et MM. Trousseau, Pidoux, Andral, Jeannel, Manec, Gallard se prononcer pour la négative avec Guy-Patin et tous les défenseurs obstinés des opinions anciennes. De même qu'aujourd'hui M. Figuier affirme, contre M. Claude Bernard, la présence du sucre dans la veine porte avant son entrée dans le foie; de même que MM. Bérard et Colin nient le rôle attribué par le même M. Claude Bernard au suc pancréatique dans la digestion; de même que les médecins les plus illustres ont nié la vaccine, l'inoculation, le quinquina, l'émétique, la circulation du sang.

Mais, dit-on, les corps savants, les académies, à la longue, finissent toujours par accepter les progrès sérieux, réels : la circulation du sang, le quinquina, l'émétique, l'inoculation, la vaccine, etc. Soit. Mais, en attendant cette reconnaissance, combien de malheureux sont privés des bénéfices des découvertes les plus importantes, par suite de cette résistance systématique, de cette longue opposition?

Quoi qu'il en soit, l'homœopathie telle que l'a constituée Hahnemann, traditionnelle dans ses principes, expérimentale dans ses démonstrations, scientifique par sa méthode, qui n'est autre que la méthode baconienne et cartésienne, est en même temps la négation de l'empirisme, du préjugé, des hypothèses et des systèmes. On ne saurait opposer à cette affirmation l'explication donnée par Hahnemann du mode d'action des médicaments. Le paragraphe qui s'y rapporte, dans l'*Organon*, est indiqué à la table sous ce titre : *Essai d'une explication de cette loi thérapeutique de la nature.* Il est ainsi conçu :

« Comme cette loi thérapeutique de la nature se manifeste hautement dans tous les essais purs et dans toutes les expériences sur les résultats desquelles on peut compter, que, par conséquent, le fait est positif, PEU NOUS IMPORTE LA THÉORIE SCIENTIFIQUE de la manière dont il a lieu. J'ATTACHE PEU DE PRIX AUX EXPLICATIONS QU'ON POURRAIT essayer d'en donner. Cependant celle qui suit me semble être la plus vraisemblable, parce qu'elle repose uniquement sur des données fournies par l'expérience. » (Page 117.)

Il s'agit ici de l'effet des médicaments sur l'homme malade, de la propriété qu'ils ont de guérir à petites doses des symptômes semblables à ceux qu'ils produisent à hautes doses sur l'homme en santé. Hahnemann, dans les paragraphes suivants, cherche à expliquer la guérison par la substitution à la maladie naturelle d'une maladie artificielle qui disparaît bientôt d'elle-même. Il est étrange que cette hypothèse, à laquelle les disciples d'Hahnemann n'ajoutent pas plus d'importance qu'il n'en ajoutait lui-même, ait été présentée au tribunal comme la base de la doctrine homœopathique. Cela est d'autant plus étrange, que cette idée de Hahnemann, au sujet de laquelle ses disciples sont restés pour la plupart très indifférents, a été saisie avec un plus grand empressement par M. Bretonneau. Elle est devenue le pivot de l'école substitutive, de l'école de Tours, dont M. Trousseau est l'unique et brillant organe.

Quand à l'explication que Hahnemann donne du mode d'action des doses infinitésimales, on en a présenté au tribunal une véritable caricature. On a fait dire à Hahnemann que cette action était immatérielle. Pourquoi pas *spirituelle*, comme je l'ai vu imprimé, je ne sais plus dans quelle traduction ? Hahnemann n'a nulle part écrit un mot, un seul mot, qui puisse justifier cette interprétation forcée et d'un comique de mauvais goût. Hahnemann, partout, dans le paragraphe 15 de l'*Organon*, comme dans toutes les circonstances où il y revient, distingue les effets physiologiques des médicaments de leurs effets mécaniques, physiques, ou chimiques, en un mot matériels. Tous les effets qui ne sont pas mécaniques, physiques ou chimiques, qui sont physiologiques, pathogénétiques ou curatifs, il les appelle purs, non matériels, immatériels ou dynamiques. Cette distinction est on ne peut plus importante. Elle est acceptée par tous, par les allopathes comme par les homœopathes. Et vraiment il fallait, à ce propos, avoir bien besoin de torturer un sens partout aussi évident, pour imputer ainsi à Hahnemann et à ses disciples une erreur que n'excuserait pas même une faute d'impression ou la distraction d'un traducteur!

Ce qui reste de tout ceci, c'est que Hahnemann proscrit toute explication, toute interprétation, toute hypothèse extra-expérimentale. Et c'est en se fondant sur ce principe que les disciples de Hahnemann, MM. Pétroz, Cabarrus, Gastier, Tessier, Léon Simon, Chargé, etc., en France ; Hartmann, Hering, Hartmann et Trinks, Grieslich, Rau, en Allemagne, ont pu ne pas accepter toutes les vues théoriques, toutes les conséquences systématiques que Hahnemann a déduites de l'homœopathie, en dehors du domaine purement expérimental. Nul d'entre eux n'est disposé à s'incliner sous la parole du maître sans examen préalable et sans démonstration rigoureuse. Ils n'ont pas oublié ce jugement porté par Boerhaave sur un de ses plus illustres devanciers : *Sapientior nemo ubi sapit, dementior nullus ubi errat,*

En faisant donc la part des illusions auxquelles Hahnemann a pu céder, comme tous les grands hommes, comme Descartes et Bacon eux-mêmes, comme Leibnitz et Buffon, les homœopathes de nos jours ne font que suivre la grande voie ouverte par ces grands hommes et redresser leurs erreurs à l'aide même de leurs préceptes. Et si, tout en protestant contre la doctrine de l'*insufficientisme*, ils se servent eux-mêmes d'un grand nombre de moyens dont l'utilité a été expérimentalement reconnue, c'est qu'ils ne voient pas de contradiction entre l'action de ces moyens et la loi homœopathique, pas plus qu'il n'y a de contradiction entre les lois de la chute des graves et l'ascension des aérostats ou la course des navires sur l'Océan. L'œuvre de la science est de faire rentrer tous les faits similaires sous les lois immuables qui les régissent, en dévoilant les circonstances et les conditions qui modifient ces faits et leur impriment, à première vue, un caractère contradictoire.

C'est ainsi qu'aux yeux des homœopathes les moyens mécaniques opposés par la chirurgie aux lésions mécaniques, les moyens physiques ou chimiques opposés par la médecine aux lésions physiques ou chimiques, sont soumis à la même loi que les modificateurs physiologiques opposés aux troubles physiologiques.

M. Pidoux, dans son Introduction, p. 88, dit : « Si l'on veut obtenir leurs effets spéciaux, il faut généralement administrer les médicaments à petites doses, car alors leurs effets communs sont très peu sensibles. Veut-on, au contraire, agir davantage par leurs effets communs que par leurs effets spéciaux, il convient de les donner à doses beaucoup plus fortes. Ce principe est capital en thérapeutique. »

Aucun de vos clients n'eût mieux dit; car les effets communs des médicaments sont presque toujours des effets physiques et chimiques, et, en tous cas, des effets primitifs. Or, dans certaines circonstances, les cas d'empoisonnement, par exemple, d'asphyxie par submersion, par inhalation, par strangulation, par engorgement considérable du poumon; dans certains cas d'hémorrhagies, de constipation opiniâtre, notamment lorsqu'elle est due à un obstacle physique; dans les cas de prostration complète de l'organisme, d'anéantissement en quelque sorte de la force vitale, des fonctions d'absorption en particulier, comme dans la fièvre pernicieuse, le choléra ; dans toutes ces circonstances, signalées pour la plupart par Hahnemann (p. 152 et 153 de l'*Organon*), aucun homœopathe éclairé n'hésiterait à employer les moyens physiques ou chimiques indiqués, les contre-poisons, la saignée elle-même, les vomitifs, les purgatifs, le sulfate de quinine à haute dose. (Voir *Commentaires* de M. Simon, p. 553 et suiv.). L'emploi de ces moyens n'est nullement en contradiction avec les lois homœopathiques. Il s'agit d'obtenir un effet physique ou chimique, un effet primitif; c'est un agent physique ou chimique que l'on emploie, c'est un médicament que l'on administre à une dose suffisante pour produire ses effets primitifs, réclamés impérieusement et immédiatement par les circonstances.

La différence entre M. Pidoux et les homœopathes consiste en ceci, que M. Pidoux et les allopathes considèrent ces circonstances comme les plus nombreuses ; tandis que les médecins homœopathes les regardent comme les plus rares ; que les premiers ne voient pas le rapport de similitude qui existe entre les effets du moyen employé sur l'homme sain et ses effets sur l'homme malade, et ne distinguent point les effets physiques, chimiques primitifs, des effets secondaires consécutifs, des modifications physiologiques ; tandis que les derniers saisissent ce rapport et le mettent en évidence par cette distinction, comme par celle des doses employées.

Et, à supposer que les moyens reconnus expérimentalement utiles ne rentrassent pas directement et d'une manière aussi évidente sous la loi des semblables et sous la loi de l'administration des doses, les homœopathes accepteraient encore ces résultats de la saignée, des évacuants, des eaux minérales, de l'hydrothérapie, de l'électricité, en attendant qu'ils pussent les faire concorder avec ces lois; absolument comme les physiciens et les chimistes acceptent les faits *inexplicables*, les actions de présence, et attendent patiemment que de nouvelles découvertes permettent de classer ces faits *non expliqués*, ces *actions mystérieuses*, en les mettant en rapport avec d'autres phénomènes et en en fournissant la raison.

Parmi ceux qui ont accepté l'homœopathie comme une grande réforme, les uns nient son universalité, les autres l'affirment. Aux yeux de vos clients, les premiers ressemblent à ceux qui, ne voyant aucun rapport entre les lois de la gravitation et les lois qui régissent les corps selon les milieux où ils se trouvent, repousseraient les grandes découvertes de Newton au nom du principe d'Archimède. Les seconds, au contraire, sont convaincus que les médicaments administrés à petites doses, à doses infinitésimales même, dans des limites que personne, selon Hufeland, n'a encore pu préciser, suffisent dans l'immense majorité des cas où il s'agit de provoquer dans l'organisme de simples modifications physiologiques, notamment au début des maladies aiguës et dans un grand nombre de maladies chroniques. Ils sont persuadés que les médicaments ainsi administrés réduisent à un petit nombre d'exceptions les circonstances dans lesquelles de plus hautes doses sont nécessaires. Mais pour tout autant ils ne nient pas ces circonstances et ne se privent pas, lorsqu'elles se présentent, des ressources précieuses fournies par la tradition et par l'expérience. Ils ne voient dans les résultats qu'ils obtiennent à l'aide de ces ressources que la confirmation des grandes lois de la nature, ou les éléments de lois nouvelles et qui régissent des phénomènes d'un ordre différent. Bien loin de couvrir leur pratique du masque honteux de l'hypocrisie, et de mentir, à la dérobée, aux principes qu'ils professent, ils proclament hautement la concordance de ces principes, des lois fondamentales de leur doctrine, avec ces faits qui ne présentent de contradiction que pour les esprits superficiels ou prévenus. Tous leurs travaux sont là pour l'attester. Ici, c'est M. Petroz qui déclare que le traitement de la syphilis, de certaines affections cutanées, réclame impérieusement et exclusivement l'administration de doses minimes, il est vrai, mais non infinitésimales, des diverses préparations indiquées (1). Là, c'est M. Espanet qui emploie contre les fièvres intermittentes le quinquina, le cédron, l'ipécacuanha, le capsicum jamaïcum, l'arsenic à doses fractionnées, mais non infinitésimales (*Études élémentaires d'homœopathie*, p. 251 et suiv.). Ailleurs, c'est M. Léon Simon père qui administre avec succès contre une fièvre intermittente pernicieuse, vingt centigrammes de sulfate de quinine dans les vingt-quatre heures ; qui, dans un danger imminent de congestion cérébrale, chez une dame au huitième mois de sa grossesse, pratique une saignée et sauve la malade. « Aujourd'hui, dit-il dans son *Commentaire* sur l'*Organon*, page 556, après trente-trois ans de pratique médicale et vingt-deux ans de pratique homœopathique, je saignerais encore en un cas semblable. » Les hommes qui proclament ainsi hautement leurs opinions dans les recueils périodiques, dans les ouvrages classiques, méritent-ils les accusations d'hypocrisie dont on les poursuit jusqu'à la barre du tribunal ?

Certes, les savants qui se respectent ont, à l'égard de leurs adver-

(1) *Journal de la Société gallicane de médecine homœopathique*, 1ᵉʳ février 1858.

saires, d'autres procédés. MM. Bayle et Thillaye, deux illustrations de l'école de Paris, donnent dans leur *Biographie médicale*, une notice sur Hahnemann, bien différente du portrait que vous en fait l'avocat de la partie adverse. « Son père, disent-ils, résista longtemps avant de lui permettre de se livrer à l'étude vers laquelle il se sentait entraîné par un penchant irrésistible. Livré à ses propres ressources, Hahnemann se rendit en 1775 à Leipsick, où, pour se soutenir, il fut obligé d'enseigner le français et l'allemand à un jeune Grec de Jassy, et d'entreprendre diverses traductions d'ouvrages anglais. Après deux ans de séjour dans cette ville, il alla suivre la pratique de Quarin à Vienne, et au bout de quelque temps, obtint la place de médecin du gouverneur de la Transylvanie, qu'il accompagna à Hermanstadt... On a de ce laborieux médecin un grand nombre d'ouvrages, dont les suivants sont parvenus à notre connaissance. » Et MM. Bayle et Thillaye, dans leur énumération, citent : l'*Essai sur les propriétés positives des médicaments, observées sur l'homme sain*, l'*Organon*, la *Matière médicale pure*, etc. Leur énumération ne comprend pas moins de deux colonnes in-8.

Or, ce médecin laborieux, ce travailleur infatigable, selon MM. Bayle et Thillaye, c'est un rêveur, c'est un illuminé, c'est un charlatan, selon les défendeurs. Il faut avouer que c'est là du moins un singulier charlatanisme ! La science, l'érudition, le travail le plus opiniâtre, le désintéressement le plus absolu ! Il faut avoir plus que de l'audace pour travestir ainsi devant un tribunal français le talent et la vertu en une odieuse spéculation.

Vers le même temps que MM. Bayle et Thillaye, Broussais, adversaire comme eux de l'homœopathie, s'exprimait ainsi sur le compte de cette doctrine et de Hahnemann :

« Un médecin d'Allemagne s'est senti fatigué et rebuté par les systèmes : cela n'étonnera personne. En conséquence, il a pris le parti, non pas d'y renoncer pour se jeter dans l'empirisme et l'éclectisme arbitraire, comme le pratiquent ceux *dont l'étude rend le cerveau douloureux*, mais plutôt de fonder un système qui pût le justifier d'avoir négligé tous les autres... Je conviendrai sans répugnance que la méthode de Hahnemann est supérieure à beaucoup d'autres; mais il est clair aussi qu'elle ne saurait jamais devenir la règle de tous les praticiens... On lui reconnaît pourtant une utilité : celle de porter aux essais des médicaments actifs sur l'homme en santé, et, par conséquent, d'avancer le diagnostic des empoisonnements. Cela peut être, nous ne lui disputons point cet avantage ; quels que soient les motifs qui les poussent, il est avantageux pour la science qu'il y ait des hommes disposés à se soumettre à ces sortes d'expériences, et l'on devra louer Hahnemann d'en avoir donné lui-même l'exemple, si sa santé n'en souffre point assez pour qu'il soit enlevé prématurément à la science... M. Hahnemann a-t-il cru de bonne foi qu'il ajouterait au travail de la nature par des doses d'une si prodigieuse exiguïté ? ou bien s'est-il servi de ce prétexte dans le double objet de ne pas participer aux fautes désastreuses des polypharmaques de son temps et de se donner du relief par l'appareil d'un nouveau système? Une telle ruse serait plus que justifiée par ces motifs. Au surplus, soit qu'il y ait ou qu'il n'y ait pas conviction de la part du docteur Hahnemann, l'humanité lui devra de la reconnaissance toutes les fois que son système fera quelques conquêtes sur ceux qui sont étrangers à la seule doctrine que la raison puisse approuver. »

Broussais est mort à cinquante-six ans, le 17 novembre 1838. Il avait vu Hahnemann arriver à Paris, en 1835, dans sa soixante-dix-neuvième année, capable encore, dans sa verte vieillesse, de suffire à des travaux considérables et à une vaste clientèle. L'homœopathie, mise par Broussais au-dessus de tous les systèmes, au-dessus de l'empirisme, au-dessus de l'éclectisme, mais bien au-dessous de sa propre doctrine, s'était étendue. Elle avait fait des prosélytes parmi les anciens amis de Broussais et jusque parmi ses disciples. Qu'y a-t-il d'étonnant que ce grand médecin, éclairé par une expérience plus riche de dix années, par la désertion de ses anciens admirateurs, par l'ingratitude de ses partisans, par les conséquences de sa pratique mieux envisagées à distance, par le vide enfin que laissaient autour de lui et dans son esprit ses hypothèses sur la nature de la maladie et sur le remède à lui opposer; qu'y a-t-il d'étonnant que Broussais, le contemporain de M. Pétroz, l'ancien maître de M. Simon, ait regretté son opposition à une doctrine qu'il n'avait ni approfondie ni expérimentée. Ah! du moins, à ce moment solennel, il n'avait pas à ajouter à ce noble retour sur le passé le désaveu plus triste encore que pénible d'une expression blessante, encore moins injurieuse, à l'égard d'adversaires qu'il n'avait cessé d'estimer et auxquels il pouvait, sans fausse honte, rendre entière justice.

Hahnemann a survécu cinq ans à ce témoignage de l'heure suprême. Et si ses disciples le revendiquent aujourd'hui avec un certain orgueil, c'est que Broussais n'a jamais rien retranché de ses critiques contre l'empirisme et l'éclectisme arbitraire, au nom desquels on attaque aujourd'hui l'homœopathie par les moyens qui sont déférés à l'appréciation du tribunal.

Est-il besoin d'ajouter qu'aujourd'hui encore chaque chef d'école, comme M. Bouillaud, préfère la médecine expectante aux méthodes de ses rivaux, de telle sorte que la méthode homœopathique, alors même qu'elle ne serait que la méthode expectante déguisée, serait incontestablement reconnue par le plus grand nombre comme de beaucoup supérieure à toutes les autres. Peut-être est-ce à cette singulière majorité d'estime qu'il faut attribuer l'unanimité des attaques dont elle est l'objet.

Certes, j'étais loin de penser, mon cher Monsieur, que je dusse jamais vous entretenir de pareilles questions. Mais nos adversaires l'ont voulu. Ils ont transporté le débat sur le terrain des doctrines. Une Note soi-disant scientifique a été distribuée à MM. les juges par M. Gallard. Cette Note a été signée par M. Richelot, et, qui le croirait? par M. Amédée Latour! par M. Amédée Latour, qui, à propos d'une mort subite provoquée par le chloroforme et de la lourde responsabilité encourue par le médecin, s'exprimait ainsi : « La règle! dit-il, où est la règle en médecine et même en médecine opératoire?... Qui sera juge de cette règle? Les magistrats?

Ils sont INCOMPÉTENTS. Les médecins? Sur à peu près tous les points ils sont DIVISÉS D'OPINION ET DE PRATIQUE... Prendre la règle pour mesure de la responsabilité, comme le veut M. Dévergie, c'est s'exposer à faire discuter et contester cette règle par les tribunaux qui n'ont pas les LU-MIÈRES NÉCESSAIRES pour cela. D'ailleurs, la règle d'aujourd'hui sera demain l'exception, et *vice versâ*. Les chirurgiens qui combattaient les hémorrhagies artérielles par le fer rouge suivaient la règle de leur temps... Le progrès dans notre art n'est précisément que le RENVERSE-MENT DES RÈGLES REÇUES. La règle est une question d'intelligence, d'instruction, de pays, d'école. Les magistrats ont trop de lumières et de prudence pour S'IMMISCER JAMAIS DANS L'APPRÉCIATION D'UNE QUESTION DE RÈGLE MÉDICALE. Ce n'est pas à nous médecins à leur ouvrir cette porte dangereuse. » (*Union Médicale* du 28 juillet 1857.)

Je m'arrête. Après une telle déclaration, en présence d'une inconséquence aussi flagrante, d'une contradiction aussi manifeste, que pourrais-je ajouter ?

Je laisse à votre éloquence, si sympathique et si entraînante, la tâche trop facile d'éclairer le tribunal et de lui démontrer que si, par impossible, son jugement était favorable au gérant et au rédacteur de l'*Union médicale;* si, dès lors, son diplôme n'assurait plus au docteur la liberté de ses convictions, l'indépendance de sa pratique, la dignité de sa profession, on verrait demain nos adversaires donner au monde le spectacle d'une mêlée sans nom, où spiritualistes et matérialistes, vitalistes et organicistes, humoristes et solidistes, rationalistes et empiriques, se renverraient les épithètes dirigées contre nous par M. Gallard, et transformeraient le terrain de la discussion scientifique en une arène tumultueuse où, à défaut de meilleures raisons, et le vocabulaire des injures étant épuisé, le pugilat deviendrait le dernier argument.

Recevez, etc.

Dr A. CRETIN.

Audience du 3 décembre 1858.

RÉQUISITOIRE DE M. L'AVOCAT IMPÉRIAL SALLANTIN.

Messieurs,

Il y a un point qui nous a frappé dans les débats auxquels vous avez consacré deux audiences. L'habile et éloquent défenseur des médecins homœopathes est venu vous dire : Ce n'est pas un débat scientifique que le tribunal est chargé de juger, je me garderai bien d'amener la discussion sur le terrain de la science ; il ne s'agit que d'une question de droit ordinaire, une simple question de dommages-intérêts. Au nom de M. Gallard, qui a le rôle principal parmi les défendeurs, on vous a tenu à peu près le même langage ; cependant, malgré cette promesse solennelle, le débat judiciaire a disparu bien vite.

Dans l'intérêt des médecins homœopathes, on vous a fait l'apologie de leurs doctrines et l'on a cherché à vous en expliquer les principes fondamentaux. De son côté, M. Gallard a oublié qu'on lui demandait 50 000 francs de dommages-intérêts, et s'est mis à frapper à coups redoublés sur les adeptes de Hahnemann.

Nous en plaindrons-nous? Nous aurions tort, en vérité, après les excellents discours que vous avez entendus; d'ailleurs, il faut bien le dire, pour les parties, il n'y a qu'une cause, c'est celle qui a été plaidée. Qu'est-ce que le procès judiciaire en présence du procès scientifique, procès qui date de loin, et qui n'est pas près de finir?

Quant à nous, messieurs, qui n'avons à défendre ni les lauriers déjà vieux de l'Académie de médecine, ni le jeune et aventureux drapeau de l'homœopathie, nous ne suivrons pas les parties sur le terrain qu'elles ont choisi, et nous tenterons de ramener la question au seul point dont vous avez à connaître.

L'objet du procès, messieurs, vous le savez. Dans une revue médicale (numéro du 24 octobre 1857), M. Gallard a publié un article de bibliographie à l'occasion d'un ouvrage récent d'un médecin homœopathe, M. Magnan. M. Magnan avait exalté la médecine qu'il pratique. M. Gallard, qui croit à la vieille médecine, a pris la plume pour la défendre des attaques dirigées contre elle par M. Magnan, et il a fait une critique vive, amère même de la doctrine de Hahnemann.

L'article de M. Gallard est considéré comme une injure dans le camp adverse, et douze médecins homœopathes viennent se poser en champions de la doctrine outragée. Nous sommes insultés, disent-ils, nous sommes traités de charlatans, d'illuminés, d'ignorants abjects; nous ne pouvons tolérer ces injures, et nous venons demander au tribunal de nous accorder la réparation de cet outrage en condamnant à 50 000 francs de dommages-intérêts M. Gallard, auteur de l'article, et M. Richelot, gérant du journal. Voilà tout le procès, messieurs.

Une première objection vient naturellement à l'esprit. Pourquoi est-ce M. Chargé, ou M. Pétroz, qui vient faire ce procès? De quel droit douze médecins se posent-ils comme les défenseurs nés de la doctrine homœopathique, les vengeurs de la mémoire de Hahnemann? Pourquoi y a-t-il douze demandeurs, et non un seul? En d'autres termes, ont-ils qualité pour agir?

Dans notre loi, il y a un principe incontestable, c'est que, pour former une action, il faut y avoir un intérêt; pour demander la réparation d'un préjudice, il faut avoir subi un dommage. Si le fait d'autrui est un délit portant atteinte soit à l'ordre public, soit à une collection d'individus reconnus par l'État comme constituant un corps, c'est le ministère public qui en demande réparation, et qui vient, au nom de la société, requérir la punition du coupable. Si le fait d'autrui ne constitue ni crime ni délit, et cause seulement un préjudice quelconque à un particulier, c'est celui-ci qui a seul le droit de s'en plaindre.

Que contient donc l'article de M. Gallard? a-t-il attaqué l'ordre public? a-t-il violé une loi pénale? Non, certes, et comme représentant de l'action publique, nous n'avons rien à lui reprocher. A-t-il attaqué M. Pétroz, M. Escalier, M. Cretin, voire même M. Simon? Mais ils ne sont pas nommés. Lisez l'article de M. Gallard, et vous n'y verrez le nom que d'un seul médecin homœopathe, M. le docteur Magnan, qui ne se plaint pas et ne forme aucune demande. Sont-ils au moins désignés? Y a-t-il une phrase, un mot, qui puisse faire supposer que M. Gallard a eu dans sa pensée de faire le portrait de M. Escallier, de M. Léboucher, de M. Love? Non; M. Gallard n'a désigné personne.

Qu'a-t-il donc fait? Retournant une phrase de M. Magnan, il a dit que l'homœopathie était une doctrine jugée; qu'elle n'avait fait ni un pas ni un progrès, et que si l'on avait pu dire autrefois, comme M. Magnan le prétendait, que cette doctrine n'était pratiquée que par des ignorants abjects, de pauvres illuminés ou de misérables charlatans, on était encore en droit de le dire : voilà son crime !

Et M. Love et chacun des demandeurs de s'écrier : Entendez-vous le blasphème ! c'est moi qu'il désigne ! un charlatan, c'est moi; un illuminé, c'est moi; un ignorant, c'est moi ! vite qu'on le condamne à 50 000 francs de dommages-intérêts.

En vérité, messieurs les homœopathes, vous avez la fibre bien sensible ! Pourquoi ce mot de charlatan vous fait-il dresser la tête? Avez-vous donc la conscience inquiète? vous nous donneriez peut-être le droit de le supposer.

Discutons sérieusement. Vous n'avez qu'un seul argument, vous dites : Nous sommes homœopathes, et M. Gallard a attaqué les homœopathes d'une manière générale; il n'a pas fait d'exception, donc ses injures, ses outrages nous blessent en pleine poitrine.

Nous ne raisonnons pas médecine ici, mais nous raisonnons droit, et nous disons : Vous n'êtes ni nommés ni désignés; or, vous n'avez pas le droit de vous plaindre. Voulez-vous que nous nous placions en dehors du droit? nous vous dirons encore, au nom du sens commun vulgaire : Vous êtes sans qualité, et vous n'avez pas d'action, parce que les attaques de M. Gallard sont générales, et qu'à cause de leur généralité elles ne peuvent vous atteindre. Admettre le contraire, ce serait interdire toute critique, toute discussion scientifique.

Qu'un écrivain, par exemple, soit assez hardi pour dire son opinion, bonne ou mauvaise, sur certains de nos littérateurs modernes; que, se souvenant de ces temps illustrés par Molière, Corneille et Racine, il fasse un parallèle entre ces hommes immortels et ceux qui prétendent de notre temps tenir le sceptre des lettres; qu'il déplore la pente fatale suivie par ces faiseurs de drames et de vaudevilles, qui oublient que le théâtre doit être un enseignement pour les mœurs et non un lieu de corruption et une école où la foule apprend à applaudir le crime et à admirer tous les vices; qu'il flétrisse ces fabricants de romans insipides qui ne vivent que de scandales, qui travestissent impudemment l'histoire de nos pères, qui calculent leur renommée sur le nombre de lignes ou de mots qu'ils ont écrits, et vendent leur littérature en gros et en détail comme des ballots de marchandise; que cet écrivain châtie comme ils le méritent ces journalistes de bas étage, dont la plume appartient à qui les paye, qui pour un écu outragent aujourd'hui ce qu'ils encensaient hier : cet écrivain croira sans doute avoir fait une action louable, car sa conscience ne lui reprochera rien. Peut-être s'attendra-t-il à être attaqué par les armes dont il s'est servi : il sait qu'il s'est exposé à des critiques et à des pamphlets, rien de plus juste, c'est de bonne guerre ; mais devra-t-il subir des procès sans fin ! lui faudra-t-il plaider contre tous les journalistes de France, contre tous les vaudevillistes de France, contre tous les romanciers d'Europe, et donner à chacun 50 000 francs ?

En vérité, cette supposition est absurde, et il faut être médecin homœopathe pour concevoir une semblable pensée ; je suis sûr, quant à moi, que parmi ces hommes de lettres dont je parlais tout à l'heure, il n'y en aurait pas un qui songerait à faire un semblable procès.

Voulez-vous un autre exemple ? Que n'a-t-on pas dit, que n'a-t-on pas écrit sur le caractère français ! Les Français sont légers et présomptueux ; ils manquent de persévérance, ils sont toujours prêts à courir les aventures, etc., etc. Eh bien ! est-ce qu'en ma qualité de Français j'aurais le droit d'actionner et de poursuivre l'écrivain qui aurait publié de pareilles choses ? Est-ce que j'aurais le droit de lui dire : « Je suis Français ; or, comme vos attaques sont générales, je les prends pour moi, et j'entends que vous me donniez des dommages-intérêts. Après moi, vous aurez peut-être à plaider avec tous mes concitoyens ; il vous faudra soutenir un nombre infini de procès avec des millions d'adversaires ; c'est possible, mais cela ne me regarde pas ; en attendant, je prétends que vous m'avez causé un préjudice, et je veux que vous me payiez 50 000 francs. »

L'écrivain en question ne sera-t-il pas fondé à répondre : « Pourquoi prenez-vous pour vous ce qu'il m'a plu d'écrire ? Vous ai-je nommé ? vous ai-je désigné ? De quoi vous plaignez-vous alors ? Passez votre chemin, je ne vous connais pas. » Cet écrivain aura mille fois raison, et nous dirons comme lui à M. Pétroz et aux autres demandeurs : Comme particuliers, vous n'avez pas qualité pour former une action utile, parce que les attaques de M. Gallard ne vous atteignent pas, parce que ces attaques sont générales et non personnelles, parce que, dans cet article dont vous vous plaignez à tort, vous n'avez été ni nommés ni désignés.

Si MM. Pétroz, Cretin et autres n'ont pas droit, comme particuliers, de former une action, sont-ils au moins fondés à se plaindre comme représentant une collection d'individus ? Qu'est-ce que ce comité homœopathique dont ils se disent membres ? Est-il reconnu ? Est-ce un corps constitué, protégé par nos lois ? Non, et à ce titre encore, nous avons le droit de leur dire : Vous n'avez pas qualité, car vous ne représentez rien.

Parlerai-je de cette demande d'insertion d'une lettre de MM. Pétroz et Simon ? Ce que nous venons de dire pour l'article de M. Gallard s'applique également à cette demande. M. Simon et M. Pétroz ne sont pas nommés dans l'article de M. Gallard, ils n'ont pas le droit d'y répondre comme particuliers ; ils n'ont pas le droit d'y répondre comme membres de je ne sais quel comité qui n'a pas d'existence légale. Ainsi, à quelque point de vue que nous examinions la demande des médecins homœopathes, elle nous paraît mal fondée.

Je pourrais m'arrêter ici, messieurs, car cette fin de non-recevoir me paraît péremptoire. Mais, par une courtoisie évidente, M. Gallard n'a pas insisté sur ce point; il a accepté bravement le débat, comme ces chevaliers d'un autre temps, qui étaient toujours prêts à entrer en lice dès qu'il y avait quelques coups de lance à recevoir ou à donner, ou qu'ils voyaient une cause juste à défendre.

Voyons donc si au fond il y a dans l'article publié quelque chose qui ait motivé suffisamment cette levée de boucliers. Je ne vous lirai pas cet article; je l'ai lu et relu; j'ai lu également la note qu'on incrimine au même titre, et voici l'impression que j'ai ressentie.

J'ai vu là une œuvre scientifique, une discussion vive, passionnée, amère, si vous le voulez! M. Gallard croit à son art, il croit que la médecine, comme toute science humaine, est l'œuvre des temps, œuvre sérieuse à laquelle chaque génération a apporté sa part de travail et de conquête. Un jour, cependant, c'était presque hier, un médecin allemand s'est levé et est venu dire : « L'humanité tout entière s'est trompée depuis quatre mille ans, elle a été dupée par des fourbes qui usurpent le titre de médecins; il faut, comme l'a fait Paracelse, il faut brûler les œuvres d'Hippocrate et de Galien; tous les médecins qui ont suivi leurs préceptes sont des insensés, des empoisonneurs, des assassins!... Heureusement pour l'humanité que je suis là pour la sauver! J'apporte, en effet, le secret de la science, et ce secret consiste en trois mots : *Similia similibus curantur.* »

M. Gallard n'a pas cru Hahnemann sur parole; il a discuté et examiné sa doctrine, et n'a vu en lui qu'un imposteur. Par hasard il lui tombe sous la main un livre d'un adepte de Hahnemann, c'est un hasard heureux; car, s'il faut en croire les allopathes, lès homœopathes sont fort disposés à appliquer à la science et à la doctrine écrite le principe de leurs médicaments, et ils se contentent d'une doctrine à dose infinitésimale; leurs livres, en effet, sont rares.

Suivrai-je M. Gallard dans les appréciations qu'il a présentées, soit dans son article, soit dans la note qu'il vous a distribuée? vous raconterai-je avec lui toutes les singularités et les bizarreries de la médecine homœopathique? relirai-je ces pages étranges du livre fondamental de Hahnemann, dans lesquelles celui-ci expose la composition des médicaments fantastiques qu'il emploie et fait connaître le résultat des épreuves qu'il a faites sur sa personne? vous raconterai-je avec quelle naïveté il attribue à une poussière de charbon, à un atome de phosphore la succession des phénomènes et des impressions personnelles qu'il éprouve pendant trente ou quarante jours, n'oubliant pas, dans sa sincérité, de déclarer que tel jour, à telle heure, le remède produit invariablement chez lui un dérangement du cerveau?

Faut-il vous rappeler les succès ou les infortunes de ses élèves? les épreuves malheureuses qu'ils ont faites dans les hôpitaux de Paris ou de Marseille? Parlerai-je enfin de ce hasard singulier qui fait que le médecin homœopathe réussit toujours quand il est seul, tandis que ses malades meurent lorsque apparaît une ombre de médecin allopathe; comme le jeune Andragoras dont parle Martial, qui, bien portant la veille, mourut le lendemain subitement :

> *In somnis medicum viderat Hermocratem.*

Non, messieurs, tout ceci ne nous regarde pas; tous ces faits, toutes ces expériences sont du domaine de la science, et vous n'avez pas à en connaître.

En vérité, messieurs, vous auriez fort à faire si vous étiez appelés à juger les querelles des médecins, et votre tâche serait impossible, je ne crains pas de le dire, si vous étiez obligés de les mettre d'accord.

Nous n'avons pas seulement les représentants de la médecine traditionnelle et les homœopathes; nous n'avons pas seulement les spiritualistes, les matérialistes, les rationalistes, les humoristes, les insufficientistes, etc., etc. ; si vous acceptiez de vous faire juges de leurs différends, vous verriez bientôt apparaître une légion d'autres praticiens qui viendraient à leur tour vous demander de proclamer l'excellence de leurs systèmes.

Dans notre siècle de libre arbitre, la diversité en fait de médecine est poussée à sa dernière limite. Tel a la prétention de guérir toutes les maladies avec de l'eau froide, tel par la seule influence de sa volonté magnétique. Nous avons des somnambules qui devinent le principe du mal, et, par une sorte d'intuition miraculeuse, voient en même temps au fond de l'Inde ou du Pérou la plante qui doit apporter la guérison. Je vous fais grâce de l'armée des empiriques qui viennent munis chacun d'un remède spécial, unique, guérissant tous les maux.

Qui songerait, messieurs, à vous constituer juges de semblables questions ? Pouvez-vous proclamer l'excellence de telle ou telle doctrine, l'efficacité de telle pommade, la nouveauté de telle formule? Non, encore une fois, non, et de semblables débats ne peuvent être de votre domaine.

Quant à nous, nous proclamons notre incompétence absolue, nous n'aurions pas la témérité de nous prononcer sur la foi de notes faites pour l'audience, soit en faveur d'un système, soit en faveur d'un autre ; nous tenons d'ailleurs l'homœopathie pour une doctrine utile et sincère lorsqu'elle est pratiquée par des hommes convaincus comme les demandeurs; en tous cas, nous sommes prêts à déclarer que nous croyons qu'on peut être fort honnête homme tout en étant médecin allopathe ou homœopathe. Laissons donc de côté la partie scientifique de la brochure et de la note de M. Gallard qu'il ne nous appartient pas d'apprécier.

Si nous écartons la discussion de principes, que reste-t-il ?

Rien en vérité, ou bien peu de chose du moins.

Sans doute, M. Gallard a été vif et agressif, et il aurait mieux fait de ne point écrire cette phrase qui a si vivement impressionné ses adversaires. Il s'est laissé entraîner par une ardeur irréfléchie que nous blâmons et nous condamnons. L'injure ne sert à rien et ne doit être l'arme que des mauvaises causes.

Mais quel est le caractère de sa brochure? Ce n'est, nous le répétons, qu'une discussion scientifique. Que les homœopathes lui répondent, c'est leur droit; qu'ils démontrent qu'il a tort et qu'ils ont raison, c'est leur droit; mais c'est devant un autre tribunal que ce débat doit être porté, car vous ne pouvez, messieurs, vous constituer en académie. D'ailleurs, il faut bien le reconnaître, M. Gallard n'a fait que suivre une mauvaise tradition. On vous le disait avec infiniment d'esprit à votre dernière audience : « Entre savants, il faut se passer quelque chose. » Il n'est que trop vrai qu'entre médecins, la discussion n'a pas toute la modération désirable.

J'en trouverais la preuve dans une note imprimée que l'un des demandeurs a fait distribuer hier, M. le docteur Cretin. M. Cretin, qui se plaint vivement des injures de M. Gallard, M. Cretin, qui ne veut pas qu'on dise des homœopathes qu'ils sont des charlatans ou des illuminés; M. Cretin, qui veut que M. Gallard soit condamné à payer 50 000 francs de dommages-intérêts pour avoir prononcé de semblables blasphèmes; M. Cretin, lorsqu'il prend la plume, donne, lui aussi, un singulier exemple de sa modération.

Savez-vous en quels termes il traite les partisans de la doctrine adverse? On les avait accusés de ne pas sortir d'une routine fatale, d'avoir nié jadis la circulation du sang; que sais-je encore? Ils avaient répondu qu'ils acceptaient toute découverte utile, et ils avaient cité comme exemples le chloroforme et l'éther, qui ont été accueillis avec empressement.

Eh bien! voilà ce qui indigne M. Cretin. Ils ont accepté l'éther, mais ils ont refusé je ne sais quel médicament, la glycérine, qui serait une sorte de panacée universelle. Quelle faute! quel crime!

« Ah! dit-il, s'il s'était agi d'un agent qui, comme l'éther, comme le chloroforme, comme l'amylène, tue rapidement, entre les mains même des plus habiles opérateurs et porte chaque semaine le deuil dans une nouvelle famille, le progrès eût été accepté d'enthousiasme. Mais il s'agissait d'un agent qui à ses propriétés inoffensives joint l'efficacité aujourd'hui la moins contestée dans les affections les plus graves, la fièvre typhoïde, les affections pultacées, couenneuses, gangréneuses, la phthisie elle-même, on le repousse sans examen et de parti pris. »

Ainsi, il n'y a pas d'équivoque. Vous croyez peut-être que les médecins allopathes songent à guérir leurs malades? Non. Ils n'ont qu'une pensée, c'est de les tuer au plus vite; et s'ils trouvent une substance dont le résultat certain doit être d'amener la mort immédiate de leurs clients, ils l'appliqueront avec enthousiasme.

M. Cretin ne s'en tient pas à ces attaques générales; il a un tel besoin de frapper à tort et à travers, qu'il prend à partie un des médecins les plus illustres, les plus justement honorés de la Faculté. Cette fois, il le nomme : c'est M. le docteur Trousseau. Savez-vous avec quel respect il parle de ce maître de la science :

« Ce n'est plus le ridicule seulement, comme du temps de Molière, de le Sage, de Voltaire, que nous pourrions opposer à nos adversaires, c'est pis encore, comme vous pouvez vous convaincre par la lecture d'une leçon de M. Trousseau : « M. Trousseau se vante hautement d'avoir accepté un moyen préconisé par un ignoble charlatan, qui n'est autre que l'instrument de la plus révoltante débauche. »

Voilà donc M. Trousseau qui n'est que le plat valet d'un ignoble charlatan, le propagateur et l'admirateur d'un instrument de la plus révoltante débauche. Les compliments de M. Cretin sont peu agréables en vérité; M. Gallard avait dit d'une manière générale : « misérable charlatan ». M. Cretin fait mieux, il rend l'épithète plus dure encore, et l'applique à l'un des médecins les plus éminents de notre époque.

Ce n'est pas tout, car dans sa brochure M. Cretin parle de beaucoup de choses, et il se demande quel sera le jugement que le tribunal pourra rendre. Il finit ainsi la lettre qu'il adresse à son habile défenseur :

« Je laisse à votre éloquence si sympathique et si entraînante la tâche trop facile d'éclairer le tribunal et de lui démontrer que si, par impossible, son jugement était favorable au gérant et au rédacteur de l'*Union médicale*, si dès lors son diplôme n'assurait plus au docteur la liberté de ses convictions, l'indépendance de sa pratique, la dignité de sa profession, on verrait du moins nos adversaires donner au monde le spectacle d'une mêlée sans nom, où spiritualistes et matérialistes, vitalistes et organicistes, humoristes et solidistes, rationalistes et empiriques, se renverraient les épithètes dirigées contre nous par M. Gallard, et transformeraient la discussion scientifique en une arène tumultueuse où, à défaut de meilleures raisons, et le vocabulaire des injures étant épuisé, le pugilat deviendrait le dernier argument. »

Vous le voyez, messieurs, M. Cretin n'y va pas de main morte, et ce sont des coups de poing qui vont clore le débat. Pauvre M. Gallard ! Il se trouve en vérité dans une alternative fâcheuse : ou bien il lui faudra payer 50 000 fr..; ou bien, si par impossible vous ne prononciez pas contre lui une condamnation, il devra se mettre en garde et se résigner à recevoir les coups de poing de M. Cretin et sans doute de ses autres adversaires. Douze contre un, ah ! la partie n'est pas égale.

Voilà cependant où la passion aveugle peut conduire. Nous blâmions tout à l'heure M. Gallard ; nous lui reprochions ses phrases trop vives, trop violentes ! Mais que dirons-nous à M. Cretin qui a été plus vif et plus violent encore ? Nous dirons à tous les deux : Laissez là ces épithètes injurieuses, ces attaques injustes et passionnées qui ne doivent pas se trouver dans une discussion sérieuse ; abstenez-vous de semblables querelles qui ne peuvent profiter ni à l'un ni à l'autre et qui ne font que nuire à l'art respectable que vous pratiquez tous deux par des moyens divers. Mais, en tout cas, que vous ayez tort ou que vous ayez raison, ne venez pas soumettre vos dissentiments à un tribunal qui ne peut connaître de vos débats scientifiques et qui ne peut prononcer sur la valeur de vos doctrines.

Un mot encore, messieurs, et j'ai fini cette trop longue discussion. On vous a dit, dans l'intérêt des médecins homœopathes, que le procès qu'ils faisaient actuellement était un procès sérieux, dont le seul but était d'obtenir une réparation légitime.

On vous a dit, dans le sens contraire : Les médecins homœopathes, en actionnant M. Gallard, ne se proposent qu'une chose, c'est de faire parler d'eux et de spéculer sur la publicité de votre audience.

Messieurs, il y a quelque chose de vrai dans cette double version. Nous ne mettons pas en doute la bonne foi de M. Pétroz et des autres demandeurs, ils ont cru, à tort selon nous, que les attaques de M. Gallard les atteignaient et ils en ont demandé réparation. Nous croyons aussi, comme le disent leurs adversaires, qu'ils ne regrettent en aucune façon la publicité que doit recevoir ce singulier procès. Mais, pour nous, il y a une autre cause qui les a déterminés à venir à votre barre, et nous dirons notre pensée tout entière.

Quand la doctrine de Hahnemann pénétra en France, il y a cinquante ans,

elle fut accueillie par un sentiment général d'incrédulité, et pendant trente
ans on ne parlait de son système qu'à cause de sa singularité. Cependant quelques médecins aventureux eurent l'idée d'appliquer cette doctrine bizarre ;
quelques succès, une mise en scène habile, attirèrent l'attention du public, et
la clientèle des médecins nouveaux s'accrut avec rapidité.

La vieille Académie de médecine s'en émut, et elle crut qu'il était de son
devoir d'examiner sérieusement quelle foi on devait avoir dans les préceptes
de Hahnemann.

Vous savez ce qui se passa alors ; on fit venir les livres du novateur ; on dis-
cuta ses principes, des essais eurent lieu dans les hôpitaux de Paris sous la
direction des médecins les plus consciencieux.

Le résultat de ces épreuves fut fatal à l'homœopathie. Battue sur le terrain
de la science, confondue sur le champ des expériences, l'homœopathie ne
voulut pas s'avouer vaincue, et elle se tourna vers le public, qui l'avait accueillie
avec plus de faveur que les savants. Ses efforts furent couronnés de succès,
et ce succès, il faut bien le reconnaître, n'a fait que grandir et se développer.
Eh bien ! c'est ce succès qui a exalté les homœopathes actuels ; fiers de leur
clientèle nombreuse, voyant leurs rangs grossir chaque jour, ils ont cru que
le temps était venu d'élever autel contre autel, drapeau contre drapeau ; aussi
quand la vieille Faculté lui rappelle ses défaites passées, l'homœopathie se lève
et répond fièrement : Je suis maîtresse du terrain, vous ne me chasserez plus
du temple de la science.

> C'est à vous d'en sortir, vous qui parlez en maître ;
> La maison m'appartient, je le ferai connaître.

Messieurs, c'est sous l'empire de ce sentiment que le procès actuel a été
commencé ; que les homœopathes nous permettent de le leur dire, ils se sont
trop hâtés, et ils ont poussé trop tôt ce cri de victoire.

Qu'ils laissent de côté d'abord ce mystère dont ils s'entourent ; qu'ils essayent de coordonner leur doctrine et de la mettre d'accord avec la raison et
le sens commun ; qu'ils publient des livres dans lesquels ils expliqueront scientifiquement leur système et leurs principes ; qu'ils viennent enfin faire publiquement des expériences sérieuses, et qu'ils démontrent que leur succès n'est
dû ni au hasard ni aux caprices de la mode. Oh ! alors les portes de l'Académie s'ouvriront d'elles-mêmes ; l'opinion publique, l'opinion des savants et
des ignorants leur donnera la réparation qu'ils demandent, et nul ne songera
à les traiter d'ignorants abjects, de pauvres illuminés ou de misérables charlatans.

OBSERVATIONS

EN RÉPONSE AUX CONCLUSIONS DE M. LE SUBSTITUT SALLANTIN.

I.

Après avoir remercié M. le substitut de sa bienveillance envers l'avocat, je demande au tribunal la permission de repousser sa sévérité envers la cause.

Le système que M. le substitut a soutenu peut se résumer ainsi :

M. Gallard a eu tort peut-être d'employer des qualifications injurieuses ; mais ces injures se réduisent à une phrase retournée de M. Magnan : « ignorant abject, pauvre illuminé, misérable charlatan ; » elles sont générales, et quand on attaque tout le monde, on ne désigne personne.

Je conteste ce système en fait et en droit.

En fait :

La phrase discutée par M. le substitut n'est pas la seule qui soit la base de notre action.

Nous nous plaignons également des suivantes, dont le caractère de gravité est tel qu'aucun des défenseurs n'a essayé de les excuser :

« L'homœopathie ne peut être adoptée et mise en pratique de bonne foi par des médecins instruits.

» On ne peut opposer que le silence a ceux qui, battus sur les hauteurs ou s'agitent les discussions scientifiques, essayent d'engager une misérable lutte sur le terrain fangeux de la pratique industrielle et de l'exploitation.

» L'homœopathie n'est plus une science, c'est un commerce exercé par quelques-uns au détriment de la science et de l'humanité.

» Les plus ardents promoteurs de la doctrine ont le bon esprit de l'abandonner dans la pratique, mais ils crient par-dessus les toits qu'ils font de l'homœopathie.

» Les travaux écrits par des hommes capables de tels faits ne doivent pas être discutés, pas même lus. Ils sont rédigés avec l'intention de capter la bonne foi des gens du monde, ils mentent comme tous les prospectus.

» Si nous nous départons de notre réserve en faveur du livre de M. Magnan, c'est que, par exception, nour croyons avoir trouve dans l'auteur un homme sérieusement convaincu. »

En droit :

Je soutiens qu'une désignation générale, quand elle est précise, suffit pour donner ouverture à une action individuelle . . . .

18

En droit, il n'y a d'invoquables contre notre demande que les deux moyens suivants :

1° Les injures s'adressent à la doctrine, et non aux hommes qui la pratiquent ;

2° Supposé qu'elles soient dirigées contre les hommes, elles ne s'adressent qu'à *certains* d'entre eux, et non à *tous*.

Mais le fait rend ces deux moyens sans application possible à la cause.

Comment soutenir que les expressions relatées au commencement de cette note ne s'appliquent qu'aux doctrines ? Est-ce d'une doctrine qu'on peut dire : LES TRAVAUX ÉCRITS PAR DES HOMMES CAPABLES DE TELS FAITS NE DOIVENT PAS ÊTRE DISCUTÉS, PAS MÊME LUS : ils sont *rédigés avec l'intention de capter la bonne foi des gens du monde : ils mentent* comme tous les PROSPECTUS.

Comment soutenir que M. Gallard n'a accusé de mauvaise foi, de malhonnêteté et de friponnerie que quelques-uns, en présence de la phrase suivante : SI NOUS NOUS DÉPARTONS DE NOTRE RÉSERVE EN FAVEUR DU LIVRE DE M. MAGNAN, C'EST QUE, PAR EXCEPTION, NOUS CROYONS AVOIR TROUVÉ DANS L'AUTEUR UN HOMME SÉRIEUSEMENT CONVAINCU ?

Je dis plus : il est certain qu'en parlant des plus *ardents propagateurs de la doctrine*, M. Gallard a eu précisément en vue les demandeurs ; de telle sorte qu'en réalité l'attaque est INDIVIDUELLE ; la forme seule est générale, et elle n'a été préférée telle que par une habileté de discussion, pour se mettre en garde contre la répression.

II.

Je ne répondrai pas à l'appréciation sévère, quoique contenue dans des formes charmantes, que M. le substitut a présentée de la doctrine homœopathique. Je n'ai cessé de le dire et de le répéter depuis le commencement du débat, la question n'est pas de savoir quelle est la valeur de cette doctrine. Si j'ai été entraîné à la défendre, ce n'est pas dans le but de convaincre le tribunal de son excellence, mais uniquement pour répondre aux attaques des adversaires, et pour mettre nos juges en situation d'apprécier la légèreté des arguments qu'ils invoquent contre elle. Il ne s'agit au procès que des médecins homœopathes. Par cela seul qu'ils pratiquent l'homœopathie, ils sont malhonnêtes, de mauvaise foi, écrit M. Gallard. A-t-il le droit de traiter ainsi ses confrères ? Voilà toute la question.

M. le substitut pense que oui.

Pourquoi ? Est-ce parce qu'ils sont effectivement malhonnêtes ?

Nullement. M. le substitut l'a loyalement déclaré : ON PEUT ÊTRE FORT HONNÊTE HOMME TOUT EN ÉTANT MÉDECIN HOMŒOPATHE.

Mais, si l'on peut être fort honnête homme tout en étant médecin homœopathe, M. Gallard, qui a écrit le contraire, est répréhensible !

Non, a répondu M. le substitut ; on a toujours le droit d'attaquer l'erreur. De même qu'on peut dire à nos vaudevillistes que leurs œuvres sont immorales et à nos littérateurs en renom qu'ils ne valent pas Molière et ses contemporains, on peut dire aux médecins homœopathes que leur doctrine n'a pas le sens commun.

Pardon, répondrai-je à mon tour. Avant de proclamer qu'en vertu du principe on a toujours le droit d'attaquer l'erreur, on peut nous courir sus avec l'autorisation de la justice, il serait nécessaire d'examiner si l'homœopathie est vraiment l'erreur ; or, M. le substitut l'a remarqué avec raison, c'est là un débat scientifique, en dehors de la compétence du tribunal. — En outre, dire à nos vaudevillistes qu'ils sont les corrupteurs du goût public, à nos dramaturges qu'ils ne valent pas plus que Pradon, et à nos poëtes qu'ils ne surpassent pas Trissotin, cela n'est pas prétendre qu'ils sont, par le fait de leurs vaudevilles, de leurs drames et de leurs poésies, de malhonnêtes gens et des fripons. Or je prie le tribunal de ne point l'oublier, c'est ce qu'on a articulé contre les homœopathes. On ne les a pas accusés, en les comparant à Boerhaave, Van Helmont ou tout autre, de valoir moins qu'eux ; on les a accusés d'être tous des hommes méprisables, charlatans, menteurs. — Enfin l'homœopathie fût-elle l'erreur, il n'en résulterait pas qu'elle fût la friponnerie. L'histoire permet de dire qu'Abailard était un hérétique et l'abbé de Saint-Pierre un rêveur ; elle défend d'ajouter qu'Abailard était un malhonnête homme, parce qu'il n'a pas eu les idées communes sur la Trinité, et l'abbé de Saint-Pierre un fripon, parce qu'il conseillait la paix perpétuelle. L'erreur peut être honnête, excusable, je dis plus, estimable. Y a-t-il un seul homme qui n'ait eu souvent besoin de s'abriter derrière une telle maxime ?

III.

Je ne rectifierai dans les conclusions que quelques assertions de détail qui auraient pu mal disposer le tribunal.

Ainsi je crois que M. le substitut s'est mépris lorsqu'il a accusé un des médecins homœopathes les plus recommandables, M. le docteur Cretin, d'avoir écrit que :

1° Tous les médecins allopathes n'avaient qu'une pensée, celle de tuer leurs malades ;

2° Que M. Trousseau était le plat valet d'un ignoble charlatan ;

3° Que si M. Gallard n'était pas condamné, il lui donnerait des coups de poing.

Le passage qui a motivé la première accusation est ainsi conçu :

« Ah ! s'il s'était agi d'un agent qui, comme l'éther, comme le chloro-
» forme, comme l'amylène, tue rapidement entre les mains mêmes des
» plus habiles opérateurs, et porte chaque semaine le deuil dans une
» nouvelle famille, le progrès eût été accepté d'enthousiasme ! Mais il
» s'agissait d'un agent qui, à ses propriétés inoffensives, joint l'efficacité
» aujourd'hui la moins contestée dans les affections les plus graves, la
» fièvre typhoïde, les affections pultacées, couenneuses, gangréneuses,
» la phthisie elle-même. On le repousse sans examen et de parti pris
» (p. 256). »

Le docteur Cretin veut-il de là conclure que les médecins ne pensent qu'à tuer leurs malades? Il serait fou s'il avait eu une pareille pensée. Dans ce passage, il a voulu simplement prouver, ainsi qu'il le dit lui-même à la même page : que ses adversaires PRÉTENDENT A TORT QUE TOUS LES CORPS SAVANTS ACCEPTENT LE PROGRÈS AVEC EMPRESSEMENT.

4° M. Cretin n'accuse pas non plus son ancien maître, M. Trousseau, pour lequel il professe une respectueuse déférence, malgré leurs dissentiments scientifiques, de s'être fait le plat valet d'un ignoble charlatan ; il s'est borné à répéter ce que M. Trousseau avait appris lui-même à ses élèves dans une de ses leçons : que, pour guérir l'impuissance, il avait eu recours à un moyen préconisé par un ignoble charlatan. Voici les paroles mêmes de M. Trousseau :

« J'ai accepté cet embout, préconisé par un ignoble charlatan. Quand » je vois que des gens qui n'avaient pas pu être guéris jusque-là le sont » par de honteux empiriques, je me mèts à chercher le moyen qui a été » appliqué pour l'employer moi-même. Plusieurs fois, dans ma vie, j'ai » grandement eu à me féliciter de n'avoir pas déversé le mépris absolu, » non sur l'homme qui le mérite le plus souvent, mais sur les moyens » qu'il mettait en pratique.

» J'avais oublié le procédé dans lequel je ne voyais qu'une reproduc- » tion des manœuvres honteuses auxquelles se soumettent de vieux li- » bertins, dans les mauvais lieux, pour réveiller leurs sens assoupis. » (*Union médicale* du 15 juillet 1856.)

5° M. Cretin n'a pas menacé M. Gallard de ses coups de poing. « Si, » par impossible, a-t-il dit, le jugement était favorable au gérant et au » rédacteur de l'*Union médicale*; si, dès lors, son diplôme n'assurait » plus au docteur la liberté de ses convictions, l'indépendance de sa » pratique, la dignité de sa profession, on verrait, demain, NOS ADVER- » SAIRES donner au monde le spectacle d'une mêlée sans nom, où spiri- » tualistes et matérialistes, vitalistes et organicistes, humoristes et soli- » distes, rationalistes et empiriques, se renverraient les épithètes dirigées » contre nous par M. Gallard, et transformeraient le terrain de la dis- » cussion scientifique en une arène tumultueuse où, à défaut de meil- » leures raisons, et le vocabulaire des injures étant épuisé, le pugilat de- » viendrait le dernier argument. »

Ainsi, M. Cretin ne menace pas M. Gallard de ses coups : il prévoit les violences de discussion, non pas qu'il prépare contre ses adversaires, mais que ses adversaires se permettront entre eux si la justice ne déclare pas que tout n'est pas licite entre savants. Il exprime cette idée avec chaleur, dans une lettre improvisée entre deux audiences ; mais il ne se livre à aucun emportement indigne de son caractère.

L'homœopathie s'est trop hâtée, a dit encore M. le substitut; qu'elle fasse des livres, qu'elle coordonne sa doctrine, qu'elle sorte du mystère dont elle s'entoure, et alors elle pourra obtenir la réparation qu'elle poursuit.

Il n'est jamais trop tôt pour s'adresser à la justice. Si, cependant, pour en être accueilli, il était nécessaire d'avoir écrit beaucoup de livres et coordonné sa doctrine, je prie le tribunal de jeter un coup d'œil sur le catalogue des publications homœopathiques de Baillière, il se convaincra que l'homœopathie a beaucoup publié de livres et que rien n'est plus divulgué et moins mystérieux que sa doctrine. Nos adversaires pensent même que cette divulgation est trop grande parmi les gens du monde, puisqu'ils lui attribuent méchamment la création de la belle clientèle des médecins homœopathes.

IV.

En terminant cette note, je rectifierai deux assertions de M. Gallard. Me Andral a dit en son nom, dans la deuxième plaidoirie, en présentant un registre tenu par un interne de M. Tessier ; je cite textuellement : « M. Tessier administrait des remèdes allopathiques. C'est ainsi qu'un » malade qui se plaignait d'insomnie fut traité par le café, *coffea cruda*. » Mais, l'insomnie n'ayant fait qu'*augmenter*, M. Teissier prescrivit *julep* » *opium*. »

Obligé de répliquer sans avoir examiné le registre qu'on produisait au dernier moment, j'ai dû laisser cette assertion sans contrôle. Au sortir de l'audience, j'ai ouvert le registre qu'on venait de citer ; j'y ai lu ceci :

« N° 52. Phthisie, expiration prolongée, bruit de souffle, craquements » pulmonaires, suppression des règles depuis cinq mois. (Insomnie, » *coffea cruda*, 2, 3, 4 octobre). DORT BIEN, SUPPRIMER LE COFFEA ; 5 octobre, » SE PLAINT DE NE POINT ALLER A LA GARDEROBE, *baryta carbonica* ; 6, 7, 8, 9 ; » *julep opium*, 10, 11 octobre, *opium* supprimé ; 15, *exeat*. »

Ainsi, après *coffea cruda*, l'insomnie n'a pas augmenté, elle a cessé : DORT BIEN, dit l'interne ennemi de M. Tessier.

Le *coffea* n'a été supprimé que parce qu'un autre symptôme s'était manifesté auquel il fallait remédier : *l'absence de garderobe*.

Mon contradicteur a affirmé que M. Love, un des demandeurs, est officier de santé :

Oui, en France : mais il aurait dû ajouter qu'il était docteur en Allemagne et qu'il n'a pris le titre d'officier de santé que parce qu'un docteur allemand ne peut exercer sa profession en France.

Le tribunal voudra bien ne pas oublier qu'il n'est aucune des assertions des défendeurs à laquelle il n'ait été répondu aussi péremptoirement.

Paris, le 7 novembre 1857.

ÉMILE OLLIVIER, avocat ;

LESAGE, avoué.

RÉPONSE DE Mᶜ ANDRAL

AUX OBSERVATIONS DE Mᶜ ÉMILE OLLIVIER.

A Monsieur le Président du tribunal civil de la Seine.

« Paris, le 9 décembre 1858.

» Monsieur le Président,

» Dans l'affaire Pétroz et autres contre Gallard et Richelot, nos adversaires, ont distribué hier une Note en date du 7 décembre. Je crois inutile de répondre à cette Note, tous les arguments qu'elle produit ayant été réfutés. Mais, à la page 12, ses auteurs relèvent une inexactitude *apparente* de ma plaidoirie, et s'autorisent de cette *prétendue erreur* pour incriminer la bonne foi de mon client. Sur ce point, permettez-moi, Monsieur le Président, de mettre sous les yeux du tribunal une lettre que m'écrit M. le docteur Gallard, pour expliquer et justifier l'assertion qu'il a mise dans ma bouche.

» Agréez, etc.

Signé : Paul ANDRAL, *avocat.* »

A Monsieur Paul ANDRAL, *avocat.*

« Paris, le 8 décembre 1858.

» Monsieur.

» En remettant entre vos mains le registre des observations recueillies dans le service de M. Tessier, pour vous prouver que ce médecin est loin de faire exclusivement de l'homœopathie, je vous ai fait remarquer qu'à une malade atteinte d'insomnie on avait administré d'abord un médicament homœopathique, le CAFÉ (*coffea cruda*), puis qu'en présence de l'inefficacité démontrée de ce moyen, on avait eu recours à un médicament non homœopathique, l'OPIUM.

» M. Ollivier conteste notre loyauté à propos de ce renseignement. Permettez-moi d'analyser avec vous le fait tel qu'il résulte de l'observation assez concise que nous avons entre les mains.

» Une malade phthisique (poitrinaire) se plaint d'insomnie. Le 1ᵉʳ ou le 2 octobre, on lui administre le CAFÉ à dose homœopathique (*coffea cruda*), qui ne produit aucun effet ; aussi ne retrouve-t-elle pas le sommeil la nuit suivante ni même le lendemain ; mais, quatre jours plus tard, c'est-à-dire le 5, on constate qu'elle dort bien. — Il serait vraiment extraordinaire que la pauvre malade fût restée dans une insomnie perpétuelle. — Elle a donc dormi le 5. — Mais est-ce sous l'influence du médicament, et le sommeil a-t-il duré? — Non. — L'insomnie,

résultant de la maladie elle-même, n'a pas tardé à se reproduire, après
quelques jours d'un repos passager ; et le médecin a si bien compris
l'insuffisance de son premier médicament, le CAFÉ, pour combattre cette
insomnie, que le 9 il a donné l'OPIUM. — La *baryte* a pu être administrée dans le but de faire aller à la garderobe, je ne le conteste pas,
mais on ne note aucun effet résultant de ce dernier médicament, et on
donne l'OPIUM sans indiquer un nouveau symptôme le nécessitant.

» Or, nous savons tous que l'OPIUM *fait dormir*, et vous venez de voir
que la malade se plaignait *d'insomnie*, il y a quelques jours. — Pourquoi
lui a-t-on prescrit cet OPIUM, est-ce *pour la faire dormir* ou *pour la réveiller* d'un sommeil trop profond dans lequel l'aurait plongée le CAFÉ
administré à dose homœopathique ?...

» Est-il donc déloyal de faire ressortir toutes ces contradictions et
d'en tirer un argument contre l'homœopathie ? Dans tous les cas, n'en
résulte-t-il pas ce fait que nous voulions démontrer en produisant le registre, savoir que M. Tessier ne se borne pas à l'usage des médicaments
préparés d'après la méthode de Hahnemann, et que les guérisons obtenues sous sa direction ne prouvent rien en faveur de l'efficacité des
médicaments homœopathiques, puisqu'il en emploie d'autres.

» Agréez, etc.

» *Signé :* Docteur T. GALLARD. »

Audience du 10 décembre 1858.

JUGEMENT.

« Le tribunal, etc. :

» En ce qui touche Latour, rédacteur en chef de l'*Union médicale,*

» Attendu qu'il y a désistement des demandeurs à son égard, le met hors
de cause et les condamne envers lui aux dépens ;

» En ce qui concerne Richelot, gérant dudit journal, et Gallard, auteur de
l'article incriminé ;

» Attendu qu'aucun des demandeurs n'est nommé ni même désigné dans
ledit article ; que si, parfois, l'outrage adressé à une généralité de personnes
nettement classée et définie par la loi ou par des marques certaines, peut
donner ouverture à une action civile individuelle, il n'en saurait être de même
de l'attaque dirigée contre un simple système, notamment contre une méthode
médicale quelconque, soit homœopathique, soit allopathique et contre ceux
qui la pratiqueraient, toute indication de personnes étant évitée ;

» Qu'en effet, en un tel cas, la qualité de celui qui déclare prendre pour lui

l'offense comme partisan plus ou moins absolu des idées soit nouvelles, soit
anciennes, échappe à toute définition sûrement circonscrite et à toute vérification admissible et concluante ;

» Attendu que l'introduction au débat oral d'un fait spécial à Love, l'un des
demandeurs, doit, d'après les circonstances qui l'ont amenée et accompagnée,
rester étrangère à la solution du procès, et qu'il n'y a pas lieu d'en donner
acte, comme Pétroz et consorts le demandent par leurs conclusions ;

» Attendu, d'ailleurs, qu'abstraction faite de la question scientifique, que le
tribunal n'a point à apprécier, l'article de Gallard, s'il renferme plusieurs
phrases regrettables, n'a fait, dans celle qui paraît aux yeux des demandeurs
contenir la plus grave offense, qu'en retourner une du livre dont il rendait
compte ;

» Que la portée en est même atténuée par une option qui, pour être dés-
obligeante, enlève néanmoins à la pensée de l'auteur le caractère véritable
d'outrage ; que, dans tous les cas, il n'y aurait aucun préjudice justifié ;

» Par ces motifs,

» Déclare Pétroz et consorts non recevables dans leur demande principale en
dommages-intérêts, et conséquemment dans leurs conclusions incidentes à fin
de suppression du Mémoire distribué et d'insertion dans l'*Union médicale*
d'une rétractation ;

» Condamne tous les demandeurs aux dépens envers Richelot et Gallard. »

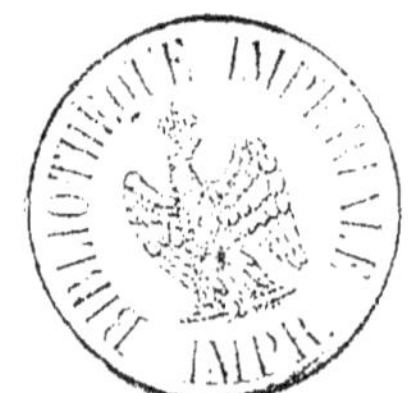

TABLE DES MATIÈRES.

ERRATUM.

Page 18, ligne 19, au lieu de : *... la question était réduite à ces termes, l'Association devant s'abstenir...*, lisez : *la question étant réduite à ces termes, l'Association devait s'abstenir.....*

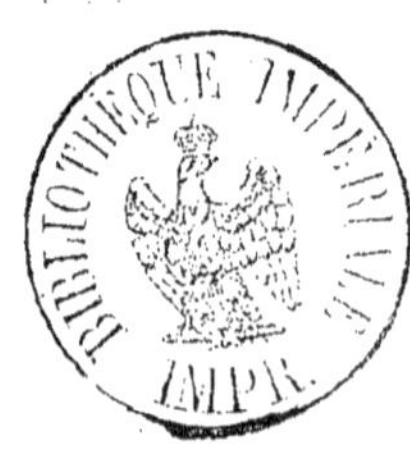

LA TRIBUNE JUDICIAIRE

RECUEIL

DES PLAIDOYERS ET DES RÉQUISITOIRES LES PLUS REMARQUABLES

DES TRIBUNAUX FRANÇAIS ET ÉTRANGERS,

Par J. SABBATIER,

Ancien sténographe des Chambres législatives pour le *Moniteur universel.*

PARIS, 12 fr. **QUATRIÈME ANNÉE.** DÉPARTEMENTS, 14 fr.

Janvier à décembre 1858. — Volumes VI et VII.

Les Procès suivants, extraits de la Tribune judiciaire, se vendent séparément

Procès de mademoiselle Célestine Doudet, in-8 de 200 pages. . . . 3 fr.
Succession J.-P. Pescatore, in-8 de 264 pages. . . . . 4 fr.
Procès des Docks Napoléon, in-8 de 470 pages. . . . . 6 fr.
Les héritiers du prince Eugène contre l'éditeur des Mémoires du maréchal Marmont, duc de Raguse, in-8 de 125 pages. . . . . 2 fr.
Affaire de Jeufosse, in-8 de 110 pages . . . . 2 fr.
Attentat du 14 janvier, in-8 de 45 pages. . . . . 1 fr.
Affaire de Picpus, in-8 de 190 pages. . . . . 3 fr.
Affaire de Clermont-Tonnerre, in-8 de 144 pages. . . . . . . 2 fr. 50
La Compagnie des chemins de fer du Midi et du canal latéral à la Garonne contre le sieur Jacob Forrest, entrepreneur de travaux publics, in-8 de 40 pages . . . . 1 fr.
Affaire de la famille de Pelleport contre le Moniteur universel et M. Rapetti, l'un de ses rédacteurs, in-8 de 80 pages. . . . . . 1 fr. 25

Chez le même éditeur.

Affaire de la Salette, 1 vol. gr. in-18 de 380 pages. . . . . . . 2 fr. 25

L'UNION MÉDICALE,

Journal des intérêts Scientifiques et Pratiques, Moraux et Professionnels

DU CORPS MÉDICAL,

Paraît trois fois par semaine, le *Mardi*, le *Jeudi* et le *Samedi*, et forme chaque année 4 beaux volumes de plus de 600 pages gr. in-8.

L'Union médicale, un des journaux les plus répandus en France et à l'étranger, est à la fois un journal et un livre : un journal par la rapidité et l'actualité de ses publications ; un livre par son format et par l'importance et la valeur de ses travaux, qui ont pour auteurs le plus grand nombre des célébrités médicales contemporaines.

PRIX DE L'ABONNEMENT :

Pour Paris et les Départements :	Pour l'Étranger où le port est double :
Un an, 32 fr.; — Six mois, 17 fr.	Six mois . . . . . 20 fr.
Trois mois, 9 fr.	Un an . . . . . . 37 fr.

Pour l'Espagne et le Portugal : Six mois, 22 fr.; Un an, 40 fr.

Bureaux d'Abonnement : 56, rue du Faubourg-Montmartre.

Paris. — Imprimerie de L. MARTINET, rue Mignon, 2

www.ingramcontent.com/pod-product-compliance
Lightning Source LLC
LaVergne TN
LVHW020150030726
842520LV00003B/676